走近中医

对生命和疾病的全新探索

唐云 著

闻上古之人，春秋皆度百岁，而动作不衰；今时之人，年半百而动作皆衰者，时世异耶，人将失之耶。歧伯对曰：上古之人，其知道者，法于阴阳，和于术数，食饮有节，起居有常，不妄作劳，故能形与神俱，而尽终其天年，度百岁乃去。今时之人不然也，以酒为浆，以妄为常，醉以入房，以欲竭其精，以耗散其真，不知持满，不时御神，务快其心，逆于生乐，起居无节，故半百而衰也。夫上古圣人之教下也，皆谓之虚邪贼风，避之有时，恬淡虚无，真气从之，精神内守，病安从来。是以志闲而少欲，心安而不惧，形劳而不倦，气从以

广西师范大学出版社
GUANGXI NORMAL UNIVERSITY PRESS
·桂林·

图书在版编目（CIP）数据

走近中医：对生命和疾病的全新探索／唐云著．—桂林：广西师范大学出版社，2004.5（2025.3 重印）

ISBN 978-7-5633-4613-4

Ⅰ．走…　Ⅱ．唐…　Ⅲ．中国医药学－普及读物　Ⅳ．R2-49

中国版本图书馆 CIP 数据核字（2004）第 035774 号

广西师范大学出版社出版发行

（广西桂林市五里店路 9 号　邮政编码：541004）
（网址：http://www.bbtpress.com）

出版人：黄轩庄

全国新华书店经销

长沙鸿发印务实业有限公司印刷

（湖南省长沙县黄花镇黄垅村黄花工业园 3 号　邮政编码：410137）

开本：680 mm × 920 mm　1/16

印张：20.5　　字数：250 千字

2004 年 5 月第 1 版　　2025 年 3 月第 34 次印刷

印数：179 001～182 000　册　定价：48.00 元

序言

　　数十年来，中医经过与西医的碰撞和对话以后，其育人模式、用药思路、诊断方式、医理研究等已经越来越多地带上了现代医学的色彩。在这种形势下，中医自身的价值评价体系也发生了极大的变化。用动物和仪器做实验、搞科研，似乎就上档次，用西医理论、西医思维来研究中医、分析中医似乎就符合发展的潮流，在论文中运用现代的实验数据、统计数据似乎就是科学的象征。这些原本亦无可厚非，但这样一来，使得中医走上了一条日益西化的道路，越来越多的中医临床治病不求中医医理、中药药性，望闻问切成为形式，疗效不显著，病人不信任，形成了中医现今无奈的局面，而在很多人眼里，中药西用、废医存药似乎成了中医最后的出路，诚可慨也。

　　另一方面，很多业中医者，初入门觉中医博大精深，一到临床，却又或多或少地否定中医,自觉不自觉地使用西医理论来指导临床用药,直至行医数十年后,当年届四五十岁时才猛然发觉西医认识之偏、用药之弊,然后再回过头来重新认识中医、研习中医和肯定中医,这成为中医界一个有趣的四十岁现象和五十岁现象。唐云医师虽然年轻,但对中医的执著和专注却是同龄人中少有的,最初引起我注意的是他当年在浙江中医学院就读时在考卷上对考题引经据典、洋洋洒洒的阐述迥别于一般学生的照本宣科、机械刻板,而之后近十年的师友关系中,又让我感到他对中医的领悟和探究确实有很多独到和深刻的地方,因此,当他拿着《走近中医》的书稿问序于我时,我欣然应允。

展卷读来,惊喜连连,书中通俗易懂、生动形象的文字揭示出来的是作者从学从医十余年来的心得体会和医道至理,从中医的基础理论到中医的诊断用药,娓娓道来,既能让不懂中医者由此登堂入室,理解中医诊断、用药、治病的道理,体验全新的健康与疾病观,又能让业中医者从中领会中医的深刻内涵、充满智慧的探索方式以及极具远见的思维模式,从而更加坚定中医的信念。一气读来,心情为之一振,如饮佳茗,满口含香,畅快之极也。虽不敢言字字珠玑,但也当为中医书籍中不可多得之佳作。好学生,好文章,为师者有幸乐序之!

浙江中医学院基础医学系主任
浙江中医药学会医史分会主任委员

叶新苗
甲申季春序于杭州

目录

引　言

三　　第一章　　走出信任危机

一〇　　第二章　　让中医走下玄坛

上篇·揭开生命的奥秘

一九　　第三章　　健康的本质

三〇　　第四章　　疾病的产生

三九　　第五章　　外邪致病

四九　　第六章　　生命的基本物质

六三　　第七章　　人体精气的仓库

八〇　　第八章　　情志与疾病

八九　　第九章　　饮食的通道

九九　　第十章　　内生五邪

一一〇　　第十一章　　痰饮和瘀血

中篇·探究疾病的本质

一三一　　第十二章　察颜观色话望诊

一四四　　第十三章　舌上的秘密

一五四　　第十四章　听声与嗅味

一六二　　第十五章　问中有玄机

一七八　　第十六章　神奇的脉诊

一九二　　第十七章　疾病的虚实

二一〇　　第十八章　温热病杂谈

下篇·找寻治病的良方

二二三　　第十九章　中药是如何治病的

二三八　　第二十章　汤头揭秘

二四九　　第二十一章　治病八法之汗法

二六四　　第二十二章　吐法的妙用

二七一　　第二十三章　下法的选择

二八三　　第二十四章　排忧解难之和法

二九一　　第二十五章　温法和清法

三〇四　　第二十六章　消法探幽

三一一　　第二十七章　补法概要

三一六　　结语

三二〇　　后记

引言

第一章　　　　走出信任危机

第二章　　　　让中医走下玄坛

第一章
走出信任危机

鲁迅说"中医不过是一种有意的或无意的骗子"

中医＝江湖术士？ 中医是慢郎中？

中医的公众信任度不断下降，中医该何去何从？

打造信任，重塑中医

　　一提起中医，很多人就会想到鲁迅先生曾经说过的一句话——"中医不过是一种有意的或无意的骗子"。据鲁迅先生自己的描述，产生这种想法是由于儿时父亲得病后请了当地最有名的中医来诊治，而名医开的药也很奇特，有"冬天的芦根""经霜三年的甘蔗""原对的蟋蟀"以及"结子的平地木"等，幼年的他经常从高高的柜台前递方子进去，抓了药回家，熬了给父亲喝。但这些奇特的药物并没有起到神奇的效果，父亲的病仍然日重一日，终于撒手西去。于是中医在鲁迅的心中便留下这么个"骗子"的印象。

　　民国政府更是视中医为糟粕，对中医横加歧视和排斥。在余云岫的主持和策划下,于1929年提出"废止中医以扫除医事卫生之障碍案"。虽然在众多有识之士的反对和抗争下,中医得以保存和延续下来,但随着西医传入中国,中医日益式微,这却是不争的事实。"振兴中医"的口号提了好多年,"中医现代化运动"也搞了不少年头了,我们看到了什么?恐怕只是自欺欺人的"形势一片大好吧"。

在目前的求医思维中,普遍存在着这么一个"定论":西医见效快,中医见效慢;西医治标,中医治本。中医只能治慢性病,只能治疗没有生命危险的轻症,只能是西医无法治疗时无奈的选择。谁愿意把自己的生命和健康交给一个治不好病的医生呢?是什么造成了目前中医如此无奈的局面?是中医理论落后,是中医已经被现代科学所逐渐淘汰,还是有别的原因?实际上,在西医传入中国以前,在几千年的中华文明史中,正是中医承担着维护民族健康的重任,不管是急性病还是慢性病,中医都有着切实的疗效。从古人留给我们的医案中可以看到,中医在治疗各种急、慢性疾病时,往往能使病轻者速愈、病重者转安。为什么现在的中医反而变得治不好病了?临床拿不出疗效,这是中医不行,还是中医从业者的水平不行?治病效果不好,是中医理论不行,还是我们根本就没有在用中医理论治病?我想,这是一个值得我们去深思的问题。

另一方面,中医队伍中存在着很多的"伪中医"。他们并没有理解和掌握中医,但却在使用中药治病,在患者眼里,他们是中医师甚至是中医专家。而这些"伪中医"之所以有市场,最主要的一个原因就是我们对中医的认识存在这样一个误区:不管你用的是哪一套理论,只要你开的是中药,那你就是中医;而患者只要是吃过中药,不管这个中药是不是按照中医理论配成的,他都会认为是在接受中医治疗。可以这么说,在绝大部分人心目中,中医是一门很玄乎的医学,说得不好听一点,"玄"就是"稀里糊涂"的代名词,什么"阴阳五行""风寒暑湿"听着就让人犯迷糊,医生说什么就是什么吧。对那些"伪中医"来说,既然大家都不清楚什么是真中医，那我当然就可以浑水摸鱼了。至于凭据嘛，古人不是说过"医者，意也"，这就是说，只可意会，不可言传，还要什么凭据？至于药嘛，当然要耐心地吃，中药嘛，总要吃个一年半载才会有效的，吃好了，是我本事好，吃不好，那是中医没用。这样一来，中医出现现在的局面就丝毫不奇怪了。曾几何时，"中医"又成了江湖游医的金字招牌，什么病不好治就治什么，报纸、电台广告漫天飞，到处都是"中医专家""中医权威"，打着"祖传中医"或是"祖传秘方"的幌子，大言不惭、信誓旦旦地说"××天治愈乙肝"，"××天攻克白癜风"，甚至肿瘤也不在话下。真若如此，中国为什么离诺贝尔医学奖还那么遥远？为什么中医好骗人呢？就是因为公众对中医不了解、不认识，所以只要编一些"风湿""血瘀"等名词就能把病人给对付过去了。

现代中医耳鼻喉科的奠基人干祖望老先生就有过一段精辟的论述，让我们来听听：

现在甚至把捏脊的、刮痧的、甩甩手、按摩脚底、取几个阿是穴针刺一下、祖传秘方等等民间疗法，甚至愚弄骗钱的东西，统统贴上一张"中医"的招牌来哄人取巧。更滑稽的是连美容院都爱穿上"中医"的外衣。这种污泥浊水四面八方向中医身上泼来，中医怎能不倒霉？但引以为遗憾和奇怪者，为什么没有人来登高一呼"这都是假的"呢？就是都没有认识真正的中医是怎样的。不知其真，焉别其假。

游医固然使中医蒙受了不少的不白之冤，然而在所谓的"中医现代化运动"下，中医的精髓正在日益消亡，这更让人痛心疾首。就是这个"中医现代化"的模式，培养了一大批用中药的医生，在这些用中药的医生手中，中医只剩下了西医理论下中药的简单罗列和组合。在这里，我称他们为"用中药的医生"而不是"中医师"，只有在中医理论指导下运用中药治疗疾病，这才能称为中医。而丧失了理论指导的中医就像是一棵被砍了根的树,当然无法焕发生命的活力,也就无法在临床上取得令人满意的疗效,于是疗程动辄经年累月,时间一长,在大众的眼中,中医就变成了"慢郎中"。如果你得了感冒或是急性肠胃炎,你会首先想到看中医吗?我想,十个人中会有九个半说不会。为什么说"九个半"?因为其中一个看中医的同时还会要求配合西药治疗。

中医只能治慢性病的观念在人们心中已经根深蒂固,不是一句话就能改变的,中医成了很多患者在西医无法治疗或疗效不理想后"死马当活马医"的选择,甚至可以说,很多的病家选择中医并不是看中它的疗效,而仅是在西医缺乏好的治疗方案时寻求的一种心理安慰。事实上,中医治疗多数急性病的疗效确实可靠。在这里,我可以讲一些我治疗的病例,事实总是有说服力的。

我一个朋友的儿子,三岁,体质偏差,经常感冒发烧,一般生病了就去儿童医院打吊针挂盐水,用些抗生素,有时挂上两三天就好,有时要挂上一个礼拜才会慢慢好。那年夏天,因为高温天气持续时间长,家长担心小孩被热坏,因此家里空调开得温度较低,室内外温差较大,一冷一热,小孩自我调节能力差,于是感冒发烧,汗少而不畅。去儿童医院就诊,医生诊断为上呼吸道感染,给开了些抗生素和抗病毒的药,吊了三天盐水后体温有所下降,可到第四天,体温又突然升高,继续用抗生素三四天后,体温仍不下降,并出现胃口减退、精神疲软等症状。于是朋友来向我咨询。详细地问了她儿子的症状后,我说,你不妨试试中药吧。我给她作了如下解释:西医认为发烧是病毒感染引起,那么,你儿子这次生病是否是因为和病毒接触特别多?她说,那当然不是。我说,在我们周围的空气中存在着大量的细菌、病毒以及各种微生物,平时我们并不会被它们感染,这是为什么?这是因为我们人体是一个活体,它具有免疫和调节的功能,能抵抗外来因素对人体的不利影响,因此,一般情况下微生物不会使人体产生疾病。而当人体免疫力或调节能力下降时,这些微生物才会成为致病因素,对人体的健康产生影响,导致疾病的产生。她说，这点我认同，但是当感染已经发生了，杀菌治疗总是对的吧。我说，打个比方，你被人打了一拳，被打的地方出现青紫肿胀疼痛，这个时候你是去治疗受伤的软组织呢，还是去杀打你的人？她说，那当然是治疗受伤的软组织。我说，对感染性疾病也是这样，细菌、病毒或其他微生物就像是打你的人，这些微生物所造成的人体体温调节紊乱就像是你被打后损伤的软组织，因而，我们治疗时应该以恢复人体的体温平衡为出发点，而不是以杀菌、抗病毒为出发点。像你儿子的情况应该是暑热郁在体内，外面又受到空调的冷风刺激，导致汗孔闭塞，人体产生的热量不能通过出汗的方式得到散发，从而引起发热。你前面用的抗生素、抗病毒药物都无法改善人体的体温调节功能，所以效果不好。

听了我的解释，她最后答应试试中药治疗。于是，我给她开了张方子：香薷5克，银花6克，连翘3克，川朴花6克，白扁豆10克，扁豆花6克，生甘草3克。2帖药吃完，小孩子的体温就恢复正常，只是在早晚或吹风后仍然有几声咳嗽。于是我又给开了一张止咳化痰的方子：半夏6克，紫菀5克，款冬花5克，陈皮5克，桔梗6克，茯苓10克，生甘草3克。又吃了2帖，所有症状全部消失，这时，她才真正相信中医的疗效。

我还曾亲历过这样一件事。我的亲戚介绍一位肺脓疡患者来我处看病。他说，其他地方都要求他住院进行支气管镜下冲洗治疗，而且告诉他，这个病要完全恢复最起码要半年时间。由于害怕做支气管镜下冲洗治疗，他转至我处。我告诉病人，肺脓疡是肺部的化脓性感染，在中医上称为"肺痈"，唐代孙思邈的《千金方》中就记载了有效的治疗方剂，所以对这种疾病，中医完全可以治疗，而且效果很好。

我考虑到患者在胸片上已经有液平面出现，这就表明了肺部脓已形成，只要通过药物排脓的方法，使脓液顺利排出体外，疾病自然就会痊愈。于是，我就用《千金方》上的"苇茎汤"（芦根、薏苡仁、冬瓜子、桃仁）

为主,略微作了些药物的增减。服至第三天,患者体温恢复正常,服至第五天,患者咳嗽明显增加,并咯出大量的腥臭浊痰,这时患者有些担心,来问我是不是中药压不住,疾病反而厉害起来了?我问他,现在体温怎样?他说,每天自己测量都正常。我接着诊脉,他的脉象已从初诊时的滑数劲急变为现在的软弱平和。于是我对他说,现在咳嗽多、脓痰多是肺部脓液外排的好现象,不需要担心,中药继续吃上五六天痰就会逐渐减少并消失,等痰没了,病也就好了。果然,继续治疗一周后,患者咳嗽明显减少,腥臭浊痰已几乎没有,复查胸片显示液平面消失,仅发现肺纹理增粗。因患者尚有乏力、气急感,我又改用生脉汤(党参、麦冬、五味子)加减给患者调理了一周,肺脓疡就基本治愈了。前后总共治疗三周,未使用任何抗生素。由此可见中医对急重症的治疗还是有独特疗效的。

　　从这个例子我们也可以看出,中医对疾病的治疗往往是积极主动的,常常通过调动人体的能动性来实现治疗疾病的目的。因此,中医理论如果钻透了,那你就会看到其中的智慧和远见,你就会在治疗时毫不犹豫地信任和使用它。如果中医工作者都不相信中医,遇到疾病不敢用中药,或是治病毫无主见,用药毫无依据,那么还有谁相信中医,中医还有什么希望?!

　　中医要振兴、要发展,喊几声口号是没有用的,单纯靠政府的扶持也是不够的,作为一门医学学科来说,真正要得到发展,就是要在医疗实践中体现出它的存在价值和作用。对中医来说,这个目标的实现,一方面需要中医工作者坚定不移地在医疗实践中运用真正的中医理论治病,让更多的人能体会到中医带来的真实疗效;另一方面就是要逐步培养公众对中医的信任,只有公众的信任,才能使中医真正得到施展才能的机会。而要解决这个信任问题,最好的办法就是让更多的人了解中医到底是如何治病的、中医能治什么样的病、中医为什么能治疗这些病,只有这样,中医才能为公众所接受和信任。而了解中医的途径,就是要彻底打碎中医头上"玄"的帽子,将中医的本质明明白白地呈现在大家面前,让大家看清楚中医的庐山真面目,这才是科学的态度。

中医最后该何去何从？是不是像有人说的"中医是迟早要被淘汰的"？我想,实践是检验真理的唯一标准,作为医学学科,只要它有疗效,那就证明它有存在的价值。我从学习中医到实践中医,至今也有十多个年头了,在学习和实践的过程中,在中、西医学理论的比较思索中,逐渐产生了自己的一些想法和观点,这些想法和观点,我认为对认识和了解中医还是有一定的帮助的,希望能以此作为大家走近中医的引玉之砖。

第二章
让中医走下玄坛

阴阳五行漫无边际，悬丝诊脉玄之又玄

到底什么是中医，什么是"辨证施治"？

中医怎样看病？

剥去中医"玄"的外套

中医，在很多人的概念中是和"阴阳五行""悬丝诊脉"等名词联系在一起的，什么"阴虚""阳虚"，什么"金、木、水、火、土"，听起来就离我们的生活很遥远，医生只要看看、问问、摸摸就能知道你的病在哪里，怪玄乎的。还有更玄的，一根丝线系在病人的手腕上，医生在丝线的另一头就能知道病人的病情，和孙悟空一样神奇。

老百姓平常从报章杂志或是影视中接触到的中医知识就是这样，无怪乎中医在众人的眼中会充满"玄"念了，而我们知道，"玄"往往是"不科学"的代名词，正是这顶"玄"的帽子，令中医越来越走向死胡同。正因为"玄"，中医被认为是不科学的；正因为"玄"，中医的真实面目迟迟不被世人所认识；正因为"玄"，中医被很多不学无术者利用；正因为"玄"，中医失去了公众赖以信任的基础。如果中医在诊断、治疗的过程中没有可以让人信赖的依据和方法，那么，中医就真的成为一门"唯心"的医学学科，也就真的离被淘汰不远了。但事实并非如此，在中医治病的过程中，对疾病的诊断是有着自己明确而客观的依据、严谨而缜密的推断的，并非医生随心所欲、随口乱讲。只有将中医的诊断治病落实到有据可依、有理可寻的客观现实上，中医的理论才会被人所相信，中医才能真正昂首挺胸地说：我是正确的。

中医在形成、发展、成熟的千百年时间中创造了自己独到而卓越的医学成就，但时至今日，为老百姓所了解的，只剩下了中医中的"旁门左道"了。什么刮痧、捏脊、盲人按摩、放血疗法、蜂毒疗法、祖传秘方等都成了我们印象中中医的组成部分，我们甚至能在广告上看到"祖传秘方治疗骨质增生"。试想，在古代根本没有 X 光机，何来"骨质增生"一词？更何况中医的精髓在于中医完整而系统的理论体系、独特而科学的思维方式，以及建立在这个基础上的卓越疗效。中医不做检查，靠望、闻、问、切的方式来看病是否有科学依据？中医对疾病的诊断是严谨缜密的还是随心所欲的？只有弄清楚了这些问题，中医才不至于被认为"玄"，中医才能走出"不科学"的阴影。

在西医学盛行的当今，中医理论在很多人眼中成了过时和落后的象征，他们认为中医没有先进的生化、影像检查仪器，又没有西医学严谨的解剖、生理、病理、药理等医学理论，仅是凭医生的询问和三个手指的诊脉怎么能得到正确的诊断呢？很多病人在就医时会问，你检查都没给我做，怎么知道我得的是什么病，怎么能对症下药呢？问得好，因为这正是我要解释的。下面我们就来看看，中医不通过检查，是否能真的了解患者的病情，是否能真的发现疾病的根源？

我们知道人是一个复杂的有机体，其中单个的器官功能强弱或是物质水平高低都不能代表其整体面貌，只有将人体内各个组织器官作为一个整体来研究才可能得到最科学的结果。因此,中国古代医学家在探索生命与疾病奥秘的过程中,创造出了"整体—平衡"的研究方式,认为人是一个各组织、各器官协调平衡工作的整体,任何疾病都是整体平衡受到破坏的结果(在第四章中有详细的论述)。有了整体—平衡这个标尺,就可以通过疾病表现出来的各种症状,判断疾病对人体的整体平衡破坏的环节和程度,最后得到对疾病的本质性认识(也就是诊断),根据这个认识,我们就可以通过各种方法来恢复被破坏的整体平衡(也就是治疗),从而达到治愈疾病的目的。这个过程我们称之为"辨证施治"。所谓辨证,就是辨别整体平衡被破坏的环节和程度;所谓施治,就是根据辨证的结果来恢复被破坏的整体平衡。这就是中医诊断治病的依据所在。因此,中医对疾病的研究,重视的是各种致病因子所造成机体整体平衡的失调,至于平衡失调后脏器组织会出现哪些微观的变化,中医并不看重,因为这些微观的变化只是人体整体平衡破坏后表现出来的一个结果,它并不是疾病的本质和关键,所以完全可以忽略它。"整体平衡"是中医研究生命科学的一个重要着眼点,中医对疾病的所有认识,都是围绕"整体平衡"来展开的,所以这里我要着重提出来,引起大家注意和重视,在后面很多的内容中仍会提到"整体平衡",有了"整体平衡"观,我们才能更好地理解和认识中医。

有人要问了,为什么通过疾病的外在表现,我们就可以判断人体平衡被破坏的环节和程度呢?一个有经验的园艺师,能够通过植物的外观来判断植物的营养状况和疾病情况,这是为什么?因为植物也是一个有机的整体,它的外在表现和整体平衡之间存在着直接而密切的关联,当植物整体平衡的某个环节出现障碍的时候,它的枝叶就会出现相应的变化,不同的变化也就意味着整体平衡受到破坏的类型是不同的,所以我们完全可以根据植物的外在变化来判断植物内部的疾病情况。人体也是如此,生病时表现出来的各种症状,其实就是整体平衡遭到破坏的结果,我们可以通过研究和总结,把这些症状和整体平衡紧密联系起来,这样就可以通过患病时的各种症状来判断体内平衡被破坏的环节和程度了。而且人体比植物更为高级,还具有思维表达能力,可以通过语言将患病时的各种主观不适清楚地描述出来,这些主观感觉更是提供了有关疾病的真实信息,从而使我们能更全面、更准确地判断疾病和治疗疾病。

通过疾病的外在表现来了解疾病往往比检查、化验更能准确地抓住疾病的本质。我们都有过这样的体会,在气温低的时候,把手暴露在空气中会感觉寒冷,我们便会很自然地采取戴手套、烤火、搓手等方法来消除手的寒冷感。这其实就类似于一个简单的辨证施治过程。在这个过程中,寒冷刺激是引起机体不适的原因,手冷是机体在寒冷刺激作用下的外在表现,通过主观感受,我们能直接地判断出导致人体不适的原因是寒冷,从而采取相应的措施。假如我们感到手冷,要先去化验检查一下,看看什么指标不正常再来考虑如何处理,我想任何人都会认为这是笑话。对疾病来说也是这样,人体的各种外在表现和主观不适是疾病最本质和最真实的反映。比如胃部冷痛、胀痛、隐痛、刺痛所揭示的疾病的本质是完全不同的,在中医的理论指导下,我们可以知道这分别是"脾胃虚寒""脾胃气滞""脾胃虚弱""脾胃瘀血"所造成的,在治疗时应该分别采用"温胃散寒""理气和胃""培补脾胃""活血化瘀"等不同的方法。而如果做检查的话,结果往往是千篇一律的"浅表性胃炎""萎缩性胃炎"等。因为检查结果只能告诉我们疾病的表面现象,它并不能告诉我们疾病的本质。如冻伤和烫伤都会引起疼痛,检查的结果都是"发炎",而疾病的本质却有着天壤之别。因此,人体疾病状态下的各种外在表现和主观感受更能反映疾病本质,而建立在这个基础上的中医,对疾病的认识也就更为科学和人性化。

检查和化验其实反映的是人体各脏腑器官、各物质成分在当时的一种状态和现象,也就是疾病对人体造成的后果。如果将这个结果当作疾病的本质,那么,我们对疾病的认识就犯了一个很大的错误。打个比方，炉子上有一壶烧开的水，我们可以用温度计测量出水的温度，如果把沸腾的水作为一个需要解决的问题，我要问：是什么使水沸腾？是水温高呢，还是水壶下燃烧的火焰？当然是水壶下的火焰。不错，再回头看看前面关于胃炎的例子，胃痛、胃部不适就好比是沸腾的水，它是一个需要我们解决的问题。黏膜充血、局部糜烂、溃疡就好比是水温，可以通过胃镜检查得到这样的结果。那么，这个结果是否就是胃痛的本质？当然不是。它只是胃在各种因素作用下功能失调后的一个结果。如果将胃镜检查的结果作为用药和治疗的依据，就好比是通过给水壶中加冷水而希望水不沸腾一样。加了冷水，水温是低下来了，水暂时是不沸腾了，但水壶下的炉子还在燃烧，水在外界热力的作用下，还是会逐渐热起来，最后又回到沸腾状态，这种方法谁都知道不可取。既然如此，通过什么方法才能真正得知胃痛的本质呢？

再来看个例子：沸腾的水和结冰的水，我们是否能判断它们是什么原因引起的？我们并不需要检查和化验就能得出结论。因为日常生活的经验告诉我们，水的外部状态和其内在本质是有关联的。对水来说，这种关联就是加热到 100℃ 时会沸腾，降温至 0℃ 时会结冰，因此水的外部状态就能反映其内在的本质。对人体来说也是这样，在健康状态下，人体内部各组织器官、各物质成分之间都是协调平衡运转的，当各种外界或内部的因素导致人体的这种动态平衡被破坏时，人体就会出现各种不适，这就是疾病。平衡被破坏的环节和程度不同，出现的症状也就不同，所以这个症状和人体内在平衡的状态是直接关联的。也就是说，不同的症状反映的是体内平衡被破坏的不同环节和程度。中医学正是从这个角度出发，探索和研究各种疾病症状和人体内在平衡之间的关系，最后实现通过疾病的外在表现来推断人体内在平衡状态的目的。讲到这里，我们明白了，望、闻、问、切这些方法都是用来获取疾病外在征象的重要手段，通过这些手段，可以判断人体的内在平衡状态，从而抓住疾病的本质，为疾病的治疗提供最为可靠的依据，这就是中医不做检查,而是通过望、闻、问、切来实现对疾病的诊断的原理所在。

中医这种通过整体平衡来认识疾病的方法,应该是更符合生命科学的法则的。我们知道,人作为一个复杂的有机体,非但有很多物质我们现今的科学还无法认识和检测,对各物质之间的互相联系与作用我们更是知之甚少,而且能检测到的物质,不同个体之间也存在着非常大的差异。现行的西医学各种检查化验的指标往往是一个统计学处理后的参考范围,它并不绝对,它只告诉我们一种存在,至于在每一个具体的病人身上,它是否直接意味着疾病,我觉得值得商榷。打个比方,人老了头发会变白,皮肤会起皱纹,它和健康成年人的黑发、光滑的皮肤有着显著的差异,这是否也是疾病呢?你当然会说不是。因为产生这一变化的是老年人,我们知道这是一种自然的生理变化。因此我要说,抛开了"人"这个"活体",单纯的化验数值并不能作为判断疾病的依据,而中医正是从"活体"这一生命科学最重要的环节入手,时刻关注机体外在表现所揭示的内在本质,因而更有针对性,对疾病的认识也更有远见。但这并不意味着化验检查就一无是处,化验检查能给我们提供一个当前的信息,就好比用温度计测水温,温度的高低虽然不能反映疾病的本质,但能让我们了解当前水的状态,温度高了,要考虑到是否有外界热量在起作用,温度低了我们也会想到有致冷因素的存在。化验检查也一样,通过它,我们可以了解体内各物质或脏器的变化,可以知道有关脏器工作状态的信息,通过它,我们可以更细致地了解到人体内在平衡的状态,另外,化验检查的结果也可以作为治疗效果的一种检验和依据。因此,正确看待化验检查,它可以成为中医"望、闻、问、切"的延伸,在中医"辨证论治"的理论指导下合理运用化验检查手段,使之服务于"辨证"过程,也将使中医得到新的发展。中西医要如何结合,我认为这就是一种很好的思路。但在结合的过程中,始终要坚持中医的整体平衡观念,如果抛弃了这一点,那就不再是中医,我们也将最终葬送中医。

了解了这一点,中医"玄"的面纱已经被慢慢揭开了,而走下玄坛的中医,展现在我们面前的是一个崭新的医学领域。以下的章节,我将逐一介绍中医的理论、用药、临床等知识,彻底揭开中医神秘的面纱,让我们近距离地进行一次中医探秘吧!

上篇

揭开生命的奥秘

第三章　　　健康的本质

第四章　　　疾病的产生

第五章　　　外邪致病

第六章　　　生命的基本物质

第七章　　　人体精气的仓库

第八章　　　情志与疾病

第九章　　　饮食的通道

第十章　　　内生五邪

第十一章　　痰饮和瘀血

第三章
健康的本质

人体是一个复杂的平衡整体

微观研究好比"盲人摸象"

中医创造"整体—平衡"理论

联系与制约是构成平衡的重要因素

五行与五脏

五脏实质上是五个系统

五行学说的本质是联系和制约

健康的本质是动态平衡

《辞海》对健康的定义是：人体各器官系统发育良好，功能正常，体质健壮，精力充沛，并具有良好的劳动效能的状态。如果我们将先天发育不良或畸形排除在外的话，健康应该符合两个条件：身体各组织器官能正常而协调地运转，从而维持人体内在的动态平衡；人体主观感觉无任何不适或痛苦。

我之所以用这两个条件来定义健康,而且特别提出把人体的主观感受作为健康的一个基本条件,而不是将各种化验检查作为健康与否的标准,那是因为在这里我要提出一个全新的健康概念,而这个概念,是认识和治疗疾病的前提。只有树立正确的健康观,才能有正确的疾病观。也就是说,只有将健康的含义真正弄清楚,我们才能从正确的方向去认识和治疗疾病。所以,在进入中医领域之前,有必要先对健康的概念作一番探讨。

人体是由各种组织器官有机结合的整体,组织器官又分别由多种不同功能和性质的细胞构成,各组织器官、各细胞之间通过神经、激素、介质、活性成分等物质发生相互联系和相互作用,从而形成一个复杂的整体,任何器官、细胞甚至某种成分的变化,其实都和全身整体有着密切的关系和影响。因此,在认识疾病和健康时,我们不能将人的五脏六腑孤立起来研究,而应该将人作为一个整体来研究,这才符合生命科学的基本原则。我们都听过"盲人摸象"的故事,四个盲人分别把大象的耳朵、腿、躯干和尾巴当作大象并争论不休,给人留下千古笑柄。这也告诉我们,如果将人体的五脏六腑作为单一独立的部分来研究,那么由此得出来的疾病和健康的概念可能就是片面的,甚至会犯"盲人摸象"这样的错误。

事实上,现有的检查设施和仪器,往往只能观察到人体某一器官或某一成分的局部情况,它无法认识局部和整体之间的关系。比如胃镜,它能看到胃的表面情况,有无溃疡、有无出血、有无炎症、有无肿瘤、有无反流,但它无法观察到胃的整体功能运转情况,以及胃和整个人体之间的联系,因此,检查结果其实只能告诉我们一种存在的表面现象。如果把这个结果作为诊断疾病或是判断健康与否的依据,很可能就会导致错误的发生。因为,我们在胃镜中所见到的,只是各种因素作用下胃部所表现出来的一种现象,它并不能告诉我们这种现象产生的根源以及这种现象所代表的本质意义。比如胃部不适时通过胃镜检测到胃部有幽门螺旋杆菌，这个检查结果只是告诉我们在致病因素影响下，胃部出现了幽门螺旋杆菌过量繁殖这一现象，它不能告诉我们产生幽门螺旋杆菌的根源是什么，更不能告诉我们幽门螺旋杆菌和胃部炎症以及人体整体平衡之间的关系。而一旦将胃镜检查的结果作为疾病的本质来治疗，那我们实际上并没有、也不可能阻断胃部不适产生的根本原因，所以往往达不到长期的和根本性的疗效。打个简单的比方：一潭发臭发黑的死水，通过对水质的化验可以发现，水中的腐败菌大量滋生繁殖，但如果我们就此认为，腐败菌是潭水发臭发黑的根本原因，希望用杀死腐败菌的方法来改善水质，那谁都知道这种方法不可取。因为水发臭发黑的根本原因是潭水失去流动性后，其整体生态平衡遭到破坏，形成了适合腐败菌滋生繁殖的环境，从而出现水质发臭发黑的现象。如果不从根本上去除腐败菌滋生繁殖的环境（如引入活水，恢复水潭的生态平衡），采用杀灭腐败菌的方式是不可能使水质得到根本改善的。对疾病的认识也是同样，只有将人体作为一个整体来考虑，我们才能得到正确的疾病观。

在自然科学领域，科学家已经认识到微观与整体的矛盾，其"不相容原理"认为："一个系统的复杂性增大时，我们使它精确的能力必将减少，在达到一定的阈值以上时，复杂性和精确性将互相排斥。"将之引入医学领域，我觉得同样正确。人体就是一个非常复杂的系统，其复杂性应该超过任何现有的事物，过分精细化的研究反而会使我们无法正确地认识它。早在春秋战国时期，我们的祖先就已经认识到精确与模糊的优劣，在中医经典《内经》中就提出：

　　夫阴阳者，数之可十，推之可百，数之可千，推之可万。天地阴阳者，不以数推，以象之谓也。

这句话就明确提出了宇宙万物的无限可分性，由十推百、由千推万,永无止境。所以用这样的方法来探讨宇宙和生命科学是不适宜的,"不以数推"是对精确论的否定,"以象之谓"是指中医学采用了另一种方法,也是更科学的方法,那就是我们在前面提到的,通过事物表现出来的外部征象来探索事物内部规律的一种方法,这种方法的思想核心就是"整体"和"平衡",我称之为"整体一平衡"理论。所谓"整体一平衡",就是指中医对疾病的认识始终是从两方面出发。①整体。人是一个复杂的整体,任何局部病变都和整体有着密切的关系,因此,在认识疾病时,我们需要始终从整体出发。②平衡。任何疾病的产生都是整体平衡遭到破坏的结果,而平衡的不同环节遭到破坏会产生不同的症状,因此,我们可以通过对人体外在症状的分析和研究来判断体内平衡的破坏情况,从而掌握疾病的本质、把握疾病的转归。

将人作为一个整体来研究,才能将局部病变和整体情况密切联系起来,认清楚疾病的全貌;将平衡作为人体正常运转的准则,才能根据疾病的不同表现来判断疾病的真正根源。"整体一平衡"理论使得中医学通过人体的外在表现来探究内部规律成为可能,也才使中医学在探索生命奥秘和疾病本源的时候,走上了一条和现代医学迥异的道路。"整体一平衡"的研究方法,使我们对生命奥秘的认识超越了微观分子的水平,从而可以用一种全面、整体的角度来认识和理解疾病。

举个简单的例子。比如美和丑我们能一眼分别,而且不同的人对美丑的判断标准也不尽相同,如果说要通过显微镜下细胞排列的顺序、细胞成分、细胞种类以及细胞数量等精确数据来作为美和丑的判断标准,那恐怕是天方夜谭。再比如,皮肤搔抓后会发红,这谁都不会将它当成病,如果不管整体情况,单独把这块皮肤放到显微镜下观察的话,我们会看到局部毛细血管扩张充血,于是会得出"局部炎症"的判断,这就是微观化的错误。再者,人体是一个生命体,体内各物质成分、组织细胞每时每刻都在不断地运动、变化和代谢,这些运动、变化、代谢构成了一种动态的平衡,这才是生命的本质所在。而各项微观的检查数据,往往只能告诉我们在某时某刻体内某物质成分的数值指标,它不是恒定不变的,而是时刻变化着的。比如运动时的心率比静止时的心率要快很多,所以不能单纯凭心率的快慢就判断心脏有无疾病,而是需要将心率和当时所处的机体状态结合起来。和心率的道理一样,任何一项化验检查得到的数值,我认为都应该和机体当时所处的状态相结合,只要这些指标符合机体当时的动态平衡的要求,那就是正常的,反之就是病态的。因此,单纯凭化验检查结果作为诊断疾病的标准,我认为是不符合生命科学的特性的。而中医学"整体-平衡"的研究思路和方法,使我们在忽略了生物体内部繁复而又千差万别的结构、成分以及时刻变化运动的动态过程的同时,牢牢把握住了生命运动在各种情况下的变化规律。疾病虽有千变万化,但逃不出中医的表里、虚实、寒热六纲,逃不出中医内伤、外感、不内外三因,逃不出中医卫气营血、六经脏腑之定位,这样,虽然没有微观化的检查,但我们对疾病的治疗却更有针对性并且更富人性化。而现代医学不断发展的各种检查仪器,也为我们探究人体的整体平衡规律提供了更多的线索,但在运用这些检查时,我们应该重视这些检查结果和整体平衡之间的关系,以一种动态平衡的角度去看待和运用这些化验检查。

　　既然人体是一个有机协调的整体,那么整体各组成部分之间的联系和制约势必成为整体协调运转的重要因素。联系是保证各组织器官成为一个整体的重要条件,没有联系,那么人体各组织器官各自独立工作,就不能构成一个整体;制约则是保证各组成部分发挥最大的整体作用的重要条件,没有制约,人体的各组织器官就不能协调工作,那就无法实现人体的动态平衡。既有联系又有制约,这才能最大限度保证人体作为一个整体的各系统、各器官之间的协调运转和动态平衡。脏腑作为完成正常生理活动的主要部分,各自担负着不同的生理功能,比如心脏负责提供血液循环的动力,肝脏负责储藏血液和解毒,脾脏负责造血和免疫,肺脏负责呼吸和氧气交换,肾脏负责排出代谢产物和生成尿液等。各个脏器虽然分工不同,但不是互相独立和分离的,它们在完成自身功能的同时,又是和其他脏器紧密相关和互相影响的。中医在医疗观察和实践中发现,五脏之间存在着有规律可循的联系和制约关系,并将这种关系通过"五行相生"和"五行相克"的理论阐述出来。其中"五行相生"指的就是脏腑之间的互相联系和促进的关系,而"五行相克"指的是脏腑之间的互相制约的关系,五脏通过这样的联系和制约,就形成了一个统一的整体,共同维护着人体内在的动态平衡。了解这一点,我们便不会觉得"五行"是什么玄乎的东西了。下面我们就来探讨五脏和五行的具体对应关系,以及五脏之间的联系和制约关系。

五行是中国古代哲学认识物质世界的一种方法,古人通过对各种物质基本特性的分析和归纳,认为宇宙万物都是由五种基本元素构成,那就是木、火、土、金、水五行,其中每种元素都有自己的特性。木的特性是向上生长和向外舒展,凡是具有生长、升发、条达、舒畅等作用或性质的事物,都可以归属到"木"。火的特性是温暖、上升,凡是具有温热、升腾、活动、上升作用或性质的事物,都可以归属到"火"。土的特性是孕育、滋养,是万物生长的基础,凡是具有承载、受纳、孕育、生化作用或性质的事物,都可以归属到"土"。金的特性是收敛、沉降、稳定,凡是具有清洁、肃降、收敛等作用或性质的事物,都可以归属到"金"。水的特性是滋润、向下、寒凉,凡是具有寒凉、滋润、向下运行作用或性质的事物,都可以归属到"水"。

中医学根据五脏在人体中的不同作用和特性,将五脏和五行一一对应,发展出了中医五行学说。其中,肝具有条畅情志、疏泄气机(指气的运动状态)的作用,与木的特性相类似,故属木;心具有推动血液的运行和温煦机体的作用,与火的特性相类似,故属火;脾具有运化饮食精微、造血、免疫等功能,是人体各组织器官营养物质的来源,与土的特性相类似,故属土;肺具有呼吸、交换物质以及沉降气机的作用,与金的特性相类似,故属金;肾具有排泄小便,调节人体水分平衡的作用,与水的特性相类似,故属水。

需要指出的是,中医学上五脏的概念并不等同于解剖学上五脏的概念,中医的肝、心、脾、肺、肾并不单单指这五个脏器,而是包括了和这五个脏器有关联的各个系统的功能。可以这么说,中医所称的五脏,实际上就是五个有着各自功能特性的系统。比如说中医学上的"肝"实际上包括了现代医学部分神经系统、消化系统、循环系统等的功能,"心"实际上包括了部分神经系统和循环系统等的功能,"脾"实际上包括了消化系统的功能,"肺"实际上包括了呼吸系统和淋巴系统等的功能,"肾"实际上包括了内分泌系统、运动系统等的功能。中医对五脏的这种认识,正是在"整体-平衡"的研究方法下得出的,因为五脏在体内并不是单独存在,五脏要完成正常的生理功能,必然和其他脏器、组织以及体内各种物质之间发生各种密切的联系,我们如果无视这种联系的存在,而将五脏孤立起来,作为五个单独的器官来研究,那么我们对五脏的认识往往是不全面的,甚至会出现错误。而中医学则通过五脏在完成生理功能的过程中和整体之间发生的各种关系和联系来研究五脏。比如中医"心"的概念的形成,是因为我们在受到惊吓、恐慌或思虑的精神状态下,往往会出现心慌、心悸等反应,故而中医将神志划归于"心";而当我们心情郁闷,情志不舒畅或发怒时,往往会出现胁肋胀痛、肝区闷胀等不适反应,故而中医将调畅情绪功能划归于"肝"。这种联系归类的研究方法使得生命活动中的各器官和系统之间的动态联系得到充分的认识,而摆脱了解剖研究中孤立、片面、单一、静态的研究缺陷,并且使五脏的意义远远超过了解剖学上五个脏器的概念,而是形成了以肝、心、脾、肺、肾五个脏器为中心的系统,这五个系统概念的形成,也使得中医能站在整体的高度来审视和判断五脏在生命体中的功能状态。

中医的五行学说并不是静止地、孤立地将五脏归属于五行,而是以五行之间的相生、相克关系来探索五脏之间的相互联系、相互制约而达到整体动态平衡的关系。所谓相生,是指这一事物对另一事物具有促进、助长和滋生作用。所谓相克,是指这一事物对另一事物的生长和功能具有抑制和制约作用。五行之间的相生关系如下:木生火、火生土、土生金、金生水、水生木。五行的相生关系是如何确立的呢?这其实很好理解,钻木可以取火,所以木能生火。木材、纸张等可燃物体经过火烧后会变成什么?当然是变成灰烬或尘土,所以火能生土。金、银、铜、铁等金属从哪里来?当然来自于地下的金属矿,所以土能生金。金属熔化后变成什么?是水状的液体,所以金能生水。树木的生长最离不开的是什么?当然是水的滋养,所以水能生木。五行的相生原来就是这么清楚明白!而将这相生关系对应到五脏则是:肝生心、心生脾、脾生肺、肺生肾、肾生肝。相生关系使得各脏器能得到其他脏器对它的资助和营养,从而可以发挥出最佳的功能状态。

中医将生的一方称为"母",而被生的一方称为"子",拿"脾生肺"来讲,"脾"就是"母",而"肺"则是"子"。五脏的相生关系决定了母脏和子脏之间存在着相互依存、相互补充的关系,"母"旺则"子"实,"母"虚则"子"弱,所以中医常通过"补母"的方法来治疗子脏虚弱性的疾病,称为"虚则补其母",又通过"泻子"的方法来治疗母脏有余、亢进性的疾病,称为"实则泻其子"。五脏之间的相生关系正常,则各脏器可以发挥最大的功能状态,相生作用不足,则子脏就会因为失去母脏的协助而出现功能衰退或障碍,从而影响人体正常的动态平衡,产生各种疾病。

对五脏之间的相生关系的认识,给中医对脏腑疾病的治疗提供了更多的思路。这里我讲个古代医家的医案,患者的疾病很少见也很严重,但在中医五行相生的理论指导下很容易就被解决了。这个医案记载在清代医家沈源所撰写的《奇症汇》一书中,原文如下:

一儿初生无皮,俱是赤肉,乃因母自怀胎十月,楼居不得地气故也。取儿安泥地卧一宿,皮即长。

沈源在书中称此症为"无皮症",并说此症是由"不得地气"所造成的,那么人的皮肤和地气之间存在怎么样的关系呢?这就是要用到我们前面讲的五行(五脏)相生的理论。皮肤为肺中精气化生(中医认为肺在体合皮,这在后面章节中有详细论述,这里先作一简单介绍),所以在五行中和肺一样,属金。金之母为土,如今皮肤不能生长,当然是其母气不足(也就是文中所说的"不得地气")、子脏得不到其滋养的缘故。原因找到了,治疗就好办了,既然是缺少地气,那么,我们就给其补充"地气",所以,他让患儿"安泥地卧一宿",最后的疗效也证明了前面分析和治疗的正确,于是得到了"皮即长"这样的疾病治愈的结果。

无皮症虽然是难得一见的疾病,但对这个病例的分析和探讨,可以给我们很多的启发。比如对一些皮肤溃疡长期不能愈合的病人,我就根据"补地气"的原则,采用补益脾土的办法来治疗,疗效非常好,而这正得益于中医的五脏相生理论。

关于用补脾法来治疗慢性皮肤溃疡,有一个病例给我的印象非常深刻。在门诊实习快要结束的时候,我遇到一个病人,是一个大约40岁的农村妇女。因为她小腿皮肤被割伤,当时进行了清创缝合手术,但拆线后,局部皮肤一直没有完全愈合,有半年多时间了,创口中经常流出清稀的脓液,有时还有淡红色的血水,多方治疗都没什么效果,只能靠每天局部换药来减轻痛苦。患者面色苍白,精神萎软,胃口也很差,舌质淡红,苔薄白,脉象细弱无力。当时我根据这些情况诊断为脾土虚导致皮肤损伤后修复功能不足,也就是前面讲的"土不生金",于是给她处方用:黄芪30克,党参30克,炒白术15克,当归12克,茯苓10克,生甘草6克,炮山甲6克,皂角刺3克,陈皮10克,焦三仙各10克。方子中以黄芪、党参、炒白术、甘草、茯苓补益脾土,为主药;以当归补血活血,炮山甲、皂角刺透脓排脓,陈皮、焦三仙开胃助消化,为辅药。各药协同,可以使脾土功能旺盛而促进皮肤的愈合。我给患者开了7帖的药,让她吃完后再来复诊。同时我也告诉她,过几天我要到病房里去,不在门诊了，下次来复诊时，可以找我的老师看。可是过了一个礼拜后，这位患者竟然找到病房里来要我复诊。她说，你上次的药效果很好，我还是相信你。当时我真的很感动，作为一个实习医师，有什么能比得到病人的信任更高兴的事呢？再看病人的创口，已经愈合了四分之三，而且不流脓血了。患者说，吃了药之后，原来不太有食欲的，现在好像到了吃饭时间，就有饥饿感，而且吃东西也很香，7帖药吃完，人的精神也好了很多。因为脓已经没有了，我将上次药方中排脓的炮山甲、皂角刺给去掉，考虑到长期流脓血势必要损伤到人体内的气血，所以我在前面补益脾土的基础上，又加了熟地12克、白芍10克，以补血活血，这次也开了7帖药。一周后，患者再来复诊时创口已完全长好，面色也红润起来，于是我让患者按原方再服用7帖以巩固疗效。就这样，迁延半年的疾病被治愈了。

下面我们来看五行相克。五行相克关系如下：木克土、土克水、水克火、火克金、金克木。相克关系又该怎么来理解呢？同样也很简单。木能吸取土中的养分，所以说木克土。俗话说："兵来将挡，水来土掩。"毫无疑问，土是水的克星，所以说土克水。水能灭火，所以说水克火。火能熔化金属，所以说火克金。刀斧可以砍伐树木，刀斧是什么做的？当然是金属，所以说金克木。五行相克对应到五脏则是：肝克脾、脾克肾、肾克心、心克肺、肺克肝。

相克关系可以使得各脏器的功能活动受到一定的制约，从而使各个脏器之间能达到一种相互协调和动态平衡状态。相克关系是一个系统对另一系统的制约，根据其制约的程度，往往会产生三种结果：一是平衡，二是不及，三是太过。制约平衡是制约关系的最佳结合点，在这种状态下，各脏腑之间处于一种动态平衡、相互协调的关系，是各脏腑发挥最大工作效率的一种状态。制约不及，则会导致被制约方的功能过于旺盛，甚至会导致被制约方反过来克制制约方的情况（这在中医上称为"反侮"），从而使整体平衡受到破坏。比如说，脾属土，肾属水，正常情况下，脾对肾有克制作用，使水分在体内能正常代谢，顺着自身的通道排出体外，如果脾功能不足，对肾的克制不足，则会导致水湿在体内泛滥而出现水肿、小便不通、呕吐清水等疾病。制约太过，则会导致被制约方功能过度抑制，也会影响整体平衡的正常状态。比如说，肝克脾，当肝的功能过于旺盛，就会过度抑制脾的功能。我们在日常生活中可能有这样的体会，生气或发怒往往会使食欲下降，甚至会出现胃脘胀闷、嗳腐吞酸等消化不良的症状，这是因为生气或发怒是肝木过度旺盛的表现，肝木过旺则对脾土克制过度，导致脾的运化饮食功能下降，从而出现上述症状。通过五行之间的相生相克，五脏就不再是五个独立的系统，而是构成了一个动态的、生生不息的平衡整体。

　　五行生克理论实际上就是联系与制约的具体体现，它将人体各器官的功能最终归属于一个整体，任何脏器功能状态和活动情况不仅受到其他脏器的影响，同时也时刻影响着其他脏器。因此，我们可以这么认为，各脏腑相生相克，从而使人体整体达到动态平衡的状态，这种动态平衡的状态就是人体健康的本质所在。而这个动态平衡一旦遭到破坏，人体就会出现各种疾病。

第四章
疾病的产生

内在平衡失调导致疾病

重新审视疾病的概念

有关骨质增生的探讨

影响内在平衡的两大因素

什么是"正气"，什么是"邪气"

"正虚"与"邪盛"

在日常生活中,我们有没有注意过这样的事例:

某甲平素没有不适的感觉,但在体检时发现血压为 160/95mmHg (参考范围为 90~140/60~90mmHg),于是就被诊断为高血压病,可是当使用降压药物(正规用药)将血压降至 120/75mmHg 后,反而出现了头晕乏力、四肢倦怠、黑蒙等症状,生活质量大为降低。

某乙自觉身体非常不舒服,感到明显的乏力、头晕、疲倦、纳差、心烦、失眠,到医院作了各种检查却仍然得不到一个明确的诊断,因为各种检查化验的结果都显示为正常。这时，医生也常常束手无策，只能诊断为植物神经紊乱、癔症、亚健康等，在治疗上也无良方。

为什么会出现这种情况？这是因为在西医学概念中，化验和检查的结果是诊断疾病的唯一依据，它只注重单个指标的数值大小或是某一器官的形态变化，如果你在检查中发现某个指标出现异常，或是某个脏器形态发生变化，不管这种异常对你的正常生理状态是否产生了影响和破坏，这时西医就会告诉你这是"病"，就需要治疗。至于治疗之后身体出现不适，西医就不管了，他们认为，只要指标正常了，治疗的目的也就达到了。而当人体生理状态受到影响，产生了各种不适，但在化验检查中又发现不了什么异常的时候，西医就不承认这是疾病，化验不是好好的吗，怎么会有病，肯定是心理因素。既然不是病，那当然也没有治疗的手段，这就是只注重化验检查而不注重人体内在平衡在疾病中的意义所造成的。

在上一章里我们讲到，人体是一个复杂的有机体，各个组织器官和各种物质成分之间并不是孤立存在的，而是相互联系、相互制约的，这样人才能成为一个有序的整体，才能够完成各种复杂的生命活动。因此，我们可以把人体看成是一个复杂而完善的系统，当系统中的各组成部分处于协调、平衡状态时，系统就能正常运转，换句话说，虽然每个人的身体强弱、胖瘦、高矮各不相同，但只要人体各组织器官和物质成分之间处于一种互相平衡、相互协调状态时，机体就处在健康状态，反之，则是疾病状态。在这种整体—平衡理论指导下，中医学提出了一个与西医学迥然不同的健康与疾病的概念，那就是不再把单个的化验、检查指标作为判断健康与疾病的标准，而是将机体的内在的整体平衡状态作为判断健康与疾病的标准。西医学各种化验指标或检查结果只是表明一种存在，当它们有异于正常的参考数值范围时，我们需要将这些异常的数据和人体的整体平衡结合起来考虑。如果这些化验、检查结果的异常对人体的整体平衡造成了破坏，人体出现了一系列不适的症状，我们才能诊断为疾病。反之，如果这些化验、检查的结果只是人体在某一特定生理状态下的一种特定表现，它的异常并没有造成机体内在平衡破坏的，那就不能称之为疾病。比如说，人在受到惊吓时，由于交感神经兴奋，会心跳加快、血压升高，但这种心跳加快和血压升高是和人在受到惊吓时的状态相适应的，当外界刺激消除后，心跳和血压又会恢复到正常状态，所以，在受到惊吓时的心跳加快和血压升高就不能认为是疾病。

关于检查和疾病之间的关系，我还想再举个例子。大多数人认为骨质增生是一种无药可治的"疾病"，事实真的是这样吗？在这里我可以说，骨质增生被认为是一种"疾病"，就是把检查作为诊断疾病的唯一依据所导致的错误结果。为什么这么说？我们先来看看骨质增生形成的原因：人体的关节、脊柱周围都有关节囊、韧带、肌腱(这些组织也就是俗话讲的"筋")等软组织包裹和连接，人在长期活动的过程中，这些软组织会因为牵拉、收缩、摩擦、损伤而逐步老化，除了自身的弹性和韧性降低外，还会在它和骨组织连接的部位发生钙离子沉积，导致局部软组织钙化，这些钙化的软组织就是我们在 X 光片上看到的"骨质增生"。因此，骨质增生可以说是人体骨骼周围软组织老化的一种生理表现。如果不信，你可以随便找个 60 岁以上的人去拍颈椎或腰椎片，X 光片上百分之百会有骨质增生的表现，你能说骨质增生是疾病吗？从某种意义上说，我认为骨质增生就和人年龄大了头发会变白、皮肤会起皱纹的道理是一样的，是人体骨骼、软组织老化的一种表现，有谁会把头发白、皮肤有皱纹当作是疾病呢？

那有人要问了，既然你说骨质增生不是疾病，那么引起老年人颈腰背痛、关节酸痛的原因又是什么呢？我们假设骨质增生是引起老年性颈腰背痛和关节疼痛的原因，那么，除非开刀将增生的骨质割除，其他任何一种治疗方法因无法去除增生的骨质，所以对骨质增生的治疗来说，都应该是无效的。可事实上多数骨质增生患者的疼痛往往不是持续的,疼痛只是在劳累、受凉、过度活动的情形下才会出现,而且绝大多数的骨质增生患者经过药物、推拿、理疗等综合治疗后症状会缓解和消失,这是什么道理呢? 如果骨质增生不是老年性颈腰背痛和关节疼痛的根源,那引起老年性颈腰背痛和关节疼痛的根源又是什么呢? 我们前面讲了,骨质增生的实质是和骨关节相连的关节囊、韧带、肌腱等软组织的钙化,而这些软组织的钙化部分和未钙化部分在物理性能(如弹性、韧性以及热胀冷缩性等)上存在较大的差异,因而当活动过度、受凉、劳累之后,在这些软组织的钙化部分和未钙化部分的交界处,会产生一些无菌性的炎症,这些炎症才是引起骨关节疼痛的根本性原因。而这些无菌性炎症,目前的化验、检测手段都无法测出其存在,这使得以检查作为诊断疾病依据的西医学错误地把骨质增生作为老年性颈腰背痛和关节疼痛的病因,而建立在这个理论基础上的手术治疗既增加患者的经济负担,又无法使疾病痊愈。从这个例子可以看到,如果将检查作为疾病诊断的唯一依据,我们对疾病的认识会犯多大的错误,这种错误又会给疾病的治疗带来多大的危害!

中医并不是排斥现代的检查,而是强调把检查和人体的内在平衡有机地结合起来,将人体的内在平衡作为判断健康与疾病的最终依据。中医把这种以机体内在平衡为着眼点的健康状态称为"阴平阳秘",当"阴平阳秘"的平衡状态被打破,疾病就产生了。了解了这一点,再回过头来看前面的例子,我们就很容易理解,为什么会出现这样的情形了。第一个病例中某甲虽然有血压值偏高的事实,但他的"高血压"是与他内在各系统的运转相适应的(当然,判断机体是否处于平衡健康状态,不是简单地看病人有无不适症状,而是要通过对患者的望、闻、问、切来综合得出结论,这在以后的章节中会专门介绍),也就是说,在某些特定的因素影响下(如老年人的动脉硬化、血黏度增加、血流速度减慢等),机体内在调节系统会根据人体的特定情况来调整自身的血压,从而维持重要器官的供血和供氧。在本例中,160/95mmHg 的血压状态就是人体自身调节的结果,而且这个调节是适度的,它并未破坏人体的内在平衡,所以人体感觉舒适,没有疾病的征象表现出来。相反,如果低于这个血压水平,那就会导致大脑和全身的组织器官缺血缺氧,这就是服用降压药后人体反而出现头晕乏力、四肢倦怠、黑蒙等疾病症状的原因。第二个病例中某乙虽然在检查中没有发现异常情况,但他体内的"阴平阳秘"状态已经受到破坏(至于是什么破坏,我们可以通过望、闻、问、切等手段来获知,这在后面的内容中我们会一一来进行探讨),但对于这种破坏现代仪器又无法检测出来,所以虽然化验检查正常而人体却感觉不适。从这两个例子中我们也可以得出这样一个结论,那就是将人体内在平衡的破坏作为疾病的概念,应该是更为贴切的。

人作为一个活体,生活在复杂的自然环境和社会环境之中,同时,人作为有别于一般生物而存在的高级动物,又有着自身极其复杂的思维、心理活动,因而人体的内在平衡时刻会受到自身或外来的影响。但一般情况下,这两个因素都不会破坏人体内在的平衡而导致疾病,比如我们时刻在和细菌、病毒接触但并不会被感染而生病。再比如季节更替,外界温度不断地在变化,但人体体温却能始终恒定在 37℃,等等。那是因为,人体有着自身的防御机制和调节机制,可以及时抵御各种外来因素对机体的侵害,并调适机体的内在平衡,从而有效对抗内、外界因素对人体产生的不利影响,避免疾病的发生。机体用以实现上述功能的两大体系就是:①防御体系。它主要负责对外来伤害的防御,包括:免疫系统(抵御细菌、病毒、真菌、支原体、衣原体等微生物对人体的侵害)、修复系统(使机体受到外来损伤后能及时修复,而不致使组织器官功能受损)、应激系统(使机体在受到伤害后的损伤程度降到最小)。②调节体系。它主要负责机体各组织、器官、系统的正常、协调运转。

我们知道,人体基本生命活动的完成有赖于呼吸系统、循环系统、消化系统、泌尿生殖系统、运动系统、神经系统、血液系统、内分泌系统这八大系统的正常工作,而要使这八大系统成为一个统一的整体,人体就要有一个完善的调节体系来协调这八大系统之间的关系。对人体来说，这个协调工作主要是通过中枢神经系统、外周神经系统和内分泌系统来实现的。中枢神经系统是人体的指挥中心和司令部，它时刻监控着机体各组织器官和物质成分的微小变化，并随时根据机体的实际情况发出相应的调整信息，这种调整信息通过外周神经传递到各组织器官，从而实现对人体内在平衡的直接调控。同时，它又控制着内分泌系统，通过对内分泌系统的调节来改变体内各种激素的水平，从而增强或减弱某一脏腑的生理功能，以此来协调各脏腑之间的工作状态，并实现对人体内在平衡的间接调控。通过这两方面的调控，机体内环境能够尽可能地保持在一种基本恒定的状态下，以最大限度地保证机体的健康。

调节体系和防御体系共同构成了人体抵抗和适应内外刺激的一种能力，中医将人体的这种能力称为"正气"，它是护卫人体内在平衡的主导因素，有了它的正常运转，人体才能在和各种微生物的日常接触中不被感染，才能在寒来暑往的季节更替中维持恒定不变的体温，才能在起居劳倦、喜怒哀乐中保持脏腑的正常运转。换句话说，只有"正气"充足，人体才能在各种复杂的内外因素影响下仍然保持健康状态，中医学称这种现象为"正气存内，邪不可干(侵犯、干扰的意思)"。

前面已经提到了，人作为一个活体，时刻受着外界或自身的影响。外界的影响比如各种气候变化、细菌、病毒、外伤等，自身的影响如情绪变化、饮食劳倦、脏腑功能失调等，当这些内、外界的影响超过了人体"正气"所能调节的范围，它就会对人体的内在平衡造成影响，从而导致疾病的发生。中医学称这些造成机体内在平衡失调的因素为"邪气"。这也就意味着，任何疾病的产生，主要取决于"正气"与"邪气"之间的力量对比关系。如果"正气"胜过"邪气"，那就不会产生疾病；而如果"邪气"胜过"正气"，那就会导致疾病的发生。"邪气"胜过"正气"，常见的有两种情况：一是"邪气"过盛，超过正常"正气"所能抵御和调节的程度;二是"正气"不足,无法正常抵御"邪气"。

首先,我们来探讨"邪气"因素。"邪气"从来源分可分为"外来"和"内生"两大类。外来的"邪气"主要可见于下列情况:①各种气象因素,如风、霜、雨、露、雪、雾等对人体的伤害;②气候反常,如冬季反暖、春季反寒以及骤冷骤热等对人体的影响;③细菌、病毒或其他致病微生物造成的各种感染等。内生的"邪气"可见于下列因素:①情绪变化,如喜、怒、忧、思、悲、恐、惊等对机体内在平衡的影响;②饮食起居,如暴饮暴食、饮食不洁、起居无常、房劳过度等对人体内在平衡的影响;③脏腑功能的亢进或衰退对人体内在平衡造成的影响。当这些内外界的"邪气"对人体的影响超过了正常人体所能防御、承受和调节的能力时,人体内在的动态平衡就会被打破,从而出现各种疾病。比如我们平时虽然时刻和微生物接触但并不会被感染,但某些毒力强、破坏力大的微生物(如引起各种传染病的致病微生物)却能使正常的人体感染而出现各种疾病。又比如正常的四季更替对人体不会产生影响,但气温忽冷忽热或四季气温反常常会导致人体疾病的发生。再比如,正常而有规律的饮食能给人体提供必需的营养,但如果饮食过度,则又会损伤人体的消化功能,从而导致疾病的发生。这都是因为"邪气"过盛,超过了人体"正气"防御和调节能力所致。

接着再来看看"正气"的因素。我们日常和各种细菌、病毒时刻接触,但并不会出现疾病,但当我们受凉、汗出受风或过度疲劳时,细菌、病毒就会乘虚侵犯人体,引起感冒发烧等疾病,这就说明,人体自身防御、调节能力的下降(也就是"正气"虚弱)也是导致疾病发生的另外一个重要因素。

根据形成的原因和性质不同,我将"正虚"分为暂时性和积累性两大类。所谓暂时性正虚,是指人体在特定环境下出现的机体短时间内的防御和调节能力的下降。比如说出汗时毛孔疏松,外界的致病因子就容易乘虚而入;睡眠时,血液循环和新陈代谢减慢,人体的防卫和调节功能也随之减弱；遇冷时血管收缩，局部抵御和修复损伤的能力就会下降；等等。暂时性正虚只是人体在特定的因素下出现的一种状态，随着特定因素的消除，正虚也会随之消除。比如说，睡觉时受寒而引起的感冒，是因为在睡眠和寒冷这两个特定状态下，人体对外的防卫能力暂时性下降，导致外邪乘虚侵入人体而造成感冒，感冒产生后，原先特定状态下的暂时性正虚也就消失了。

所谓积累性正虚则是指人体脏腑功能衰退，从而导致防御、调节能力下降的一种正虚类型。比如久病耗损、房劳过度、营养不良、过度劳累等因素导致的正虚就属于积累性正虚，中医通常所说的正虚，也往往就是指这一类积累性的正虚。积累性正虚的形成，和人体的基本物质（如元阴、元阳、气、血、津液等，关于这些物质，我们在第六章中还有详细的介绍）过度消耗有着密切的关系，这种正虚一旦形成，就不会随形成因素的消除而消除。正气和人体物质之间的关系，我们可以通过一个比喻来形象地理解，人体就好比一个国家，人体内的物质就好比国家的国库，而正气则相当于一个国家的国力，国库充盈则国力强盛，国力强盛，别的国家就不敢来侵略和欺凌。同时，国力强盛，国家内部就会安定，百姓就能安居乐业。所以，人体内物质的充足是正气旺盛的决定因素，也是人体抵抗外界邪气侵袭和维持内在脏腑正常运转的重要保证。

了解了正气和邪气这两个因素与疾病之间的关系之后，对任何疾病都应该从两个方面去探讨：一方面是邪气盛，另一方面是正气虚。疾病在"正"与"邪"这两个对立面上的侧重点不同，反映出来的疾病的本质也是不同的，所以在治疗时需要采取的方法也应该是不同的。比如说感冒，受寒引起的感冒和体质虚弱引起的感冒性质是完全不同的，前者的本质是邪气盛，后者的本质是正气虚，所以在治疗上前者应该以祛除邪气为主，后者应该以扶持正气为主。如果遇到正气虚弱的疾病却采用了祛邪的治疗方法，那不但邪气不能祛除，反而会导致本来就已经不足的正气更加衰弱，使得疾病缠绵难愈，甚至越来越重。这种不顾正气虚弱、一味祛邪的治疗方法，中医有个很恰当的比喻，叫作"开门揖盗"。如果家里只有老弱人士，这时候有强盗来抢劫，我们应该如何应付呢？当然应该紧闭门户，等待强壮的青年来救援。这个时候如果不顾自身的力量，打开家门和强盗拼打，不但不能击退强盗，反而会导致家破人亡。如果正气并不虚弱，而邪气过于旺盛，或者是暂时性正虚，等邪气侵入人体后正虚已经恢复，这样的疾病又该如何治疗呢？当然应该以祛邪为主。如果这个时候不祛邪而去补益正气的话，也会导致疾病的加重。中医把这种邪气盛而去扶持正气带来的后果比喻为"闭门留寇"。意思是强盗进入屋里了，看到家里有强壮的青年，肯定不敢轻举妄动，就会从开着的家门悄悄溜走；但如果偏要紧紧关闭家门，盗贼看到没退路了，那只好拼死厮杀，最后的结果只能是两败俱伤。

因此，能否正确处理好疾病过程中的"正虚"和"邪盛"的关系，是决定治疗效果好坏的重要因素。而处理好"正虚"和"邪盛"的关键，就是要把握好中医的整体－平衡观，从疾病表现出来的各种征象中去推断体内平衡被破坏的情况，正确判断出是"正虚"或是"邪盛"，从而给予恰当的治疗。

第五章
外邪致病

中医的病因观

辨证求因

感染性疾病的本质

什么是外邪

六淫与疫疠

　　在前面几章中我们反复强调了一个问题,那就是中医对疾病的认识始终要以人体内在的动态平衡为着眼点,所以中医对疾病病因的研究,并不是微观地研究各种致病因子的形态和结构,而是将各种致病因子和它所引起的人体平衡破坏情况相结合来研究。这种研究方式有什么好处呢? 这个好处就在于不管外界致病因子如何复杂多变,只要把握住了人体平衡的变化情况,我们就抓住了疾病的本质,也就能采取相应的治疗措施。

　　中医对病因的这种研究方法,使我们能永远用已知的目光来看待疾病。如果把致病因子作为疾病的重点来研究，那我们永远只能跟在疾病后面跑，一旦遇到未知的致病因子，就傻眼了，就毫无办法了。比如西医学把微生物作为感染性疾病的主体，且不说对付未知微生物时的束手无策，即使是已知微生物，因为其种类繁多、变异多样，也往往找不到好的办法。随着抗生素过多、过滥使用，微生物的耐药性不断加强，抗生素的疗效在不断地下降，有时抗生素的毒副作用甚至超过了微生物对人体造成的影响。对于在西医研究方法下出现的这一系列问题，我把它比喻为"农药现象"。我们可以看到，随着农药的发明和使用，病虫害并未减少或消失，反而给人类自身造成了更大的麻烦，比如害虫的耐药性越来越强，农药的毒性越来越大，农药残留导致中毒，长期食用含有超标农药的食物而导致肿瘤发病率日益增加，等等，这是为什么？这就是因为我们没有找到治理病虫害的关键。我们现在已经认识到，虫害的关键在于自然生态平衡被破坏，如害虫的天敌鸟类、青蛙等大量减少，气候环境的异常，等等。这些因素的改变使害虫获得了大量繁殖的条件，如果我们不注重恢复自然的生态平衡，而是一味地用农药来杀害虫，非但杀不完害虫，反而会给人类自身带来极大的危害。西医现在对感染性疾病所采用的抗菌治疗，在很大程度上正在重复我们当年对付病虫害时的错误，总有一天，我们会认识到这种方法的错误之处。而如果把致病因子所引起的人体动态平衡变化作为重点，那我们就可以不管致病因子是否已知，只要根据疾病的症状表现来判断体内的平衡变化，就能找到治疗疾病的方法。这就是中医病因研究方法的优越性所在，而且这种研究方法是更符合生命科学的法则的。

举个例子来说，西医学认为感冒多由病毒引起，但我们再深入思考一下，诱发感冒的真正原因是什么？感冒的原因可以列举出很多，如受凉、过度疲劳、出汗后受风等。我们再对这些原因进行一些分析，则不难看出，自身免疫防卫能力的下降是引起感冒的真正原因所在。原因找到了，那么感冒的本质是什么呢？我们不免要问，如果病毒是感冒的本质,那么同样的病毒引起的症状也应该是一样的,但事实上,不同的人感冒时的症状也是不尽相同的,有发热、有不发热,有恶寒、有不恶寒,有鼻塞、有不鼻塞,有流涕、有不流涕,有咽痛、有不咽痛,有头痛、有不头痛,可以这么说,没有两个人感冒的症状会完全相同,这又是什么道理呢? 这个道理就在于病毒只是引起感冒的一个客观因素,而人体对病毒侵犯所产生的反应才是关键。正因为这样,由于每个人之间都存在着差异,所以在同一病毒的侵犯下,人体会出现不同的反应,从而表现出不同的症状。人体对病毒产生的不同反应,其本质是什么? 就是对人体动态平衡的不同程度的破坏! 中医遇到感染性疾病,不讲细菌,不讲病毒,不讲微观化的理论,而是讲风、讲寒或是讲热(火),这不是中医落后的象征,也不是中医不科学的象征,这是因为中医对疾病的认识已经超越了微观的水平,中医对疾病的着眼点只有一个,那就是人体内在的平衡被破坏在哪里! 所以中医的风、寒、热(火)都是表明疾病状态下人体平衡被破坏的类型,而这个内在平衡被破坏的类型,才是感染性疾病的本质所在,也是我们苦苦找寻的疾病的真正病因所在。中医把这种通过疾病的外在表现来探求体内动态平衡破坏情况的方法称为"辨证求因"。通过这种方法,我们就把外界各种致病因子和人体内在平衡紧密结合了起来,在抛开了微生物和外界致病因子的多样性、复杂性与不可知性的同时,又牢牢把握住了人体宏观和整体变化的可知性与有限性,走上了一条以疾病外在征象探求人体内部变化规律的医学探究之路。

　　了解了中医对病因的研究方法,下面我们就来看中医如何认识环境与疾病的关系——外邪致病。

　　首先要解释一个概念,什么是"外邪"? 从字面意思看,"外邪"当然就是"外来的邪气"的意思。那什么样的因素可以称为外来的邪气呢?人生活在自然环境之中,就时刻受到各种自然因素的影响,如寒来暑往、四季更替等,同时还会受到各种气象因素的影响,如风、寒、暑、湿、燥、霜、雨、露、雾、雪等,在正常情况下,这些因素都不会对人体造成疾病,这是因为人体自身的防御和调节体系(正气)可以根据不同的自然环境而进行变化和适应,使人体能在各种自然环境下维持内在的动态平衡,从而保证机体的健康。比如在夏季人体会通过扩张血管、加快血液循环、增加汗腺分泌等方式来增加人体的散热,而在冬季又会通过收缩血管、减慢血液循环、减少汗腺分泌等方式来抑制人体的散热,通过这种自身调节,人体就能在各种环境温度下维持自身基本恒定的体温。但如果遇到气候反常,如冬季反热、夏季反冷等,或某种气象因素过于强烈,如大风、梅雨、炎夏等,还有气候变化过于急剧,如暴冷暴热等,这些异常的自然变化超过了人体正气的防御调节能力,这时就会破坏人体内在的动态平衡,造成疾病的发生。此外,在我们生活的环境中,还有着很多我们肉眼看不到的微生物,它们种类繁多、特性各异,有些对人体有益,而有些则对人体有害,在正常的自然环境下,各微生物之间也构成一个相对平衡的系统,在种类和数量上都会维持在一个相对稳定的状态。当气候异常(如冬季过暖),或在某种特定的气象条件下(如梅雨季节),微生物间的平衡就会被打破,从而出现某一种微生物过度繁殖和生长的状况(如梅雨季节,霉菌就会大量繁殖和生长),当这些过量增长的微生物对人体的影响超过正常人体的防御调节能力时,就会扰乱人体的内在平衡,导致疾病的发生。另外,当人体自身的防御调节能力下降(正气虚弱)时,即使在正常的气候条件下微生物也会乘虚侵袭人体,造成人体内在平衡的破坏,产生各种疾病。这些凡是能对人体自身的动态平衡造成破坏、引起疾病的气候因素及微生物,中医统称为"外邪"。

在外邪中,气候和微生物因素对人体的影响往往是密不可分的,比如我们生活的自然界,在一年之中会出现春、夏、秋、冬的四季更替,不同的季节都有不同的气候特性,如春季多风、夏季多暑热、长夏(即梅雨季节)多湿、秋季多燥、冬季多寒等。这些不同的气候因素,会对人体内在平衡产生不同的影响,如风可引起人体血压波动,寒可引起血管收缩,热可引起血管扩张,燥可引起组织缺水,湿可引起血流缓滞,等等。同时,在不同的气候特征下,微生物也会出现不同的变化。如春天大地回春,万物复苏,空气中微生物的数量也会随之增加;夏季梅雨季节,空气湿度大,霉菌数量就会大量增加;冬天气候寒冷,微生物数量就会减少等。这些气候因素和微生物因素紧密结合在一起,就形成了以风、热(火)、暑、湿、燥、寒为代表的六个综合体,中医把它们称为"六气"。由于人体在和自然的抗争过程中已经逐步适应了自然界的四季更替规律,所以正常情况下,自然界存在的"六气"不会给人体造成疾病,但如果"六气"出现了异常,过于旺盛(如春季风过多过大、夏季过于炎热、长夏过于潮湿、秋季过于干燥、冬季过于寒冷等),这时就会超过人体的适应能力而导致疾病的发生。这种过于旺盛的"六气",中医给它命名为"六淫",有个成语叫"淫雨霏霏",这个"淫",就有太多、过量的意思。下面我们就分别来看看,这"六淫"引起的疾病到底有什么特点。

一、风邪

风为春季的主气,大风、汗出受风、体虚受风都会导致发病。由于风有流动性、吹袭性、走窜性、开泄性,加上一年四季都有风的存在,因此风邪是"六淫"致病中最常见的因素。很多其他的外邪,如寒邪、热邪、湿邪等也常常借助于风邪的这个"活动性"而侵犯人体,所以古人又称风邪为"百病之长"。风邪侵袭人体,多影响肌表和上半身,所以皮肤、胸背及头部疾患多与风邪有关。风邪导致的疾病,在临床上常常会出现下面的特征性表现:①发病迅速,变幻多样,发无定处。如风疹,起病快,发无定处,此起彼伏。②游走性关节疼痛。如风湿性关节炎,四肢关节游走性疼痛,痛无定处。③皮肤瘙痒,痒无定处,遇到风吹则更加厉害。④汗腺分泌亢进,出汗怕风。⑤脉象浮。

在上面这些风邪致病的特征性表现中,发病突然是一个很有参考价值的特征。很多疾病虽然患者并没有明显感受风吹,但我们可以根据其突然发病的特征，认为是风邪所引起。

我曾治疗一个中年男性患者的急性腰痛。患者半夜里突然出现腰痛，疼痛剧烈，难以忍受，当时即前来急诊，经过拍片等检查未发现异常，服用了止痛药仍无法缓解疼痛，挨到上午8点，由家人抬来门诊。患者痛苦状明显，腰部肌肉紧张，整个腰背均有压痛，腰部各方向活动均明显受到限制，没有明显的怕冷、乏力症状，食欲正常，大小便也没有异常，双手的脉象都呈浮弦。我根据风邪致病的特征诊断为风邪袭络，给予处方：麻黄15克，桂枝15克，细辛6克，川乌9克，草乌9克，炙甘草9克，生白芍30克，1剂。并嘱咐患者，将药浓煎半小时，乘热服，服后多盖衣被睡上一觉，让全身微微出汗为宜。第二天，患者自己走着前来复诊，并欣喜地告诉我，昨天药服下后，就觉全身暖和，逐渐有汗出，汗出后就觉得疼痛好像减轻了一大半，腰部活动基本上恢复正常，只是在活动时略微还有些牵掣感。这是由于风邪虽去，腰部经络中的气血运行还不畅快，我又给开了2帖舒畅气血的药：当归10克，鸡血藤15克，川芎10克，赤芍10克，宣木瓜10克，独活10克，杜仲10克。服完后诸症消失，腰部活动恢复正常。

此外，很多感染性疾病的早期也常和风邪有着密切的关系，我们在治疗时，常根据风邪与寒、热等其他邪气的夹杂情况而给予去风寒或是去风热的治疗。

二、寒邪

寒为冬季的主气，冬季气候寒冷、气温骤降或夏季贪凉取冷都会导致寒邪致病，多见于素体阳气不足，对寒冷刺激抵抗力较差者。寒有什么特点呢？我们都知道热胀冷缩，还有水遇冷就会凝结成冰块，这两个现象说明，寒邪具有使物质收缩、分子运动变慢的特性，中医把寒邪的这种特性描述为"寒主收引"和"寒性凝滞"。寒邪引起的疾病，往往会出现下面这些特征性表现：①疼痛。寒邪伤于肌表，则表现为一身尽痛；寒邪伤于脘腹，则为胃脘冷痛；寒邪伤于关节，则为关节剧痛。这都是由于在寒邪的影响下，人体的血液循环变慢，甚至凝滞不通，导致人体组织器官因为缺血而发生功能障碍。②畏寒无汗，手足厥冷。这是在寒邪的凝滞作用影响下，人体血液循环变慢、新陈代谢抑制、产热减少、汗腺分泌减少的结果。③肢体拘挛、少腹拘急、身体蜷卧。人体在寒冷环境下会自动蜷缩身体，这是因为通过蜷缩身体可以减少人体热量的散发，从而减少寒冷对机体造成的影响，而肢体拘挛、少腹拘急正是寒邪收引特性的体现。

三、暑邪

暑为夏季的主气，主要发生于夏至以后到立秋之前。暑热对人体的影响往往是因为环境温度高，人体在高温环境下产热与散热的平衡失调所致。因此，自身调节能力较弱的老人和儿童就容易发生暑病。在临床上，由暑热引起的疾病往往有两种类型：一是汗腺闭塞，散热不足，出现高热无汗、心烦面赤、脉象洪大等症状。二是汗出过多，机体脱水，出现汗出如洗、口渴喜饮、尿赤短少、气短乏力等症状，甚至突然昏倒，不省人事，脉数而无力或虚大。

另外，暑季天气炎热，所以人多贪凉喜冷，比如夜宿于露天、多食冷饮、汗出后洗冷水澡或汗出后马上吹空调等，这往往会导致寒邪乘机侵犯人体，造成头痛恶寒、胃脘冷痛、大便溏泻、纳食不香、脘闷恶心等症状，这其实并非暑邪所引起，而是因为暑季贪凉，寒邪伤人而引起，所以古人称这种情况为"阴暑"，以区别于真正暑邪所引起的"中暑"。

四、湿邪

湿为长夏（即梅雨季节）的主气，尤其多见于江南，因为江南地处长江中下游，地势较低，气候潮湿多雨，所以湿邪导致的疾病更为多见。涉水淋雨、久居潮湿之地、气候潮湿、冒受雾露等均可导致湿邪为病。湿邪所引起的疾病，常常有下面的特征：①沉重重浊、胀满痞闷。我们在浴室里或是大雾天气里常会有胸闷、呼吸不畅等感觉，这就是因为"湿"具有重浊、妨碍气机流通的特性，所以湿邪导致的疾病往往也会表现出沉重疼痛、痞满憋闷的特征。如湿邪侵犯头部,会出现头部沉重疼痛,就像有毛巾包裹在头部,或像有重物压在头部,以及头目困重不爽等症状;如湿邪侵犯四肢,则会出现周身酸重乏力等症状;如湿邪侵犯关节,则会出现关节肿胀疼痛等症状;湿邪侵犯肌肤,则会出现皮下水肿,按之凹陷,或皮肤起水疱,挑破后渗出液体等症状;湿邪侵犯肠胃,则会出现大便稀溏,甚至水泻等症状;湿邪侵犯心胸,则会出现胸部痞闷、胀满不适等症状;等等。②秽浊不清、黏腻不爽。湿邪的这个特征常会表现为面色秽垢(面部看上去不清爽,就像是粘有污垢,但又擦不去、洗不掉);白带增多,气味腥臭;大便黏腻不爽快,解后又想解或大便夹杂黏冻样物;小便浑浊,涩滞不畅;痰白而黏,滞于喉部不易咯出;舌苔厚腻;等等。③病程缠绵难愈。因为湿邪具有上面讲述的重着、黏腻的特性,所以湿邪导致的疾病常常病程长,易反复,缠绵难愈。

　　需要指出的是,由于潮湿的环境适合真菌和霉菌的生长,因此,湿邪为病,常常可以在局部的化验检查中发现真菌或霉菌,如湿疹、真菌性皮炎、霉菌性阴道炎、霉菌性肺炎等,而使用杀真菌或霉菌的药物来进行治疗临床效果并不好,而且容易造成菌群失调、肝肾损害等不良后果。对这类疾病,中医的治疗很简单,也很有效,这就是"祛湿"。"祛湿"就好比是用干燥剂,体内的湿气去除了,霉菌、真菌当然就无法存活了,也就无法对人体造成损害了,何必费心去杀呢?

　　我曾经遇到过这样一个病例:一男性患者,尿道口红痒伴有小腹胀痛一年余,小便化验结果显示衣原体阳性(放免法测定),西医诊断为"非淋性尿道炎(属于性病的一种)"。在这一年当中,患者一直在使用抗生素治疗。而衣原体是一种类似于真菌的微生物,抗生素等治疗效果往往不好,像这例患者,医药费总共花去了一万余元,但效果不大,患者非常苦恼,心理负担也非常重。患者来时情况良好,体格较壮实,面色正常,无明显疲乏、困顿的感觉,胃口好,大便正常,唯一的症状就是尿道口红痒,伴有小腹睾丸牵引胀痛,小便并无明显不适,舌质红,舌苔白腻,脉象为左脉沉弦,右脉沉滑。舌苔白腻、脉象弦滑,这些都表明了体内水湿过多,而体内这个"湿"的环境正是导致患者疾病的关键所在,只有通过各种方法去除体内的"湿",才能有效地治疗由此而产生的衣原体感染。考虑到患者因为疾病治疗一年多而不见效,思想包袱较重,这又存在着中医所说的"肝气郁结"因素(关于肝气郁结的意义在后面章节中有详细介绍),我给患者开了一张利水化湿、行气疏肝的方子。药用:苍术 15 克,车前子 10 克,地肤子 10 克,藿香 10 克,佩兰 10 克,川楝子 10 克,黄柏 12 克,滑石 10 克,刘寄奴 10 克,白薜皮 15 克。共服了半个月,患者自觉小便通畅,小腹及睾丸胀痛消失。复查小便,衣原体转为阴性,这样迁延了一年多的疾病就痊愈了,而药费仅用了二十余元。

五、燥邪

燥为秋的主气。初秋尚有夏季的余热,所以燥邪多与温热邪气相兼,中医称之为"温燥";深秋则已有冬季的寒气,所以燥邪多与寒邪相兼,中医称之为"凉燥"。但不论"温燥"还是"凉燥",燥邪的主要特征就是干燥,容易损伤人体津液,所以燥邪侵犯人体所表现出来的症状也都是以"干燥"为特征,如:口鼻干燥,咽干喉燥,皮肤干涩、皲裂疼痛,毛发枯而不泽,大便干结不通,舌苔干而不润,目睛干涩,干咳无痰或痰中带血,等等。

六、火(热)邪

火与热往往并称,这两者之间只是一个程度的轻重,热为火之渐,火为热之极。究其本源,都是致病因子扰乱人体的体温调节,导致器官功能状态过度亢进。因此火热邪气引起的疾病往往具有发热和机能亢进这两大特征。热(火)邪导致的发热可以表现为发热恶寒和只热不寒两种类型。发热恶寒的意思就是体温升高,但患者又有怕冷的感觉,这是人体散热功能障碍(汗孔闭塞,人体无法通过出汗这种方式来散热)的结果,大多数的感染性疾病的早期常会出现这种表现,中医认为这是热邪和风邪一起侵犯人体肌表所引起。只热不寒就是指体温升高,而且没有怕冷的感觉,这往往是人体产热过多的结果,常见于人体新陈代谢亢进性疾病或是感染性疾病的中后期等。至于机能亢进,临床上常表现出来的症状有:心烦失眠、心动过速、多食易饥、急躁易怒、尿频尿急、狂躁妄动、神昏谵语、四肢抽搐、颈项强直、角弓反张、皮肤发斑、各种出血、痈肿疮疡等。

上面讲了"六淫"致病的一些特征,下面我们再来讲另外一种"外邪"——疫疠。疫疠是在某种特定的气候、环境因素影响下出现的一种具有传染性的病邪。它和"六淫"邪气最本质的区别就是具有传染性。产生疫疠的原因多是气候反常（如冬季过暖、酷热、湿雾瘴气、春季反寒等）、自然灾害（洪灾、旱灾、地震等）以及各种人为因素（如过度砍伐、滥捕野生动物导致自然生态破坏等）。疫疠在中医上又称为"异气""戾气""毒气"等,其根源是在特定的因素（如气候、环境、灾害）影响下,某些平素数量稀少的微生物过度繁殖,人体由于平素缺乏对这类微生物的适应能力,所以常会在这些微生物的影响下发病。疫疠致病有以下几个特点:①传染性强、易于流行;②和一定地域或气候因素有关;③发病急,病情多重;④流行区域内发病症状多较相似。

不管是"六淫"还是疫疠,大多包含着各种微生物对人体造成的影响。其中微生物的种类繁多,有很多尚不为我们所认识,对待它们引起的疾病,中医学创造了一种独特而有效的方法,那就是这一章所介绍的"辨证求因"的方法。将外邪致病的本质确定为体内动态平衡被破坏,并通过对各种因子作用于人体后出现的症状的研究,来推断体内平衡破坏的环节和程度,从而在无须知道微生物的种类和形态的情况下,能找到治疗这类疾病的有效方法和手段（也就是恢复机体被破坏的内在动态平衡）。认真思考中医学这种将人体内在变化作为医学研究主体的思路,将有助于我们对生命和疾病进行全新探索。

第六章
生命的基本物质

虚与虚不受补

生命的原动力从哪里来

元阴与元阳

气的概念与作用

气的传递路径——经络

血的作用

津液在体内的输布

在日常生活中，除了外界的邪气会引起各种疾病外，操劳过度、起居失宜、饮食不节等都会对人体造成影响，使人体产生各种不适的感觉，比如精神萎靡、失眠健忘、疲乏无力、整日思睡等。出现这些不适后，如果我们到医院检查，往往发现不了什么异常情况，这时很多人会认为是"虚"了，要补一补了，于是自己去买些西洋参、枫斗晶之类的补品来进补。吃完补品，很多人就会感觉好起来，也有些吃完补品还是感觉不适,甚至感觉症状加重,再去看中医,很多医生会说,这是虚不受补的缘故。于是烦恼就来了,人又虚,又不能补,该怎么办呢?到底什么是"虚"?虚证真的不受补吗?那我们该怎样来治疗虚证呢?要回答这些问题,首先需要了解人体是由哪些物质构成的,了解了人体的各种物质,我们才能认识"虚"的本质,从而判断虚证到底能不能补。

我们知道,人体是一个复杂的生命体,它要完成各种各样的生命活动就需要有物质为其提供原动力。就像一盏油灯,有油才能点亮,灯发光是一种功能活动,而油是实现这个功能活动的物质基础,如果油不足了,灯自然也就不会亮了。所以,虚证事实上就是构成人体的各种基本物质的缺乏和损耗,人体的物质少了,其功能活动自然也就会衰退,从而出现各种不适。既然人体物质的减少和亏耗是导致"虚证"的根源,那么补充这些物质应该就能改善虚证了,为什么又会出现"虚不受补"呢?问得好!"虚不受补"这句话确实是错的。既然是"虚",当然要补,不去补,怎么能改善因为物质亏损而导致的"虚"呢?但有些人确实在进补后症状更加严重,这又怎么解释呢?这是因为人体内含有各种物质,而其中不同的物质消耗导致的虚证在本质上也是不同的,如果你补充的物质(补品)并非是人体损耗的物质,那么,出现"虚不受补"自然就毫不奇怪了。比如说,一壶放在炉子上烧着的水,如果水快干了,你不去加水,反而去添柴,这不是加快了水被烧干吗?所以,虚不受补,完全是补的方向不对带来的后果,甚至可以说是用错药物后产生的副作用。既然不同物质的亏损可以导致不同的虚证,那么人体到底是由哪些基本物质构成的呢?各种物质又分别起到什么样的作用呢?这些物质的损耗又会出现怎样的症状呢?这就是这一章我们要来探讨的问题。

从物质的分子结构角度来看,构成人体的各种物质无非可以分为脂肪、蛋白质、糖、水等几种基本元素,如果我们从体内各物质的化学结构来作研究的话,具有类似化学结构的物质在生理过程中会起到不同的作用,不同结构的物质也可以在体内起到同样的作用,而且体内不同化学结构的物质之间是在不断转化的。比如说,同样是蛋白质,免疫球蛋白在人体中起到的是免疫作用,血红蛋白起到的是携带氧气的作用,而白蛋白起到的是维持体内渗透压平衡的作用。再如糖和脂肪,其化学结构不同,但都可以转化为热能,为机体各种活动提供能量,而且糖、蛋白质、脂肪之间又可以相互转化。因此,通过物质的化学结构和成分来研究物质对生命的意义以及物质和疾病的关系,往往有失全面和正确。中医学对人体物质的认识,就走了另外一条道路,这是一条根据物质在人体生命活动中的作用来加以研究的道路。把在某一生理过程中有关联、有协同作用的各种成分作为一种"物质"来研究,并探讨"物质"盈亏与生命活动的关系。所以,中医学概念上的人体内的"物质",往往是包含着多种化学、生物结构类型的物质,这是我们理解中医对人体基本物质的认识时所需要具备的一个概念。

在探讨人体基本物质之前,先来看一个现象:人从一出生,心脏就会自己跳动,会自己呼吸,会生长发育,各种细胞会产生各种各样的运动,这些生命活动的原动力从哪里来呢?我们知道,人是由精子和卵子结合成为受精卵,受精卵分裂、发育而成为胚胎,胚胎在母体中吸收养分而逐渐发育为胎儿,胎儿发育成熟后由母体分娩而出,成为一个新生的个体,这就是人的生命繁衍的过程。在这个过程中,我们可以看到,人出生以后所有的形态特征、所有的生命活动的实现,其实都是由最初的精子和卵子的结合而产生。也可以这么说,那就是在这个受精卵中蕴涵着人体最初始、最基础的物质,这个物质为人体的形成以及形成后的各种生命活动提供了原动力。这物质应该具有两方面的特性:一是具有活动、温煦性。也就是具有使自身不断运动、不断分化、不断扩大的特性,并能产生能量来维持体温和提供动力。二是具有滋养、限制性。也就是为自身的各种活动积蓄能量、提供营养支持以及滋润组织器官,并能把自身的分化、扩大、活动、体温限制在某一个范围之内而不至于失去控制。物质的这两方面的特性是互相影响、互相促进、互相制约的，它来源于父母，并在人的孕育、出生、成长直至死亡的过程中一直发挥着作用，中医将这种物质中具有活动、温煦作用的一部分称为"元阳"，而将具有滋养、限制作用的一部分称为"元阴"。"元"也可以称"原"，就是本原、初始的意思。元阴、元阳是人体生长发育、所有生命活动的原动力所在，如新陈代谢、心脏搏动、各种细胞的活性等，都和元阴、元阳有着密切的关系。元阴、元阳充足，则人体的上述功能就强，元阴、元阳不足，则上述功能就弱。

元阴与元阳的充足与否主要和两个因素有关。一是先天因素，从精子和卵子结合的时刻到从母体分娩而出这段时间，元阴、元阳主要来自父母。受精卵中蕴涵的原物质充足与否，母体所提供的营养物质充足与否，是元阴、元阳是否充足的决定性因素。二是后天因素，人从母体分娩出来以后，主要靠后天自身的饮食提供给自身营养和能量，并在各种生命活动中消耗养分和能量，因此，后天的营养状况与生命活动状况也可以影响元阴与元阳。先天充足的元阴、元阳如果得不到后天的营养灌溉，那么就像一颗品质优良的种子种植在贫瘠的土地，无法茁壮成长。同样，先天充足的元阴、元阳如果在后天消耗过度，也会导致过早、过快地衰减。因为元阴、元阳是物质，所以，在人的正常生命活动过程中，随着能量的释放、生命活动的实现，它也会逐渐衰减直至消耗殆尽，这就是人体逐渐衰老和最终死亡的原因。

元阴与元阳是人体内最基本的物质，元阴与元阳之间相互作用产生效能，并通过效能的释放来完成各种生命活动，因此，我将元阴与元阳合称为"生命原物质"，它是所有生命活动的原动力所在。生命原物质相互作用而产生的这个效能到底是什么，它通过什么方式和途径来实现生命活动呢？要解释这个问题，就需要提出一个中医学上很重要的概念，那就是"气"。关于"气"，在我们常用的词语里就可以看到它的身影。如被人骂了或受了委屈，我们称之为"受气"；发怒或心里不舒服，叫"生气"；生病了，体力差，手脚发软，是"没力气"；讲话声音不响亮,我们说他"中气不足";死亡又称为"断气";等等,不胜枚举。从这些日常用语中不难看出,"气"这个概念和我们的生命活动有着密切的关系。

那么到底什么是"气"呢?它和生命原物质之间有什么关系?可以借助一个物理现象来帮助我们初步理解"气":将电池、导线、灯泡连接成一个闭合回路,这时灯泡会发光。电池中所含的物质是产生电能的原物质,它有阴极和阳极,就好比人体内的元阴与元阳,灯泡的发光是电池中原物质相互作用产生的效能的最终表现,也类似于表现在外的各种生命活动,电池内阴、阳极物质相互作用产生的电能通过什么方式传递给外界?那就是电流。它是物体内电子的定向移动的结果,是阴、阳极物质之间相互作用而形成的效能的传递方式,而其所携带的效能随着靶目标的不同而产生不同的效果。比如,连接电灯会发光,连接电炉会产生热能,连接马达会产生机械能,等等。人体内的气就相当于电流,所以我们可以将气定义为:在元阴与元阳互相作用下,人体内某类物质或分子产生的运动。通过这类物质或分子的运动,将元阴与元阳相互作用产生的效能传递到各组织器官、各脏腑系统,并使得效能在各组织器官、脏腑系统上转化为各种生理活动。所以对于气来说,它含有三个特性:首先,气是一种物质;其次,气具有运动性;再次,气具有效能。

有人会问:既然气是一种物质,那为什么在人体解剖中发现不了气的存在呢?我们仍旧用电流做比喻。电流是一种客观存在,但如果切断电源,我们就无法测出电流的存在。气就如电流,它的产生和存在有赖于生命原物质之间的不断作用,所以在生命消亡的尸体中无法发现它的存在,而只有在活体中,我们才能感觉到它的客观存在。我们完全可以这样设想,气是人体内某些分子或某些微物质活动的结果,而促使其进行活动的原动力就是人体的生命原物质(元阴与元阳)之间相互不断的作用。这些分子与物质运动所产生的动力,以及这些物质在运动过程中所传递的信息，对人体的生长发育、脏腑运转、体内物质的运输、传递和排泄有着重要作用，中医把这个作用称为"推动作用"。推动作用具体表现在：

第一，推动生长发育。气在运动过程中将它所携带的效能传递给各组织器官，促进人体细胞分化成熟、器官系统功能完善以及肌肉、骨骼生长，完成人体正常的生长发育功能。所以如果气不足，则会导致肌体生长发育的迟缓或出现早衰。如儿科疾病中的囟门不闭、五迟、五软、发育不良等疾病都是因为先天元阴与元阳不足，使得气的生成不足，从而导致生长发育的障碍产生。

第二，推动机体新陈代谢。新陈代谢是否旺盛，取决于机体各细胞是否活跃，而细胞活动所需的动力又来自气所携带的效能，所以气的盛衰决定着人体新陈代谢是否旺盛。而新陈代谢旺盛，人的精神状态就好，反之，精神状态就差。所以气不足最典型的外在表现就是神疲乏力、精神不振。

第三，推动物质运输。气是物质与分子的一种运动，在这个运动过程中势必会产生一定的动力，这是体内各物质进行循环、运输、传递和排泄的动力基础，如血液循环、淋巴液的循环、神经递质的传递、细胞内外物质的交换、代谢产物的排泄等，都需要气的运动来提供动力。当气不足时，体内物质的运输和排泄也会受到影响，出现如血液流动缓慢、水液排泄障碍、代谢产物在体内过多积聚等病理现象。

第四，推动脏腑运转。前面已经讲到，脏腑功能的实现，其实质是气所携带的效能在不同器官上的释放。比如说气作用于心，实现心的搏动；作用于肺，实现肺的呼吸运动；作用于肝，实现肝的解毒、代谢功能；作用于肾，实现肾的排泄尿液的作用；作用于胃，实现胃的蠕动和分泌胃液的作用；等等。当气不足时，各个组织器官、脏腑系统的功能活动就相应低下，出现诸如心跳缓慢甚至停跳、血压下降、胃肠蠕动减慢、消化能力下降等病理现象。

气由于具有物质性和运动性，并且携带有生命原物质相互作用而产生的效能，所以除了推动作用，气还具有以下的功能：

温煦作用。气的运动是人体能量的来源，气所含的物质、分子的运动会产生热能，这个热能是人体维持体温恒定的保障，当气亏损或不足时，就会导致体内能量产生不足或是细胞组织活力不足，从而出现畏寒喜暖、四肢不温、体温低下等症状。

防御作用。气是人体所有功能得以实现的原动力，所以气的盛衰也决定着人体免疫能力和防卫系统功能的好坏。气旺则防御能力强，气弱则防御能力差，而防御能力差就会容易感冒，周围有人感冒时容易被传染以及感染后不易恢复等情况。

固摄作用。固摄有两方面含义，一是固定，二是摄纳。固定是指气能使人体各器官脏腑都能固定在体内某一特定的位置，从而保证其正常的生理功能。脏腑器官在体内的固定位置，是靠结缔组织、系膜等的张力来维持，而结缔组织、系膜细胞的张力，又需要气来提供，当气不足时，张力就会变小，对脏腑器官的固定作用就下降，从而出现脏腑下垂（如胃下垂、肾下垂、子宫下垂等）的病理现象。摄纳则是指气对体内各物质具有控制和保护作用，使这些物质能在体内正常地运行，不随便流失或过度排泄到体外。比如说使血液在脉管中运行，不随意渗出到脉管之外；控制汗液、唾液、尿液、胃液、肠液、精液的分泌和排泄，防止因为分泌或排泄过度而影响到机体的正常运转等。这是因为气是细胞活力的原动力，气旺则细胞活力旺盛，而细胞之间的联系就紧密，对液态物质的包裹和控制能力就强。反之，当气不足时，则会导致各细胞之间空隙增大，液态物质通过间隙过分流失到体外，从而出现多汗、多尿、各种出血、大便滑泻、流涎、遗精、早泄、带下过多等病理现象。

既然气是物质与分子的一种运动，那么当这种运动发生变化或失常时就会带来各种疾病。中医上常说的"气滞""气郁""气逆""气陷"指的就是气的运动失常的四种常见情况。

　　"气滞"指的是气的运动不畅。气运动不畅会导致什么样的后果呢？打个比方，我们用打气筒给气球打气，气球就会不断地膨胀，同理，气滞出现的最典型症状就是胀痛。根据气滞的部位不同，出现胀痛的部位也就不同。比如胃部气滞则出现胃脘胀痛，肢体气滞则出现肢体胀痛，肝部气滞则会出现胁肋胀痛，膀胱气滞则会出现小腹胀痛，等等。

　　"气郁"是指气结聚在内，不能通行周身。前面我们讲了，气的运动是脏腑运转、物质输送的动力提供者，如果气郁结在内，不能正常运动，那么人体脏腑的运转、物质的运输和排泄都会出现一定程度的障碍，所以气郁会出现消化减弱、胃口下降、郁闷不乐、大小便不通畅、四肢厥冷等症状。

　　"气逆"是指气在体内上升太过、下降不及给人体造成的疾病。气在人体中的运动是有升有降的，上升作用能保证将体内的营养物质运输到头面，维持各脏器在体内的位置，下降作用则使进入人体的物质能自上而下依次传递，并能将各种代谢产物向下汇集，通过大小便排出体外。体内气的上升作用太强或是下降作用太弱都会导致"气逆"的产生。上升作用太强则会导致头部过度充血，出现头晕、头胀、头重脚轻、面红目赤，甚至昏迷、半身瘫痪、口角歪斜等症状；下降作用太弱，则会导致饮食的传递失常，从而出现各种"反流"症状，如泛酸、恶心、呕吐、呃逆、咳嗽等。

　　"气陷"正好和"气逆"相反，指的是气在体内上升不足或下降太过而造成的疾病。上升不足则导致头部缺血缺氧，或脏腑不能固定在原先的位置，从而出现头晕、健忘、眼前发黑、精神不振、脏腑下垂等症状；下降太过则导致食物的传递过快或代谢产物的过度排泄，从而出现腹泻、小便频数、遗精、遗尿等症状。

　　生命原物质相互作用产生的效能，要通过气这种方式传达到靶器官，完成其释放和转化，势必需要一个通道和路径，这就是我在这里要引出的又一个中医学独有的名词——经络。"经络"是什么？这是个困惑着现代科学的一个难题，也是中医饱受怀疑的地方。现代医学试图通过解剖、显微镜以及实验发现和找到经络，但到目前仍是一无所获。那么是否经络并不存在，只是古人臆想出来的东西？不是。经络确实存在，很多敏感的患者在进行针灸治疗时，当某些特殊的穴位受到刺激后，他们能明显感到体内气流顺着经络路径行走，和中医学上描述的一模一样。那为什么我们无法直接找到经络？这是因为经络本来就不是一个实体，经络只是气将效能传递到靶器官的一个通道和路径。在这个通道中，气可以沿着血管、神经的走行方向传递，也可以通过细胞之间的联系而传递，最终将其所携带的效能传递到靶器官。可以这么理解，经络的实质，其实是生命原物质相互作用而产生的效能向人体各组织器官传递，从而使人体生命活动得以实现的路径。它并不是以实体形式存在，所以我们在体内找不到单独存在而且具有实际形态的经络。

了解了经络的实际意义后，我们就能更好理解中医用药时所讲的"归经"。什么叫归经？归经的含义是指某一药物的作用可以针对某一脏腑经络的病变起主要治疗作用。也就是说，药物的作用和经络有着密切关系。在未了解经络的实质以前，我们很难理解，药物同样是通过胃肠道吸收进入体内，为什么不同的药物会作用于不同的经络呢？说不定这也是古人臆想出来的。在实验室中，连经络都无法证实，何来归经呢？但当理解了经络的实质之后，我们有理由相信，归经是中医所创造的卓越千古的用药理论。为什么这么说？因为"归经"理论的实质告诉了我们，不同的药物中所含的成分能改变气在不同环节中的传递过程，从而影响气所携带的效能在靶器官上的释放和实现。比如说，归"心经"的药，它实际上能改变气所携带的效能向心脏传递的过程和最终的效果。关于中药的知识，在后面的章节中我还有详细介绍，这里就先简单讲到这里。

前面讲了元阴、元阳以及气的基本概念和意义，下面再来谈谈人体另一个重要物质——血。血和上面讲述的几种物质不同，元阴、元阳和气都是不可见的物质,而血是可以直接看到的物质,因而我们对血的认识也就更直观。血是一种红色的液体,在心脏的节律性搏动下,从心脏的心室流出,通过血管周流全身,又重新回流到心脏。在这个循环过程中,血液内至脏腑,外达皮肉筋骨,对全身各组织器官完成滋润和营养供应作用,并带走全身组织器官在生理活动中所产生的代谢产物,从而维持人体正常的运转。现代医学认为,血液中的主要成分为红细胞、白细胞以及血小板。但中医概念中的"血"仅概括了血液中红细胞的功能。这并非是中医理论的局限性所致,而是基于中医认识人体的一种方法,那就是从功能角度来探讨和研究各物质成分在人体生命过程中的意义。也就是说,在中医学上,具有不同功能的物质成分,往往被分到不同的物质概念中加以研究和探讨。血液中红细胞的作用主要是携带氧气和养分,血小板的作用是止血,白细胞的作用是防卫,因此,中医在归类上,将红细胞的功能划归为"血",而将血小板和白细胞的功能归在气的固摄和防御功能之中。中医的这种以功能来对物质进行分类的研究方式,更利于将人体的内在变化和外部征象结合起来,达到以外部症状推断内在变化的目的。在这种研究方式下,某一功能的变化和失调,就反映了负责这一功能的物质的变化,从而可以判断该物质在体内的充盈情况,为诊断和治疗提供直接的依据。

明确了中医学上"血"的概念之后,再来看血在人体中的作用。血对人体最主要的作用不言而喻就是滋养,血所携带的营养成分和氧气是人体各组织器官进行生命活动的物质基础。血充足,则人面色红润、肌肉丰满壮实、皮肤和毛发润滑有光泽、精神饱满、感觉灵敏、运动灵活,而血不足则会导致面色苍白或萎黄、毛发干枯、肌肤干燥、肢体麻木、头晕眼花等。由于血具有周流全身的特性,故血又是将气中的效能传递到全身各组织器官的最好载体,通过血的运输和传递,生命原物质相互作用而产生的效能才最终到达各个靶器官,实现各种生命活动,所以中医称"血为气之母",又称为"血能载气"。正因为血是气的载体,所以大量出血会导致气的外泄和虚脱,从而出现面色苍白、四肢厥冷、神志模糊、声低息微、脉细微无力等症状。我们这时往往用输血来治疗,但如果仓促之间没有合适的血源呢?这时中医根据气血理论创造了"补气固脱"的治疗方法。中医称"有形之血不能速生,无形之气所当急固",为什么大量失血要用补气的方法来治疗呢?我们知道,气携带着的是生命原物质互相作用而产生的效能,而血又是气的载体,所以大出血时,对人体影响最大的是随着失血而丢失的效能,而效能才是维持和保证机体正常运转的关键所在。而"补气"就是通过药物增强生命原物质之间的相互作用,使丢失的效能得到补充和恢复,效能充足了,机体的各种生命活动也就恢复了,而有形的血通过正常的造血器官的工作也可以得到逐渐的恢复和充盈。

血的生成与两个因素有着密切的关系:①脾胃的运化功能。脾胃是消化吸收饮食的重要器官,也是血液生成的物质来源,所以中医称之为"脾生血"。②气的充足程度。气所携带的效能是各脏器生理功能得以实现的基础,所以气充足是人体造血器官正常工作的前提条件。中医也说"气能生血",这也是中医在治疗血虚患者时运用补气方法的理论依据所在。

在这里还要提到的是,血充足与否是人各种精神活动能否正常进行的基础。血的亏损或运行失常会导致各种神志疾病,如失眠、健忘、烦躁、惊悸、昏迷、谵妄等。将人的神志活动和人体的物质成分紧密结合并加以研究,是中医对人体精神活动的创造性发现,并在精神类疾患的治疗中,通过对物质盈亏的调整以及物质状态的改变而达到治疗精神疾患的目的。

血之所以能周流全身,除了靠气的推动外,还在于其液态的物理特性,因此,水液是血中不可或缺的成分。其实,人体中不光是血的运行和水液有关,人体的细胞内外都充盈着液体,这些细胞内外的液体占到人体体重的 60%～70%,人的各种生理活动都离不开水液。比如细胞之间的物质交换需要水液作为介质;人要活动,各关节之间就不可避免地要发生摩擦,这就需要关节中存在润滑液,使摩擦尽可能减小到最低限度,以保证关节不因摩擦而过早损坏;人体在生理状态下分泌的胃液、肠液、胆汁、胰液、唾液、泪液等都含有大量的水分;人体的脏腑器官都需要水分来滋养才不至于干枯和萎缩;等等。实验证明,人在不进食光饮水的状态下可以维持7天生命,而在不能饮水的情况下,人的生命却只能维持3天,从这个例子我们不难看出,水是人体进行生命活动的基本物质之一。

中医将这些人体中正常存在的所有水液称为"津液"。其中,性质清稀,流动性较大,布散于体表、皮肤、肌肉、孔窍,并能渗注于血脉,起滋润作用的,称为"津",如细胞中所含的水分、汗液、泪液、血浆等。而性质较稠厚,流动性较小,灌注于骨节、脏腑、脑、骨髓等组织,起濡养、润滑作用的,称为"液",如关节间的滑液、组织器官分泌的黏液、髓液等。人体内津液的来源,不外乎饮食摄入的水分,这包括茶水、饮料、汤水等液态水饮中的水分,以及各种固态食物中所含有的水分。这些水分经过胃肠道的吸收,或转化为津或转化为液,成为保障机体正常生命活动的一种物质。津液对人体的作用主要就是滋润,另外,因为津液具有流动性,所以也是传递信息、供给养分的最佳载体。

中医对津液在体内的生成、输布、排泄过程有一个很有意思的认识,《内经》将这个过程描述为:

饮入于胃,游溢精气,上输于脾,脾气散精,上归于肺,通调水道,下输膀胱,水精四布,五经并行。

这段文字的意思就是,水饮进入胃后,通过脾的运化,使水中的精华物质上升到肺,肺再使水汽下降,通过水道,将津液输送到全身各个地方,并通过膀胱排出其中的糟粕。为什么说这个过程有意思呢?我们来看看自然界的水循环过程:陆地和江湖河海中的水分在太阳热力的蒸发作用下形成水汽上升,在高空遇冷后凝结为水,水积聚到一定的量后又形成雨,重新降落到地面,部分被植物吸收,部分则渗入地下,通过地下水的方式汇流到江河,如此循环往复,构成水汽的变化运动。原来如此! 中医学对津液循环过程的认识就是通过对自然现象的观察而推演至人体的,人体就是一个小天地,小天地中的各种变化自然是和大天地一致的,这就是中医的"天人合一"观。

　　从上面的过程不难看出,津液要完成对全身组织的灌溉和滋润,不光需要津液充足,而且津液在体内的上升和下降过程都要正常才行,这就给我们对干燥性疾病的治疗提供了新的思路和方法。在《金匮要略》中有两个治疗口渴的方子,我们来看一看:

　　其一:渴欲饮水不止者,文蛤散主之;
　　其二:渴欲饮水,水入则吐者,名曰水逆,五苓散主之。

　　中医认为,五脏和头部七窍之间有密切的关系(详见第七章),其中脾开窍于口,在五行中属土,所以口渴多是由于脾土缺乏津液的滋润。这就好比大地,需要得到雨水的滋润才不至于干裂。而雨水要下降到地面就离不开两个要素:一是高空要有一个寒冷的环境,这样才能使地面蒸腾到空中的水汽凝结为水滴;二是要有下降的"天气"。中医称之为"地气上升为云,天气下降为雨",这个下降的"天气"也是雨水能降落到地面的重要因素。有时我们看到天上乌云密布,但就是不下雨,这就是因为没有下降的"天气",气不往下降,雨也就落不下来。我们再来看津液在人体的输布过程。肺在人体脏腑中位置最高,就相当于高空的寒冷环境,如果肺部的"高寒"环境被破坏,那么上升的水汽就无法凝集成水珠,也就无法形成"雨"来灌溉脾土,这就会导致口渴。上面第一个方子"渴欲饮水不止者"讲的就是这种类型的口渴。口渴而饮水不止,是因为肺部有热,这个热破坏了肺部原先的"高寒"环境,使水汽无法形成雨露来灌溉脾土,只能通过不断饮水的方式来缓解脾土的干燥。为什么文蛤可以治疗这种类型的口渴呢?因为文蛤生于水底,具有水的寒凉特性,因此可以用来恢复肺部的"高寒"环境,从而使水汽可以凝集下降,并灌溉脾土,缓解口渴的症状。

"渴欲饮水,水入则吐者,名曰水逆,五苓散主之",这又是什么道理呢?这个方子和上个方子的主证的差别就在于一个是渴欲饮水不止,一个是渴欲饮水,水入即吐。"水入即吐"又说明了什么呢?吐是胃内物质向上运动的结果,水进入胃里,又反而吐出来,这说明了水在体内无法正常下降,水的这个下降过程有障碍了,那脾土自然也得不到滋润,这当然也会导致口渴。在这种类型的口渴中,肺部的高寒环境以及水汽的凝集过程并没有障碍,而只是在水汽下降的过程中出现了障碍,就好比天上虽然阴云密布,但没有下降的"天气",雨还是下不来,大地还是无法得到滋润,这时我们的治疗就应该以使水汽下降为重点。我们来看一下治疗这种口渴的主方"五苓散"。五苓散由猪苓、茯苓、泽泻、白术、桂枝等五味药组成,其中猪苓、茯苓、泽泻的作用就是利小便,小便一利,那水汽自然就往下走,水汽一往下走,脾土自然就能得到滋润,而口渴自然也就消失了。另外,白术、桂枝健脾降逆,可以协同猪苓、茯苓、泽泻起到使水汽下降而滋润脾土的作用,所以不去润燥而口渴自止。

元阴、元阳、气、血、津液构成了人体的基本物质,我们平时所说的虚证,正是这些基本物质的亏损消耗而引起生命活动衰退的结果。由于不同的物质对人体的作用是不同的,所以不同物质亏耗所表现出来的虚证,也都具有不同的特征,这都需要我们通过疾病的各种表现来加以判断和分析,并给予恰当的治疗。

既然人体存在阴阳气血以及津液这些基本物质,那么人体肯定要有一个储藏这些物质的地方,这个地方在哪里?我们将在下一章揭开这个谜底。

第七章
人体精气的仓库

五脏是藏"精气"的仓库

中医创造的"藏象"学说

五脏精气在体内的灌溉和凝聚

五脏精华的外现

五官是五脏和外界的信息交换站

神志是五脏精气的化生

元阴、元阳、气、血、津液构成了人体的基本物质,这些物质为人体的各种生理活动提供了能量和动力,人体要很好地使用和分配这些物质,就需要在体内有储藏场所,这就需要引入"五脏"的概念。所谓五脏,就是心、肝、脾、肺、肾五个脏器。为什么这五个脏器要叫"脏"?"脏"在古代写作"藏","藏"有两个含义,一是深藏在内的意思,二是储藏、蕴藏的意思。第一个意思好理解,深藏嘛,心、肝、脾、肺、肾自然都深藏在体内,我们无法从体表看到和触摸到。那么"储藏、蕴藏"又怎理解呢？《内经》上称五脏"藏精气而不泻，故满而不能实"。什么是"精气"？"精气"就是元阴、元阳、气、血、津液等人体物质的精华。原来，五脏储藏的就是元阴、元阳、气、血、津液等人体基本物质的精华，是人体五个藏精气的仓库！

五脏储藏精气对人的生理活动有什么作用呢？我们来看看自然界的现象。中国有五大淡水湖，分别是鄱阳湖、洞庭湖、太湖、洪泽湖、巢湖，这五个淡水湖可起到蓄水和调节的作用。在雨水多时通过河流将水储存到湖中，干旱时又将水补给到河道中，从而在不同的气候环境下尽可能保持河流水位的平衡，使之既不泛滥而成为涝灾，也不干涸而成为旱灾。如今旱涝频发，与当初填湖造田导致湖泊蓄水调节功能下降不无关系。人要完成复杂的生命活动，也需要合理分配、储藏、调节、使用生命活动所需要的各种物质和能量，人体的五脏，就好比五个淡水湖，起到了储藏和调节人体精华物质、维持人体正常生理活动的作用，这就是五脏的本质所在！那什么又叫"满而不能实"呢？元阴、元阳、气、血、津液这些人体的基本物质在五脏中得以储藏，并不是以具态物质存在，而是以其精华形式(也就是某种能量形式)存在，所以称其为"满而不能实"。好比一个瓶子，可以使其充满气体，但因为气体并非具态的物体，所以不能使瓶子填实。五脏所藏精气不同，在生命活动中所发挥的作用也就不同，下面我们就逐一来探讨五脏的功能。

在讲脏腑之前，首先要建立一个概念，那就是中医所称的脏腑并不等同于西医学解剖意义上的脏器。在日常的医疗过程中常会遇到这样的事，对腰膝酸软、小便频数的患者，我们会说他是"肾虚"，而患者往往很难理解什么叫"肾虚"。好端端的肾怎么会虚呢？或是将肾虚理解为肾脏有毛病，从而引起不必要的担心，这都是因为误解了中医脏腑的概念所致。在中医上，一脏一腑都是人体某一功能的集合体，也就是说，中医是把人体某一系统的功能综合在一起，将其命名为某一脏或是某一腑，而不是单一解剖学上的脏腑。中医上的一个脏腑就相当于西医的一个系统,而一个系统功能的完成需要很多物质作为基础,中医就将这些完成这一功能的物质看作是脏腑中所蕴涵的"精气"。就拿上面的"肾虚"来讲,它其实指的是完成"肾"这个系统的功能所需要的物质不足,也就是"肾"所藏的精气不足,而并不是肾脏本身的疾病。因此,我们在认识和理解中医脏腑时,要抛开西医解剖学上脏腑的概念,建立起一个中医的脏腑概念。

脏腑是人体完成各种生理活动的核心器官,脏腑功能一旦失调,轻则致病,重则导致死亡。因此,研究和探究五脏六腑在人体中的作用,以及疾病状态下所出现的症状,是医学中不可忽略的部分。但五脏六腑深藏在体内,古代又没有现代的 B 超、X 光、CT、核磁共振等先进的仪器设备,如何探究体内脏腑的功能和病理变化呢?脏腑虽然深藏在体内,但脏腑在体内并不是独立存在,而是通过血管、神经以及各种物质和全身有着密切的联系,因此,脏腑功能的各种状态都会通过一定的方式和部位在人体的外部得到体现。中医学就是通过对脏腑与整体之间关系的研究和探索,创造了独特的"藏(音"葬")象"学说。所谓"藏象",就是"藏之于内而象之于外"的意思,也就是说,机体五脏六腑虽然藏在体内,无法被看到和触摸到,但它们的生理功能及病理变化均可以在体外表现出来而被观察和了解到,因而我们就能利用观察、了解到的体外的变化来推断体内五脏六腑的病变情况。

藏象学说指明了中医学的研究思路和方向(从机体的外在表现推断体内脏腑功能的变化),成为中医学理论的立足点,有了它,中医的望、闻、问、切就有了可靠而客观的依据,中医对疾病的认识和治疗才有了正确而科学的途径。而当了解和认识了"藏象"这种研究生命奥秘的方法之后,我们才不再会觉得中医"玄不可及",才不会因为中医不借助仪器的检查而指责中医"不科学"。中国古代医家通过医学实践给我们留下了这份珍贵的医学遗产,其科学性可谓烛照千古,在"藏象"理论的指导下,中医脱离了对脏腑单一而微观的研究道路,走上了一条将脏腑和整体相关联的整体研究道路,使得我们对脏腑的着眼点放到全身,而不仅限于脏腑本身,从而对疾病有了一个更高和更全面的认识。下面我们就具体来谈人体内这五个藏精气的仓库——五脏。

心脏,是人体唯一一个能不受意念控制而自主搏动的脏器,正因为其独一无二,所以,中医学赋予心在人体中的地位是很高的,中医称它为"君主之官"。心所藏的精气是什么呢?中医称其为"神"。什么是"神"?"神"不是人体元阴、元阳、气、血、津液等基本物质的任意一种,而是它们的综合、集中反映,也就是说"神"是包含有人体元阴、元阳、气、血、津液所有物质信息的一种精气。正因为心所藏之"神"的特殊性,也就决定了心在人体中地位的特殊性,它对人体各脏器和各物质就具有了统领和主宰作用,所以被称为"君主"。心通过自身的搏动和血管构成的闭合回路将血液源源不断地输送到全身各处,外达肌肤腠理,内至脏腑筋骨,无处不到,提供给各组织器官活动所需的养分,并带走其活动所产生的代谢产物。可以说,心的功能旺盛则全身组织器官得到的营养就充足,反之,全身组织器官就会因营养不足而功能减退,甚至衰竭。心在血液循环中的这个动力作用,中医称为"心主血脉","主",就是主持、主宰的意思。

除了对血脉的作用外,心还有一个重要功能,那就是"心主神志"。现代医学认为,神志(也就是人的意识活动)是大脑的功能,中医为什么称"心主神志"呢?我们知道,人体任何组织器官的活动都需要营养的物质支持,而大脑更是人体血流量最大的器官,大量的血液所携带的氧气是大脑正常运转的物质基础,而心脏正是保证大脑血液供应的原动力所在。心的功能强盛,则神志活动就能得到充足的物质保证,心的功能衰弱,则神志活动就无法得到正常的营养支持。更重要的是,任何意识活动,都有赖于一定的物质基础,而心所藏的"神"是人体基本物质的精华所聚,"神"无疑是人的意识活动的重要物质基础,所以心主神志理论的提出,使我们对精神活动有了更深层次的理解,那就是精神与物质之间的联系。在现实生活中,当我们精神紧张、思虑过度或受到惊吓时,往往会出现心慌不宁甚至悸动不安的情况,有时还会有失眠、多梦等症状的出现,西医学认为这些症状的发生都是植物神经功能紊乱的一种表现,但却缺乏很好的治疗方法。中医从心所藏"神"对意识活动的重要性这个角度出发,认为这些植物神经功能紊乱的发生,是心所藏"神"不足所致,从而运用补养心气的方法来治疗心慌、失眠、多梦,在临床上取得很好的疗效。

　　心是人体中的"君主",但和一个国家一样,人体光靠心这个"君主"是不能完成复杂的生命活动的,那就要求其他的器官来辅佐心,共同完成复杂的生命活动。这个辅佐作用通过肺和肝来完成。肺,中医称为"相傅之官","相傅"就是辅助的意思,也就是相当于现在的总理,内外国事都要操心。那么,肺是通过什么方式来辅助心这个"君主"来完成人体的"内外国事"呢?肺在中医上又称为"华盖"。华盖是古代皇帝头顶打的黄伞,肺在人体脏腑中位置最高,左肺又是覆盖于心脏上方,起到了保护和遮盖心脏的作用,所以古人称之为"华盖"。再来看肺的生理功能。提到肺,我们首先想到的肯定就是呼吸,通过肺的呼吸,人体排出代谢产生的二氧化碳,并且吸入空气中的氧气,通过肺部的血液循环(西医称为肺循环,也叫小循环),将氧气运输到全身各处,以供给全身组织器官利用,中医把肺的这个功能称为"肺朝百脉"。为什么叫"朝"呢?以前封建社会,诸侯、大臣进见天子称为"朝",这个"朝"的过程是怎样的?首先是各诸侯、大臣从四面八方会聚到朝廷,朝拜天子,然后大臣们各自将自己的想法上奏给皇帝,然后由皇帝根据大臣的意见,制定各种旨意,各大臣再把皇帝的旨意传达到地方,并具体付诸实施。我们再来看看肺和百脉的关系。百脉在肺汇聚,接着就和肺进行气体交换,也就是排出自身的二氧化碳,吸入肺中的氧气,交换完之后,再将氧气运输到全身各处,供给全身各组织、器官使用。肺循环的这个过程和诸侯"朝"天子的过程何等的相似!

肺的呼吸,除了气体交换之外是否还有其他作用呢?在呼吸过程中,除了物质的交换,肺还能直接和大气接触,而大气中除了各种物质成分,它还具有一种信息,那是综合了温度、湿度、气压等的信息,我们称之为"气"。这个"气"不同于常说的空气、气体的"气",也不同于前面讲的人体基本物质中的"气",它是指中国天象学中的一个概念。一年有四季,气候有着周期性的更替,从春到夏,从秋到冬,事实上天气每日都有着不同的变化。中国古代天文学认为,每过五日,气候就会有一个明显的质变过程,这个气候中最小的变更单位,中医称为"候"。而"气"呢?中医称"三候为一气"。三候就是十五天,因此"气"就是每过十五天气候出现的实质性的变化。十五天一个变化,一年就是二十四个"气",这就是我们熟悉的二十四节气!

肺和大气直接接触,当然是最直接感受到节气变化的脏器,可以说,肺好比是一个气候的接受仪,能敏锐地感知节气的变化,并根据变化调节自身的生理功能,使人体能适应各种气候环境。肺对节气的感知和适应能力决定了肺的另外一个重要功能,那就是"主治节"。关节炎患者可能都会有这样的体会,那就是每逢节气,关节就会出现明显的酸痛症状。既然节气的变化和人体的关节有着密切联系,而肺又是人体感知节气变化、调节自身状态的器官,那么,肺对人体关节也就相应具有治理作用,这就是中医所称的"主治节"。讲到这里还没提到肺所藏的精气是什么,别急,我们马上就来探讨这个问题。前面已经提到,肺在脏腑中位置最高,这就使得肺还具有另一个作用,这就是在上一章中提到的肺在体内津液输布中的作用。我们再来重温一下《内经》关于津液在体内的输布过程:

饮入于胃,游溢精气,上输于脾,脾气散精,上归于肺,通调水道,下输膀胱,水精四布,五经并行。

　　水通过脾胃的消化吸收,其精华部分最终是"上归于肺"。原来肺中所藏的精气就是津液的精华之气,通过肺对津液的储藏和释放,以灌溉人体的各组织、器官,所以中医又称肺为"水之上源"。我们把肺的这个储藏功能和自然界一对照,就更容易理解和接受。河水是高山冰雪融化流入河道所致。冰雪就是水凝聚而成的精华,高山就具有储藏水的精华的功能。这么一比较,肺和高山具有多么类似的作用和地位啊。这就是中医对生命科学的探究方法,用自然界的客观规律探讨人体生命奥秘的方法。

　　下面我们来看心的另一个助手——肝。中医称肝为"将军之官,谋虑出焉"。将军的职责当然就是要保证国家的内在安定,而要很好地完成这个职责,就需要采取各种手段和谋略来协调各方的关系,肝在人体内就扮演着这个"将军"的角色,对全身各脏器之间起着疏导和协调的作用。在肝的疏导和协调下,人体各脏器才能协调运转,而不至于各自为政。肝的疏导和协调作用,从"肝"字的构成我们也可以看出。左边形旁是月,表示肝的质地是肉质的;右边声旁是干,有冒犯、干预的意思,也就表明肝脏的特性就在于干预、协调体内其他脏器的功能活动,中医学将肝的这个特性称为"肝主疏泄"。"疏"是疏导,那么"泄"呢?很多中医书上将"泄"解释为"发泄",这样的解释我觉得还不够准确和贴切。心情郁闷得到发泄之后的感觉是什么?我觉得这个"泄"字解释为舒畅、畅快更为符合肝的特性。肝的疏泄作用不但表现在对脏腑的疏导和调节上,更表现在使情绪舒畅、畅快上。我们平时把生气称为"动肝火",这就是肝对情绪的舒畅作用失调而导致。

　　那么,肝为什么会具有"疏泄"作用呢?肝又是靠什么来完成"疏泄"呢?这就要归功于肝所藏的物质——血。有了这个"血",肝就具有了疏导脏腑、舒畅情绪的资本和能力。为什么血有这么大的作用?前面说过,血是人体一切脏腑组织进行生理活动的物质基础,同样也是人类精神意识活动的能量提供者,所以血对人体脏腑组织和精神活动的重要性就不言而喻了。日常生活中当两个人产生纠纷时，最好的解决办法是什么？当然是使纠纷双方都得到利益的满足。对脏腑来说，最大的利益莫过于对血的需求，肝正是通过对所藏的血的调节和分配，来起到对各脏腑的疏导、协调作用，并达到舒畅情绪的目的。肝对血的储藏、分配作用，一则可以调节人体在各种状态下各脏腑对血的不同需求，不至于在剧烈活动、情绪激动等需血量增加的情况下，各脏腑因争夺血而发生"冲突"；二则可以保证人体进行精神活动所必需的血液支持，避免因缺血而导致精神活动受到抑制而出现情绪抑郁、心情不舒等疾病。

肝在中医上还有一个很重要的作用——"罢极之本"。现在大多数的中医书把"罢极"解释为"疲劳到极点"，我认为有失偏颇。"罢"有两个含义：一是停止、休止的意思，二是可以通"疲"字，有疲乏、劳累的意思。这里的"罢"应该取哪一种解释呢？我们放一放，先来看一下"极"的意思。"极"就是"极点"的极，我们说"物极必反"，这个"极"就是物质状态发生根本转变的一个临界点。比如说月满月亏，月亮到了最圆（望）之后又要逐渐变缺，等到了完全看不到（朔）之时，又会逐渐丰满，直到恢复为圆形。这个过程中朔和望可以看作是月亮变化的两个"极"，物质到了"极"的状态就会向相反的方向发展。

知道了"极"的含义再来看"罢极"。把它解释为"疲劳到极点"显然无法令人信服，而把"罢极"翻译为"一个状态发展到极点之后向另一个状态发展"更为贴切。我们知道，人体生活在自然环境之中，其生理变化要随时和自然保持协调和适应，这样人体才会健康。如春夏气温升高，人体就会通过血管扩张、肌肉松弛、汗腺分泌增加来适应外界的温热环境；秋冬气温降低，人体就会通过血管收缩、肌肉紧张、汗腺分泌减少来适应外界的寒冷环境。人体如何来实现与自然的"同步"呢？上面我们讲到肺通过对自然界"气"的变化的感知来调节人体，但"气"的变化是细微的，十五天就是一个"气"，因此可以把"气"看作是外界环境的量变,当"气"的量变积累到一定程度,那就会导致质变。这个量变到质变的临界点,我们是不是也可以把它看作是一个"极"？比如说春天气温转暖,温热的"气"逐渐积累,到夏季达到极点,然后开始向反方向发展,在秋季气温开始变冷,寒冷的"气"逐渐积累,到冬季达到极点,然后又向温热发展,如此反复循环,形成一年的四季。其中冬春之交和夏秋之交可以说是气候的质变的临界点,也就是"极",到了"极",气候就会向一个完全相反的方向发展。

人体怎么来感知"极",并使自身也出现和自然相适应的反方向变化呢？这就要靠肝脏。也就是说,人体阳气随着四季更替会出现生发、旺盛、收敛、潜藏的过程,其中由旺盛转到收敛,从潜藏转向生发,这是人体阳气变化的两个"极"。这个"极"的变化,就是由肝来掌控。所以中医说肝为"罢极之本"。可以打个比方,收听广播往往要先调到一个大致的波段(粗调),然后再进行细微的调整,以达到最佳的收听效果(微调)。肝就相当于粗调,它把握人体在自然环境发生"极变"时内在状态的变化,而肺则相当于微调,它使人体随时和气候的量变相适应。有了肺和肝的作用,人体就实现了和自然的息息相通。

前段时间,一患者向我询问有关身体状况的问题。把完他的脉,我说你的脉象右脉细弦,左关脉沉弱(有关脉象的详细机理和意义可参阅第十六章),右脉主气,细就说明气不足,弦则说明气不畅；左关脉主肝,沉弱则说明肝的功能不足,所以我认为你可能会有消化能力差、胃脘胀痛、食欲不振、大便稀溏、容易疲劳、容易感冒等症状,特别是冬春之交和夏秋之交这些症状更容易出现和发生。患者听完,感到非常惊讶,他说,我都没说你怎么知道的？去年9月和今年2月我是得了两次非常严重的感冒,自觉胃口、精神都受到很大的影响,你太厉害了。我说,这就是肝为"罢极之本"的道理。

人体各种生理功能的实现,需要充足的物质作为基础,而人体各种物质都来源于饮食。这就要求人体有一个脏器能将摄入的饮食转化为人体所能利用的物质，这就是脾，中医称之为"仓廪之官"，意思就是掌管粮食的脏器。这里要说明的是，中医的脾和西医解剖学意义上的脾脏有很大的差别，西医的脾脏只是一个造血器官，而中医的脾则是综合了人体所有消化功能的一个总称。胃和小肠是饮食消化吸收的主要场所，但饮食的消化、吸收，除了胃的磨碎食物作用外，更多地要依赖胆汁、胰液、胃液等消化液对食物的分解和利用。因此饮食的消化是一个系统的功能，这个系统的各组成部分之间是协同工作、密不可分的，中医学就是将这些协同完成同一功能的物质和器官进行归纳，综合为一个整体来研究，这也是中医在脏腑研究中的主导思想和方法。可以这么来理解中医意义上的脾：胃和小肠是人体消化和吸收饮食的主要场所，但胃和小肠消化和吸收饮食的动力却要脾来提供。人体摄入的饮食（包括水饮和食物）通过脾的作用，可以转化为两大类：一类是可以吸收利用的精微物质，另一类是无用的糟粕物质。其中的精微物质被人体吸收并加以利用，而糟粕物质通过各种途径仍旧排出体外，中医称脾的这个功能为"运化"。当脾的运化功能减弱时，摄入的水饮和食物就不能转化为人体可以利用的物质，反而停留在体内，形成各种病理产物，影响人体的营养吸收和糟粕排泄，从而导致各种疾病的发生。如食物内停就会出现消化不良、脘腹饱胀、食欲不振、完谷不化（指大便中夹杂有未消化食物）等症状，水饮内停则会导致肢体浮肿、呕逆清水、舌苔厚腻等一系列症状，对这一类疾病，我们就可以采用健脾助运的方法来治疗。

脾在完成对饮食的运化之后，还要把形成的精微物质输送到心和肺，通过心肺的"主血脉""朝百脉"作用将这些精微物质输送到全身，以供各组织器官利用。中医将脾的这个上输精微物质的作用称为"脾主升清"，"清"指的是"清气"，也就是饮食经过消化而形成的精微物质。脾的运化和升清作用都有赖于脾所藏的物质——气。前面一章已经讲了，气是人体生命原物质之间相互作用而产生的一种运动，通过气的运动,脾才能将外界的各种饮食转化为人体所需要和能利用的各种物质,也只有通过气的运动,脾才具有了将饮食中吸收转化来的精微物质向全身传递的动力。也是因为气具有固摄血液的作用,藏气的器官——脾也就具有了对血液的统摄作用,所以中医称"脾统血"。

气、血、津液都找到安家的地方了,现在就剩下元阴和元阳这两种物质了。前面已经讲了,元阴和元阳是生命的原物质,它是生命孕育、生长的最初始物质,它们之间的相互作用才使得人体生长发育、繁衍生息,因此,这两种物质是密不可分的。那么它们藏在哪里呢? 这就是肾。由于肾所藏的元阴与元阳是生命的原物质,是一切生命活动的源泉所在,所以中医把肾称为"先天之本"。正因为如此,人的生长、发育、繁衍的正常进行,就和肾有了密切的关系。我们来看看中医经典《内经》中有关肾和人体生长、发育、衰老的关系:

女子七岁,肾气盛,齿更发长;二七而天癸至,任脉通,太冲脉盛,月事以时下,故有子;三七肾气平均,故真牙生而长极;四七筋骨坚,发长极,身体盛壮;五七阳明脉衰,面始焦,发始堕;六七三阳脉衰于上,面皆焦,发始白;七七任脉虚,太冲脉衰少,天癸竭,地道不通,故形坏而无子也。丈夫八岁,肾气实,发长齿更;二八肾气盛,天癸至,精气溢写,阴阳和,故能有子;三八肾气平均,筋骨劲强,故真牙生而长极;四八筋骨隆盛,肌肉满壮;五八肾气衰,发堕齿槁;六八阳气衰竭于上,面焦,发鬓颁白;七八肝气衰,筋不能动,天癸竭,精少,肾藏衰,形体皆极;八八则齿发去。

从这段文字中不难看出,"肾气"是人体生长、发育、强壮、衰老的关键,而这个"肾气"就是元阴和元阳,在中医上,又将它们合称为"精"。人从出生到成人再逐步走向衰老,肾气也经历着由实而盛、由盛而衰的变化,可以这么说,人的一生就是体内肾气盛衰变化的结果。肾气盛则人体生长、发育、强壮,肾气衰则人体衰老、羸弱,肾气竭则人体走向死亡。讲到这里,前面讲的"肾虚"就很好理解了,"肾虚"就是肾中储藏的元阴、元阳亏损和不足,其中元阴亏损我们称为"肾阴虚",而元阳亏损我们称为"肾阳虚"。元阴和元阳的不足,又会导致人体的生长、发育、繁殖功能下降和减弱,从而出现各种疾病状态。

在"肾气"的盛衰变化的过程中,由于元阴和元阳的相互作用,又会产生一种特殊的物质,中医称其为"天癸"。什么是"天癸"?"天癸"有什么用?从上面的论述中可以看到,"天癸"对女子的"月事时下""有子",对男子的"精气溢泻""有子"有着重要作用,翻译成现代用语就是和女子的月经来潮、受孕,与男子的初次遗精、生育有直接关系。原来,"天癸"是一种促进人体性功能发育成熟的物质,在女子十四(二七)岁、男子十六(二八)岁时出现。"天癸"的出现,使人体的性腺组织发育成熟,为生育繁衍作好准备。而到了女子四十九(七七)岁,男子五十六(七八)岁,随着元阴与元阳的消耗以及它们之间相互作用的减弱,"天癸"就会逐渐衰竭,而这时人的生育繁殖能力也会逐渐下降和丧失。元阴与元阳是贯穿人一生的生命物质,那么对我们来说,了解它们在体内的充足程度以及它们之间相互作用的旺盛程度,意义就非同寻常了。

再回头看一遍上面《内经》关于人体内"肾气"变化过程的阐述,我们不难发现,人体有三样东西和"肾气"的盛衰有着密切的关系,那就是骨骼、牙齿、头发。因此,通过对这三种组织的观察,就可以了解体内元阴、元阳的充足程度和作用强度。如果骨骼坚硬、牙齿坚固、头发乌黑光泽,那就是肾中精气旺盛的表现,而骨骼松脆、牙齿动摇、头发枯槁花白,那肯定是肾中精气衰败的表现。为什么骨骼、牙齿、头发可以作为肾中精气是否旺盛的观察点?心、肝、脾、肺四脏所蕴藏的精气是否也有类似的外在"哨点"?

要回答这两个问题,我们需要回顾一下元阴、元阳、气、血、津液五种精气作用的共同点。湖泊储水,可以灌溉庄稼树木、滋养大地,那么五脏所藏精气自然就是滋养人体组织,而不同脏腑所藏的精气滋养的组织是不一样的,这就使得五脏和五种机体组织发生联系,中医将其称为"五脏在体"。具体来讲,心在体为脉,肝在体为筋,脾在体为肉,肺在体为皮,肾在体为骨。也就是说,心所藏精气主要滋养的是脉管,肝所藏精气主要滋养的是筋经,脾所藏精气主要滋养的是肌肉,肺所藏精气主要滋养的是皮肤,肾所藏精气主要滋养的是骨骼。而牙齿作为骨骼的一种延伸,当然也成为了肾所藏精气滋养的对象。

在清朝医家陈士铎的《石室秘录》中记载了这样一个长齿的方法:

> 雄鼠脊骨全副,余骨不用,尾也不用,头也不用……新瓦上焙干为末,不可烧焦,乘其生气也,用一瓷瓶盛之。每日五更时,不可出声,将此药轻擦无牙之处,三十六擦,药任其咽下,不可用水漱口,一月如是。日间午间擦之更佳。

鼠在十二生肖中称为"子鼠",而"子"在方位上又属于北方,属水,这表明鼠是秉受"肾气"最足的动物。这点可以从老鼠极其旺盛的繁殖能力(肾主生殖和发育)上得到印证。而脊骨又是老鼠的肾气最为集中的地方(肾主骨和脊髓),用它来长牙,其中蕴涵的深意非常值得我们玩味。不要小看古人这种对生命与疾病的探索方式,很多现代医学认为不可思议的疾病,就是中医运用这种独特的思维方式解决的。这里面的道理,我们现在虽然还不是特别明白,但可以隐隐感到有一个天地造化的奥妙在召唤着我们,而中医正是揭开这个奥秘的一把钥匙,沿着古人指出的方向,我们必将在对生命与疾病的探索中取得新的突破和发现。

关于肾与骨骼的关系,在这里我还可以讲个小故事。我亲戚的女儿在跳舞时不慎摔了一跤,导致左手尺骨、桡骨骨折。当时做了尺骨、桡骨的切复内固定手术,但是术后骨折端一直没有骨痂生长,半年后西医诊断为"骨折后骨不愈合",认为需要重新再做植骨手术。这时我亲戚来向我咨询,问我植骨手术的效果怎样,这个手术值不值得做。我告诉他说,骨折后不愈合,说明机体本身的骨骼生长能力差,这个生长能力不是植骨所能解决和改善的,更何况植骨手术过程中骨骼的骨膜被剥离,这又会加重对骨骼生长能力的破坏,所以我认为手术效果肯定不会好,甚至会使情况更加恶化。对骨折不愈合的治疗,最正确的应该是改善和提高机体本身骨骼的生长能力。我亲戚又问,那怎么样才能改善人体的骨骼生长能力呢?我说,中医认为,骨骼的生长和肾中的精气有着密切的关系,骨骼生长能力不足,可以通过"补肾"的方法来治疗。我亲戚觉得有道理,采用了我的方法,结果用"补肾"类中药(杜仲、骨碎补、金毛狗脊、川断、鹿角胶、熟地、枸杞、山茱萸)连续治疗了 3 个月后,拍片显示骨折断端完全愈合。这也有力地证明了中医对人体物质和功能之间联系的探索方法是完全可取和正确的。

　　既然五脏精气所滋养的组织不同,那么不同组织的营养状态和功能盛衰就能反映出五脏精气是否充足、五脏功能是否强盛,所以对脉、筋、肉、皮、骨五种组织的观察可以使我们了解五脏精气的情况。而脉、筋、肉、皮、骨五种组织各自在体表有其精华聚集显现的地方。如脉在体表的精华显现是面部,因为面部是人体毛细血管最丰富的地方,面部的色泽可以反映出脉管弹性及脉管中血液的充盈程度。筋在体表的精华显现是"爪甲",中医称"爪为筋之余",也就是指人体的指(趾)甲是体内"筋"的延伸,所以指(趾)甲的光泽、平整与否就反映了"筋"的情况。肉在体表的精华显现是唇部,唇部是人体体表唯一没有皮肤覆盖的肌肉组织,所以也是肌肉营养状况的最佳反映。皮在体表的精华显现是毛,有句成语叫"皮之不存,毛将焉附",也就是说,毛是依附于皮而存在的,所以,毛的营养状况和精气之间的关系比之于皮来得更为灵敏。骨在体表的精华显现是头发,人年老时骨骼松脆,头发也随之变白,可见头发的荣枯和骨骼的强壮有着一定的关联。既然面、爪、唇、毛、发是脉、筋、肉、皮、骨在体表的精华显现,那么,这五处也同样是五脏精气的外在显现，所以中医称：

心，其华在面；肝，其华在爪；脾，其华在唇；肺，其华在毛；肾，其华在发。

既然五脏精气在体表有其精华显现的部位，那么，这些部位的色泽和形态的变化都可以反映五脏精气的变化，通过对这些变化的研究也就可以推断五脏精气的情况，这就是中医望诊的依据所在。

五脏所藏的精气为人体的各种生命活动提供了能量，精气在转换为能量的过程中会发生各种变化，而体内的五种体液（汗、泪、唾、涎、涕）就是五脏精气变化的结果。怎么理解体液和精气之间的关系？我们来举个简单的例子。水加热后会变成水蒸气，水蒸气中携带有大量的热能，而当水蒸气遇冷凝结为水滴时，便释放其所蕴涵的能量，而当能量释放后，水也重新由气态恢复到原来的液态形式。精气与体液之间的关系也可以用水蒸气与水之间的变化过程来理解，五脏精气在完成对机体组织的滋养后，随着其能量的释放，五脏精气也就转化为人的五种体液，中医称这五种体液和五脏之间的关系为"五脏在液"。具体来说，五脏和五液之间的关系分别是：心在液为汗，肝在液为泪，脾在液为涎，肺在液为涕，肾在液为唾。

讲到这里，问题又来了，心在液为汗还好理解，因为心中精气灌注于脉，而精气中能量释放，通过汗孔而外出为汗，但肝、脾、肺、肾和泪、涎、涕、唾之间的关系又是如何确定的呢？要解释这个问题，我们便要引入中医学的"五脏开窍"理论。

人生活在各种复杂的自然环境之中，人体的各种生理活动也和外界环境、气候等有着密切的关系，如夏天血管扩张、汗腺分泌增加，而冬天则血管收缩、汗腺分泌减少，人体也会随着四季的更替出现不同的生理变化以适应外界气候环境的变化。人体为什么会随着外界的变化而不断调节自身的生理状态呢？前面已经讲过了，人体自身的生理状态主要是受五脏精气的调节，那么，要使五脏精气和外界环境紧密联系起来，这就要求人体有和外界交换信息的器官，通过这些器官，使五脏能随时得到外界的信息，从而不断调整自身精气的释放和使用。这些和外界交换信息的器官就是舌、眼、口、鼻、耳五官，这五官和五脏之间的联系就是中医所称的"五脏开窍"。其中心开窍于舌，肝开窍于目，脾开窍于口，肺开窍于鼻，肾开窍于耳。

五脏开窍理论的提出，使五脏和外界之间有了交换信息的中转站，外界的各种变化可以通过五官将信息传递到五脏，而使五脏产生不同的生理变化。另外，五脏的功能状态也能通过五官反映出来，五官功能正常与否，取决于五脏精气是否充足。例如：舌的味觉功能减弱，是心中精气不足的表现；眼睛干涩、模糊是肝中精气不足的表现；鼻不闻香臭是肺中精气不足的表现；耳聋失聪是肾中精气不足的表现；等等。了解了五脏开窍，我们也就不难理解五脏和五液之间的联系了。

通过五脏的"在体""在液""在窍"，五脏和人体的皮、肉、脉、筋、骨五种组织，鼻、口、舌、目、耳五官七窍，涕、涎、汗、泪、唾五种体液联系成为五个以五脏为中心的系统。而这五体、五液以及五官的变化，均可以反映出五脏内在的机能的强盛情况和蕴藏物质的充盈程度，从而让我们了解到五脏的工作状态。

在这五体、五液、五官之外，五脏还和人体的情志变化有着密切的关系，这就是中医说的五脏"在志"。所谓"在志"，指的就是五脏和五种情志之间的联系。这五种情志分别是喜、怒、忧、思、恐，它们和五脏的对应关系是：心在志为喜，肝在志为怒，肺在志为忧，脾在志为思，肾在志为恐。

五脏为什么会和情志有关系？在"五脏开窍"中我们曾经讲到，五脏通过五官和外界交换信息，五脏根据外界信息的变化随时调整自身的功能状态以和外界相适应，情志变化就是外界信息导致人体产生的精神意识活动。这种精神意识活动，其实也是五脏在外界信息影响下对自身活动进行调节的结果，因此，我们可以认为，情志活动是五脏所藏精气的变化结果。

既然情志活动是五脏精气所化生，那么过度的情志活动势必对人体的五脏精气造成影响和损伤。我们往往会有这样的体会，在发怒或情绪不愉快时会感到两胁或肝区胀痛，在思虑过度的情况下会出现饮食不香、胃脘饱胀等症状，这些其实都是情志对五脏精气造成损伤所致。根据五脏和情志的对应关系，任何一种情志的过度刺激都会导致相应脏腑的损伤。具体来说，过喜则伤心，过怒则伤肝，过思则伤脾，过忧(悲)则伤肺，过恐则伤肾。反过来讲，由于喜、怒、忧、思、恐分别是五脏精气所化生，所以，五脏精气的充足程度也会影响人体情志的变化。如心中精气有余，则会喜笑不休；心中精气不足则会悲伤易哭、心神不宁、焦虑失眠。肝中精气有余，则会急躁易怒，甚则狂躁不安、打人毁物；肝中精气不足，则会情志抑郁、心情不舒。肺中精气不足则会出现多愁善感、忧愁难解，甚则悲伤不止。脾中精气不足，则易于多虑多疑。肾中精气不足，则多恐易惊。

情志变化和五脏精气的关系体现了情志活动对五脏的影响，也给我们提供了治疗情志疾病的新思路，那就是通过调节五脏精气的方法来治疗某些精神性疾病。将人的情志变化和五脏功能、体内精气紧密结合在一起，使人的情志活动不再以一种单独的精神意识活动而存在，这是中医对情志的独特的认识。通过这种认识，中医创造了多样而有效的情志类疾病的治疗方法。

第八章
情志与疾病

七情与五志

情志活动与五脏精气

情志内伤

情志相胜

五志过极都能化火

　　对外界信息能产生情志反应是人区别于其他动物的重要特征之一，不同的外界信息会使人产生不同的情志变化。如遇到开心的事会笑，遇到伤心的事会哭，遇到恐惧的事会害怕、紧张，等等，其中比较常见的情志变化有喜、怒、忧、思、悲、恐、惊这七种，中医将它们称为"七情"。七情中的悲和忧性质相似，恐与惊性质相似，所以中医又把七情进行归纳合并，最后形成喜、怒、忧、思、恐这五种最具有代表意义的情志变化，称之为"五志"。

　　在上一章里，我们已经探讨了情志和五脏精气的关系，了解到情志的变化往往是外界信息影响下五脏精气发生变化的结果,因此,情志是物质的,它是物质运动变化的产物,而影响情志变化的就是五脏精气。五脏是人体五个藏精气的仓库,五脏又通过五官和外界进行密切的联系和接触,外界的信息通过五官传递给五脏,五脏再根据外界的信息不断调整自身精气的储存和活动状态,使人体随时和外界相适应。在五脏的自身调整过程中,五脏所储藏的精气也在不断地发生运动和变化,这种精气的运动变化表现在内就是脏腑功能的改变,表现在外就是各种精神情志的反应。比如说,我们受到突然的惊吓,在出现心跳加快、肌肉收缩、汗腺分泌增加等脏腑变化的同时,也会产生惊恐的情志变化。所以,对情志的变化,我们可以看作是五脏精气在外界刺激下产生的与外界相适应的变化和活动。

中医在"整体—平衡"的研究思路指导下,在长期的临床观察和实践中发现,五志和五脏之间的对应关系是这样的:喜和心相关,怒和肝相关,忧和肺相关,思和脾相关,恐和肾相关。也就是说喜是心脏精气在外界刺激下的变化活动,怒是肝脏精气在外界刺激下的变化活动,忧是肺脏精气在外界刺激下的变化活动,思是脾脏精气在外界刺激下的变化活动,恐是肾脏精气在外界刺激下的变化活动,等等。这样,人的情志变化就和人体五脏精气有了直接关联,情志变化不再是一种单独存在的意识活动,而是人体内在物质在精神意识上的外在表达。这也让情志活动这种看不见、摸不着的精神意识领域的变化,可以通过体内五脏精气这个具体物质来具象化和物质化。我们既可以通过情志的变化来推测体内五脏精气的充足程度和活动状态,也可以通过调节五脏精气的方法来实现对情志的改变,而这无疑是中医学对情志疾病的卓越见解和发现。

既然五脏精气的运动变化产生了喜、怒、忧、思、恐等情志变化,那么情志变化也就必然要消耗五脏的精气。在正常的情志活动中,对五脏精气的消耗,机体可以通过自身的调节和补养加以恢复,所以对人体不会造成特别的伤害。但如果情志活动过于激烈或过于持久,对五脏精气的消耗就超过了人体自身调节的能力和范围,这就会导致五脏功能的失调而产生各种各样的疾病。根据上面五志和五脏的对应关系,我们很容易就可以知道,过喜就会损耗心脏精气,导致心脏功能失调;过怒就会损耗肝脏精气,导致肝脏功能失调;过思就会损耗脾脏精气,导致脾脏功能失调;过忧(悲)就会损耗肺脏精气,导致肺脏功能失调;过恐就会损耗肾脏精气,导致肾脏功能失调;等等。因为过激或过久的情志活动所损伤的是五脏的精气,所以,在导致五脏功能失调的同时,也会导致体内精气的运动状态受到影响和破坏,出现各种病理现象。具体来讲,情志对五脏精气运动状态的影响有以下几种情况:

怒则气上。我们都会有这样的经历,在大怒或极度生气时,人会有头晕脑胀、头重脚轻的感觉,甚至有很多因发怒导致脑溢血而死亡的实例,这就是怒则气上的含义。

喜则气缓(涣)。正常情况下,喜是对身体有益的一种情志活动,也可以称其为"良性情志",它能起到缓解精神紧张、舒畅情绪的作用。但是喜乐过度或是暴喜则会导致心气涣散、神不守舍、精神不集中、失神狂乱,甚至神气消亡而死亡。在《说岳全传》中,牛皋因生擒了金兀术而过度兴奋,最后大笑而亡,正是暴喜过度导致心气耗竭的悲剧。

悲则气消。悲哀可以使人的精气耗散,所以在悲哀情绪过后,人往往会觉得软弱乏力、精神疲惫。

思则气结。思为脾中精气的运动变化所生,过度思虑会损伤脾中精气。而脾中精气最主要的功能则是对饮食的运化,所以过思常会导致人体的消化吸收功能的下降,出现胃脘胀闷、纳食不香、嗳腐吞酸等胃肠动力迟滞的症状,中医称这种迟滞为"气结"。

惊则气乱。在受到惊吓时,我们会出现心悸心慌、心神不定、惊慌失措等反应,这就是"惊"这种情志刺激导致体内气机紊乱的结果。

恐则气下。在电影或电视中,我们常会见到一个人因极度恐惧而出现大小便失禁的场景，这就是因为恐导致气机下陷。

这些情志变化对人体脏腑以及精气运动状态造成的影响，中医也称为"七情内伤"。

过度的情志刺激导致的疾病，我们最熟悉的恐怕就是"范进中举"了。当屡试不中的范进得知自己中了举人的消息后，神志开始异常，旁人怎么也不能使他安静下来。就在大家束手无策的时候，有人请来了范进的丈人胡屠户。胡屠户是个杀猪的，范进平素最怕的就是这位丈人。他丈人来了之后二话不说，眼睛一瞪，随手给了范进一个耳光，受到惊吓，范进的神志也就恢复正常了。从这个故事中我们也可以看出，不同的情志之间也有着一定的关联，一种情志会对另外一种情志产生克制和制约作用，这在中医上称为"情志相胜"。

情志之间存在着这种"相胜"关系还得从情志和五脏精气的关系谈起。前面我们讲到的五脏之间的相克关系，那就是心克肺、肺克肝、肝克脾、脾克肾、肾克心。所谓克，也就是克制和制约的意思，五脏相克，也是指五脏之间的相互制约关系。五脏的相克使五脏成为一个互相制约的整体。而情志活动作为五脏精气活动的结果，自然也受到五脏相互制约关系的影响，这就产生了情志之间的相互制约关系，这在中医上称为"情志相胜"。

根据五脏相克的关系，对应到情志上就是：喜胜忧（悲）、忧（悲）胜怒，怒胜思，思胜恐，恐胜喜。"范进中举"故事中所用的方法正是"情志相胜"中的"恐胜喜"，利用他对丈人的恐惧心理来治疗他因过喜而造成的神志失常，从而使神志恢复正常。

"情志相胜"理论的提出，给情志疾病的治疗提供了更多的方法。在中国金元时期，就有一位擅长用情志相胜理论治疗情志疾病的医生，他被后世称为"攻邪学派"的创始人。张从正，字子和，号戴人，约生活在1156～1228年。临床治病中，他对"汗""吐""下"三法的运用具有独到见解，并积累了丰富的经验，对中医学的"祛邪学说"的发展作出了不可磨灭的贡献。此外,他对中医的情志相胜理论也多有发挥,善于运用以情治情的治疗方法,巧妙地治愈情志因素导致的疾病。对中医的情志相胜理论,他有着更深入的阐述和发挥,他认为:

> 悲可以治怒,以怆恻苦楚之言感之;喜可以治悲,以谑浪亵狎之言娱之;恐可以治喜,以恐惧死亡之言怖之;怒可以治思,以污辱欺罔之言触之;思可以治恐,以虑彼志此之言夺之。凡此五者,必诡诈谲怪无所不至,然后可以动人耳目,易人听视。

下面我们就来看几个有关他治病的小故事,从中也可以得到很多对情志疾病治疗的启发。

当时的息城司侯听说父亲死于强盗之手,过度悲伤,大哭了一场之后就觉得心下疼痛,疼痛一天比一天严重,并逐渐形成结块。一个月后,结块有一个杯子般大小,形状就像倒放在桌子上的杯子,疼痛难忍,多方用药,都没什么效果,最后请张从正来诊治。张从正问清了起病的原因之后,想了个治疗的办法。他从巫师那里借来道具,扮起巫师来,一手持桃木剑,一手拿着朱砂画的符纸,并且在口中念念有词:“天灵灵,地灵灵,太上老君速速如律令……”患者看到他这个架势,忍不住开怀大笑,过了两天,心下的硬结就渐渐散开,疾病痊愈。后来,患者问他,为什么没吃药病就好了。张从正告诉患者,这就是《内经》上说的“喜胜悲”这种情志治疗方法。因为喜是心脏精气的变化活动,心在五行中属火,而悲是肺脏精气变化活动的结果,肺属金,火能克金,所以,喜悦情绪能克制悲忧的情绪,从而达到治愈疾病的目的。

第二个故事讲的是一个过度思虑导致失眠的患者。这是一个富家的妇人,平时就多思,两年来都无法入睡,吃了很多的安神药都没有疗效。她丈夫听人说张从正很擅长治疗这类疾病,于是就请张从正前来给妻子诊治。张从正问了起病的原因,并把了脉,悄悄对患者的丈夫说，要治好你妻子的病，还需要你的配合。丈夫问，要我怎样配合呢？张从正说，我要想办法使你妻子发怒，你只要照我说的办就行了。说完，他大声对妇人说，要五十两银子做诊金，还要好酒好菜招待我吃上三天，我才能给你治病。说完向患者丈夫使了个眼色，丈夫连声说好。在接下来几天里，张从正只管喝酒吃菜、聊天取乐，丝毫不谈论妇人疾病的治疗，妇人的丈夫也和张从正一起喝酒聊天，似乎也忘了还有他妻子在等着治疗。如此吃喝了三天后，张从正也没给妇人看病，拿了五十两的诊金就不辞而别了。那妇人看张从正吃喝了三天，不但没给自己治病，还拿走了五十两银子，自己的丈夫好像还一点事都没有，根本不再提治病的事，不由得勃然大怒，大骂起张从正和自己的丈夫来。骂了一通后她感到疲乏了，竟然沉沉睡去。这一睡就睡了七八天。妇人的丈夫还有些担心，但张从正给患者查看过后说，你放心，没事，病人脉象和缓，让她自然醒来病就好了。患者醒来后，困扰她两年之久的失眠症就好了。这时丈夫才告诉他妻子，是张从正要故意让她生气，通过"怒胜思"这种方法来治疗她因过思而导致的失眠症。妇人这才连忙向张从正致谢，张从正也笑着说，以后还要注意不要过度思虑，否则病情还会反复，说完就奉还了先前拿的五十两银子，又嘱咐了一些日常注意事项就离去了。

还有一个故事则说张从正在运用"情志相胜"法治疗情志疾病的同时，他还别出心裁，创造出独特而有效的以情治情的方法。

一个妇人，在旅途中遇到有强盗来客栈抢劫，并且还火烧客栈，妇人因此受到很大的惊吓。回到家后，她只要听到声响就会害怕，甚至失去知觉。因为妇人的疾病，家里的佣人们走路都得小心翼翼，生怕弄出声响惊吓到这个女主人。家里为她请了当地的很多名医，医生都认为是心神不宁所致，于是用定志丸、珍珠、人参、朱砂等药物治疗，但治疗了一年多都没有见效。这时，病家邀请张从正前来治病。张从正了解了患者的发病过程后说，这个病是因为惊恐而引起，要治疗，必须要先去掉患者惊恐的病因，这不是药物能取效的，而是要让患者逐渐对外界的响动和声音习以为常，习以为常了，见怪不怪，病就好了。

如何让病人对外界的声音习以为常而不感到惊怕呢？张从正让患妇坐在高高的椅子上，让两个侍女各抓住患妇的一只手，在妇人所坐的高椅前面正中放一个矮的木茶几，并叫那个妇人看着这个木茶几。这时，张从正拿起一个木锤猛地击打这个木几。妇人听到声音后又大惊失色，张从正于是对妇人说，你已经看到了，是我用木锤敲打茶几发出声音，这有什么好怕的呢？妇人闻听，觉得有理，恐惧心理稍稍减退。这时，张从正又说，我现在要用木杖来敲打门，你看这可不可怕。说着，便用木杖在门上击打了数下，妇人见状对声音的恐惧感又减少了几分。张从正见她对声音的恐惧感已经大大减轻，又叫人暗自击打妇人背后的窗户。第一次敲时，妇人还是有些惧怕，身子猛地一抖，但过了一会，看到自己并没有受到什么伤害，便慢慢平静下来。当第二次敲窗户的声音传来，妇人已经不害怕了，第三次再敲，那妇人竟笑出声来，对张从正说，是谁这么无聊，在我背后敲窗户玩。张从正这时也笑着说，恭喜夫人，你的病已经好了。患者家属还不放心，怕她只是暂时的好转，于是夜里派家丁在妇人房外击打门窗，从晚上一直到第二天清晨，妇人都没有被惊醒。病家问张从正，这是什么治法？张从正说，《内经》有句话叫"惊者平之"，"平"的意思有两种，一是使之平息，二是使之平常化。因为一个人对习以为常的东西是不会感到惊怕的，我的治疗就是让患者对外界的声音刺激逐渐习惯，从而解除她的害怕情绪。我把矮木几放在她面前，让她往下看的目的，是因为惊怕是神志上越的表现，而往下注视，则可以使神志内收，以平息她的惊怕情绪，因此能治愈患者对声音异常惊怕的疾病。

通过情志之间的制约关系，用一种情志活动来治疗另一种情志引起的疾病，这是中医学对情志疾病的创造发明。此外，将情志活动和人的五脏精气有机结合起来，也为情志活动的药物治疗提供了新的思路。根据五志和五脏精气的关系，我们就可以将各种情志疾病和五脏精气有余或不足直接挂钩，通过调节五脏精气的方法来治疗各种情志疾病。

如喜笑不休是心中精气有余的结果，可以通过泻心火来治疗；悲伤不已是肺中精气不足的表现，可以通过补肺气的方法来治疗；急躁易怒是肝中精气过旺的表现，可以通过泻肝火的方法来治疗；思虑难解是脾中精气不足的表现，可以通过健运脾土的方法来治疗；易受惊怕是肾中精气不足的表现，可以通过填精益肾的方法来治疗。我们再来看几个古人通过药物治疗情志疾病的例子。

张从正路过亳州时，遇到一个妇人，喜笑不止半年余，当地医生都束手无策。张从正将盐块烧红，冷却后研细，再用河水一大碗，同煎四五沸，等水温合适时，让病人饮下，并用钗探咽喉，使病人呕吐，吐出热痰五升，再用解毒汤（黄连、黄柏、黄芩、栀子）。患者服用数日后，喜笑渐渐停止，恢复正常。喜笑不止为心中精气有余，盐和解毒汤都是泻心火之药，通过一吐一泻而使心火得平、喜笑得止。

也有很多关于和张从正同为金元时期四大名医之一的朱丹溪治疗情志疾病的记载。如朱丹溪治疗一个妇人，年十九岁，平素多怒，性子急躁，有一天突然大叫一声而昏厥过去。家人急忙请朱丹溪来治疗，他认为，平素多怒而急躁，则表明肝气有余，今发作是因怒则气上，气血上冲头目而导致神昏不醒。于是用香附、川芎、甘草、童便、姜汁煎药，并吞服用青黛、人中白、香附研粉做成的药丸。一剂服下患者就渐渐苏醒，再用导痰汤加黄连、香附、生姜煎服，吞当归龙荟丸而治愈。怒而发厥是肝气有余，气火上冲所致，所以朱丹溪用香附、川芎、青黛、童便、当归龙荟丸等清肝火之药使患者怒止神复，而疾病得以治愈。

宋代时一个妇人无故悲泣不止，家里人认为是鬼怪附身，请了很多的道士做法事，可是根本没什么效果，后来在别人的推荐下请名医许叔微前来诊治。许叔微说，这不是鬼怪所致，是肺气虚的缘故，治疗当以补益肺气的办法，肺气充足而悲戚自会停止。于是给处方用甘麦大枣汤（甘草、淮小麦、大枣），连服14帖而愈。有人问他，既然是肺气虚，为什么要用补脾药呢？许叔微答，这就是虚则补其母的道理呀。肺属金，脾属土，土能生金，所以补脾就能使肺气渐渐充足（可以参阅第三章中有关内容），从而治愈患者的悲泣不止的疾病。

从以上几则古代医家的医案中，我们可以看到，中医通过对五脏精气的补泻治疗了很多的情志疾病，而且疗效不错，中医这种将五脏精气和神志变化紧密联系起来的研究思路和方法，无疑是正确而科学的。而且从上面的医案也不难看出，情志疾病多为妇女所好发，这和古代妇女的地位低下，往往容易产生郁闷、多愁善感等情绪有一定的关系，再加上妇人自身月经的周期性变化，也容易对情绪造成一定的影响，这也是妇女情志疾病的发病率远远高于男子的原因之一。

上面讲到的喜、怒、忧、思、恐五志除了会影响到五脏的精气和功能，当这五种情志变化到了一定程度时，还会出现质的变化，从而成为一种"内火"，对人的全身的平衡造成影响和破坏，导致五脏机能失调，从而产生各种疾病，这就是中医所说的"五志过极皆化火"的理论。所谓内火，实际上是指各种因素导致的人体内在脏腑机能亢进而出现的病理状况，其中情志因素与"内火"的产生有着重要的关系。"内火"在临床上常见的症状有：面红目赤、心烦失眠、口渴喜冷饮、大便秘结、小便短赤、口舌生疮等。当"五志化火"的情况出现，我们的治疗也应该以泻火为主要的原则。

通过上面的介绍，我们了解到人的情志活动和五脏之间的精气存在着密切的关系，不同的情志活动，不但受到五脏精气的盈亏程度及其活动状态的影响，反过来也会影响到五脏精气的盈亏及其活动状态。而且，因为情志活动是五脏精气活动的结果，所以不同的情志之间也存在着相互克制和制约的作用。将情志与五脏精气这个物质基础紧密联系在一起，使情志活动不再是一种看不见摸不着的精神活动，而是一种可以判断、可以把握的物质的活动，这就使我们可以通过调节和补泻五脏精气的方法来治疗情志疾病。"情志相胜"这种独特的治疗方法，也丰富了我们治疗情志疾病的方法。

第九章
饮食的通道

什么是六腑

饮食进入人体的七道关隘

食物的通道——胃、大小肠

水饮的通道——三焦、膀胱

清净之府——胆

五脏与六腑的表里关系

脑与中风

"六腑"是胆、胃、小肠、大肠、膀胱、三焦这六个脏器的总称。为什么这六个脏器要称为"腑"呢？"腑"由两部分组成,形旁是"月",表明这是肉质的脏器;声旁是"府","府"就有宅第的意思,也就是房屋,房屋当然是有一个空间,可以住人,也可以储物。把胆、胃、小肠、大肠、膀胱、三焦这六个脏器和前面介绍的五脏(心、肝、脾、肺、肾)一比较,我们就知道五脏是五个实质性的脏器,而六腑是六个带空腔的脏器,所以称之为

"六腑"。六腑既然是六个有空腔的器官,那么,这个空腔用来放置什么东西呢?那就是饮食。

人体从母体中分娩出来后,就要靠饮食来提供自身生长发育、新陈代谢所需要的物质能量。饮食分为两大类,一是固态的食物,二是液态的水饮。这两类不同的物质,经过五脏中脾的运化,分为精微物质和糟粕物质两部分,精微物质被吸收入人体,为人体所利用,糟粕部分则通过不同的途径排出体外。而饮食从进入体内到排出体外总共要经过七个主要部位,在这七个特定的部位中完成消化、吸收、排泄的过程。这七个部位在人体饮食的代谢过程中就犹如七个"关隘",所以在中医上又称其为"七冲门","冲"就是要冲、关隘的意思。《难经》中描述这"七冲门"为:

唇为飞门,齿为户门,会厌为吸门,胃为贲门,太仓下口为幽门,大肠小肠会为阑门,下极为魄门。

口唇为饮食进入人体的第一道门户。口唇就像是一个门扇,通过开合可以控制饮食的进入,所以称唇为"飞门"。"飞"通"扉"字,就是门扉、门扇的意思。

通过口唇,饮食要进入体内还有第二道门户,那就是牙齿。食物要经过牙齿的咀嚼才能下咽,牙齿可以说是食物进入人体内的"门户",所以称齿为"户门"。

会厌是人气管和食管交汇的地方,饮食要在这里经过会厌的吸纳进入到食管而不是气管,所以会厌对饮食具有引导和吸纳的作用,故称会厌为"吸门"。

"贲门"是胃的上口,也就是胃和食道相连的部位。"贲"同"奔"字,是食物由食道奔向胃的意思。

"幽门"是胃的下口,也就是胃和小肠相连的部位。"太仓"就是指胃。为什么要将胃和小肠相连的部位叫幽门呢？"幽"在字义上有深邃的意思，食物经过胃到达小肠，而小肠是人体中最长的脏器，可以说是深邃幽远，从胃到小肠这个关口，是不是有点成语中"曲径通幽"的味道？所以，中医学将胃和小肠的连接口称为"幽门"。现代医学也沿用了中医学的名称，称胃的上、下口为贲门和幽门。

经过胃的研磨和初步消化，食物由原来的大颗粒物质变为容易吸收的小颗粒物质，所以，小肠是食物得到充分消化和食物中精华物质被人体吸收的重要场所。食物在这里停留并等待吸收，因此小肠和大肠交界处被称为"阑门"。"阑"通"拦"字，就是阻拦、阻挡的意思，也就是说食物在这里受到阻挡，进而其中的精华被吸收入人体。

"下极"就是人的消化通道的最末端，也就是现代所称的肛门，它是人体排泄糟粕的地方，所以称为"魄门"。"魄"通"粕"字，也就是糟粕的意思。

飞门、户门、吸门、贲门、幽门、阑门、魄门这七个"关隘"构成饮食在体内传递和吸收的途径，而六腑就是这个途径中最为重要的几个脏器。其中胃、小肠、大肠是食物传递、消化、吸收、排泄的通道，三焦、膀胱是液体水饮传递、储藏、排泄的途径，而胆则主要是储藏胆汁，以帮助脾对饮食的运化。所以在中医上称六腑的生理功能为"传化物而不藏，故实而不能满"，所谓"传化"，就是传导和消化的意思。下面我们就分别来探讨这些脏器的功能和特性。

胃。胃字的构造也形象地反映了胃的功能，"月"表示胃的质地，"田"则体现胃的功能。田是种植和出产粮食的地方，在人体，这个"田"就是出产人体需要的各种养分的地方，所以胃在人体中的作用主要是容纳、消化食物，使之转化为人体可以吸收利用的营养物质，这个作用，中医学称之为"受纳"和"腐熟水谷"。"受纳"指的是接受、容纳的意思，胃作为一个空腔脏器，是饮食磨碎和初步消化的地方，而要磨碎和消化食物，首先要使食物在一个固定的空间停留一定的时间，胃就是食物停留等待进一步加工的第一个场所。食物停留于胃,经过胃的蠕动和胃液的消化,得到初步加工,原先的大颗粒食物转化为小颗粒食物,由难吸收转化为易吸收,这个过程我们称为"腐熟"。胃与脾是人体消化饮食最主要的脏器,是人体获得营养供应的重要保障,缺少了脾胃的正常运转,饮食的消化和吸收就不能正常进行,人体的生长发育、新陈代谢也就没有了物质来源,脾胃在人体中的重要性是不言而喻的,所以中医称这两个脏器为人的"后天之本"。胃在完成受纳和腐熟水谷之后,还要将初步消化过的食物传递到小肠,在那里完成对食物精华物质的吸收。所以胃还必须具备向下传递食物的功能,这在中医上称为"胃主通降"。所谓"通降",有两层含义:一是通畅。胃的贲门接受来自食管的食物,又通过幽门将磨碎消化过的食物传递到小肠。这个过程必须畅通,一有堵塞,则食物的消化吸收过程就会受到影响,导致饮食在体内停滞,引起纳呆、胃脘胀闷、大便不通、嗳酸腐气、口中异味等疾病。二是下降。食物由贲门入胃,从幽门出胃,是一个自上而下的过程,如果这个下降过程失常,食物不往下传递到小肠,反从贲门向食管方向逆行的话,就会出现恶心、呕吐、泛酸、呃逆等疾病。所以说,通降是胃的生理功能中重要的一个环节,中医也称胃"以降为和"。

小肠。小肠是饮食消化和吸收的主要场所,中医称小肠为"受盛之官"。"受"是接受的意思,而"盛"在古代是指用来祭祀用的黍稷(谷物),"受盛"也就是接受祭祀用的黍稷。用来祭祀的黍稷肯定是加工过的,而小肠接受的是经过胃初步消化的食物,它比起刚进入体内时,是初步加工过的一种精细化了的食物,所以小肠被称为"受盛之官"。小肠接受了胃传递过来的初加工过的食物,接下来要做的事就是将食物进一步消化成为人体可以吸收和利用的物质,并将其中的精华物质吸收,提供给人体使用,最后再将剩下的糟粕物质向下传递给大肠,由大肠排出体外。小肠的这个功能,中医上称之为"分清泌浊"。"分清"就是指将饮食中的精华物质和糟粕物质分开,并将精华物质吸收;"泌浊"

是指将经过消化吸收后残留的糟粕物质传递给下面的脏器——大肠。饮食进入人体，需要有脏器对食物和水饮这两部分物质中的精华进行吸收，所以，小肠在对食物中精华物质进行吸收的同时，也对水饮中的精华物质进行了吸收。吸收入体内的水液进入人体循环，完成对人体的滋润，然后携带各组织细胞的代谢产物，通过三焦（后面还有详细的解释）汇聚到膀胱，再由膀胱通过尿道排出体外。水饮中的糟粕物质则和食物残渣一起传递到大肠，并形成大便，由肛门排出体外。正是因为小肠对水饮有吸收作用，所以小肠功能的好坏和大小便有着直接的关系。小肠对水饮的吸收功能好，则大小便就正常，小肠对水饮的吸收功能差，就会导致小便短少、大便溏泻等疾病的产生。

大肠。大肠上连小肠，下接肛门，是人体消化道的最后环节。大肠在人体中的作用，主要是传导糟粕，排出大便，所以中医也称大肠为"传导之官"。大肠接受了小肠传递过来的食物残渣，再吸收其中多余的水液，形成粪便，经过肛门排出体外。大肠对大便的传导和排泄功能失调，则会导致食物残渣在体内停积，从而发生便秘。

饮食经过胃、小肠的消化和吸收，糟粕排出体外，精华吸收入体内，那么吸收入体内的精华物质又通过什么途径运输到全身各处呢？这里我们就要引入一个新名词，那就是"三焦"。三焦是人体运输精华物质和水液的通道，并根据其在胸、腹腔中的部位被分为三部分，一是上焦，二是中焦，三是下焦，合称为三焦。上焦是指横膈以上部位运输物质和水液的通道，中焦指横膈以下、脐部以上部位运输物质和水液的通道，而下焦则是指脐以下部位运输物质和水液的通道。三焦在人体中并非是一个实质性的脏器，而是一个通道，所以中医也说三焦是"有名而无形"。"有名"是指有具体的名称，"无形"就是指没有特定的形态，它分布于胸腔和腹腔，无处不在，既是小肠吸收来的精华物质和水液运输传递到全身各处的通道，也是全身各组织器官新陈代谢所产生的废液向体外排泄的通道。打个比方，三焦就好比一个城市中的管道，既能把我们需要的物质如水、天然气、电等输送给我们使用,也能把我们生活中产生的废液汇集到某处进行排泄,以维持整个城市的正常运转和工作。三焦所运输的精华物质是五脏精气得到补充和滋养的主要来源,也是体内水液循环得以正常进行的重要保证,所以中医称三焦为"决渎之官,水道出焉","决渎"的意思就是疏通水道。

通过中医对三焦作用的描述,我们可以发现,三焦和现代医学所说的淋巴管有着非常类似的作用。可以这样设想,淋巴管是人体水液代谢和循环的主要通道,三焦就是全身淋巴管的集合体,这样三焦的概念就具体化了,我们也更能清楚地认识三焦在人体中的作用。因为三焦所运输的营养物质和水液都是人体正常运转所不能缺少的,所以,三焦事实上起到了总领五脏六腑、调和内外、为全身供给营养的作用。以上就是三焦的基本概念,它是人体内运输物质和水液的通道。在这个基本概念的基础上,中医又将三焦的概念扩大化了,把人体内的五脏六腑根据部位也划分为三焦所属。如心、肺位于胸腔,属上焦;脾胃肝胆位于上腹部,属中焦;胃以下的脏器如肾、膀胱、小肠、大肠均属下焦。这就使三焦在广义上不单单是通道,而是涵括了人体内所有的脏腑组织。

上面讲过,进入人体的水液经过小肠的吸收而周行全身,在完成对全身的滋润之后,也会接受人体各组织器官代谢产生的废物和糟粕物质。这些含有人体各脏器代谢产生的废物的水液,通过三焦在体内逐步汇聚,并在一定的地方加以储藏,等其积聚到一定程度再排出体外。膀胱正是体内储藏人体废液的地方,因此,膀胱在人体中的主要作用也就是储藏和排泄尿液。膀胱储藏尿液的功能失常,则会导致尿频、尿急、遗尿、尿失禁等;而膀胱排泄尿液的功能失调,则会导致小便不利、淋漓不尽,甚至小便癃闭不通等。

前面讲了胃、小肠、大肠、三焦和膀胱五个脏器的基本生理功能,它们有个共同点,那就是它们都是饮食进入体内后,在体内传导、转化、排泄所经过的脏器。而在六腑中，有一个脏器和饮食并不直接接触，也无传导饮食的作用，只是起到帮助食物消化的作用，这就是胆。也正因为胆并不直接传导和接触饮食，就好比是一所清净的房子，没有人来人往的嘈杂，所以胆在中医上被称为"清净之府"。胆的主要作用是储藏和排泄胆汁，而胆汁有助于饮食的消化和吸收。胆储藏胆汁的功能失常，则可见口苦、呕吐黄绿色苦水、黄疸等疾病。胆汁是人体消化食物所用的精微物质，这样，胆就类似于储藏精气的五脏，这也使得胆在六腑中具有了一项独一无二的功能，那就是胆和人的情志变化有着密切的关联。五脏和人的喜、怒、忧、思、恐有着密切的关系，那么胆和人的什么情志有关呢？我们日常生活中常形容一个人有勇气，对事物不畏惧，称为有"胆量""胆大"，从中也可以看出，胆和人的决断能力有着密切的关系，中医上也称胆为"中正之官，决断出焉"。因此中医将人出现的惊惕不安、优柔寡断、遇事无主见等情况归于胆主决断功能的不足，而通过调节和补养胆的功能则可以改善上述情况的发生。

六腑是六个和饮食消化、吸收、传导、排泄密切相关的脏器，除了三焦是水液的通道，无须进行任何自身的运动外，其他五个脏器都需要通过自身的运动来实现对饮食的消化、吸收、传导以及排泄等功能，而脏器自身的活动又需要有物质和能量作为支持和保证，那么六腑完成自身功能所需要的物质和能量来自哪里呢？这就是五脏。六腑和五脏的根本区别就是六腑本身不具有储藏精气与物质的能力，五脏所藏的精气除了保证自身功能运转所需的物质能量外，还为六腑提供其必需的物质和能量。而六腑有了五脏提供的物质和能量，其功能的实现就有了坚实的物质和能量基础。中医学上将五脏和六腑（除三焦以外）的这种联系称为"表里"关系，五脏为里，而六腑为表。

为什么说五脏为里？那是因为五脏是物质和能量的提供者，它在内为六腑的运转提供物质和营养基础。为什么说六腑为表？那是因为六腑在五脏精气的支持和营养下，实现对饮食的消化、吸收、传导和排泄,可以说六腑的功能活动也是五脏精气的外在表现。五脏和六腑的这种表里关系,很像一个传统家庭中的男女主人之间的关系。五脏就好比女主人,在家中操持家务,准备饭菜,为在外工作的男人提供物质保障。六腑就好比男主人,在外创办事业,将创造的财富用于家庭的发展和改善,为家庭奠定坚实的物质基础。一个家庭只有一对男女主人,五脏和五腑(六腑除去三焦)之间也是一一对应的关系,构成五个和睦协调的"家庭"。具体来讲是心和小肠是一对,肝与胆是一对,脾与胃是一对,肺与大肠是一对,肾与膀胱是一对。其中,肝与胆、脾与胃、肾与膀胱这三组脏腑之间部位接近,功能相似,所以将其配合在一起很好理解。如胆汁生成、储存和排泄有赖于肝的疏泄功能的正常发挥;胃的腐熟水谷的功能有赖于脾的运化饮食功能的正常发挥;膀胱对尿液的储藏和排泄有赖于肾对尿液的过滤以及对水液的蒸腾气化功能的正常发挥。而心与小肠、肺与大肠部位相隔较远(心和肺在上焦,而大、小肠在下焦),功能上又没有相类似的地方(如心是主管血脉和神志的脏器,小肠却是饮食消化和吸收的场所;肺是主管呼吸和津液的脏器,而大肠却是传导糟粕的器官),它们为什么要联系在一起呢? 这就要从经络说起。

前面讲过,经络的实质是生命原物质相互作用下体内某类物质的运动路径。物质在运动过程中将携带的效能传递给所经过的脏器,为脏器的活动提供所需要的能量和信息。物质的这种运动,根据它最终产生的效应的不同,可以分为几个不同的行程段,每一个行程段,物质都会给相应的脏腑和组织器官传递信息和提供能量,这样的一个行程段,在中医学上就被称为一条经络。整个人体共有 20 个这样的行程段,也就是有 20 条经络,根据其作用的不同,被分为 12 条正经和 8 条奇经。其中 12 条正经和五脏六腑相关联,这种经络和脏腑发生的关联,在中医上称为"络属"关系。心与小肠、肺与大肠正是络属于有相互联系的两条经络。

一些日常现象可以使我们能更直观地认识心与小肠、肺与大肠在功能上的联系。在五脏中我们讲过，心是人体神志的主宰，而在一个神志涣散、意识模糊、昏迷的患者身上，往往会出现大小便失禁的情况，而大小便的异常正是小肠分清泌浊功能失常的表现。又比如，心火旺盛的患者，在出现心烦、失眠、口舌生疮的同时，也会出现小便短少、颜色深黄甚至红赤，而小便的短少和黄赤也是小肠分清泌浊功能异常的反映。中医根据心和小肠的表里关系，将这种心火旺盛引起的小便疾病称为"心热下移小肠"，并创造出清心火治疗小便短赤（类似于现代医学中的某些尿路感染）的方法。如中医的"导赤散"，就是根据这个原理制定出来的，其中生地、甘草、淡竹叶清心火，木通利小便，共同起到清心火而治小便的目的，这个方剂在今天的临床运用中，仍具有良好的疗效。

再来看肺和大肠的关系。我们可能都有过这样的体会，当大便干燥难解的时候，人们常会屏住呼吸，使腹压增加来达到解出大便的目的。这也就是说，肺的呼吸功能可以对体内的气压进行调节，而体内气压的变化能改变大肠传导糟粕的功能。从这个意义上引申开去，既然肺对气压的调节可以影响大肠对粪便的传导、排泄作用，那么肺气下陷则会导致传导功能过强而出现大便次数增多、大便滑泻不止，而肺气不降，则又会导致传导功能不足而出现大便秘结不通等情况。这也给治疗大便失常的疾病提供了新的思路，我们可以通过对肺气的提升或下降来达到止泻或通便的效果。

到这里为止，我们对人体内的五脏六腑已经有了一个初步的了解，而在五脏六腑之外，人还有一个非常重要的脏器，那就是脑。但由于中医认识脏腑及其功能的方法并不是以解剖以及实验研究为基础，而是以人体外在表现和内在脏腑变化的联系为重点，所以，中医上脑的功能大多分散在五脏六腑的功能之中，因而对脑的单独认识和论述就显得相当少而肤浅。在清代以前，有关脑的论述都是零星和片面的。到了清代，名医王清任才第一次对脑提出了较为完整而系统的阐述，他在

《医林改错》中如此描述脑的功能：

> 灵机记性在脑者，因饮食生气血、长肌肉，精汁之清者，化而为髓，由脊髓上行入脑，名曰脑髓。……两耳通脑，所听之声归脑。……两目系如线，长于脑，所见之物，归于脑。……鼻通于脑，所闻香臭归于脑。……小儿周岁脑渐生，舌能言一二字。

王清任已经认识到，人的听觉、视觉、嗅觉、语言都是脑的功能。到了清末民初，西医学逐渐传入中国，中国医家在接受西医学的过程中，对脑的认识也越来越全面，除了将听觉、视觉、嗅觉、语言和脑联系起来外，还认识到脑对人的肢体活动的控制作用。最典型的就是认识到"中风"实际上是脑部血管破裂或堵塞导致的疾病，而不是中医历代以来所认为的"外风袭人"，并结合《内经》上所说的"大怒则形气绝，而血菀于上，使人薄厥"的论述，认为"中风"一病实际上就是气血上逆于脑部，导致脑部功能破坏，从而出现半身不遂、口眼歪斜、语言艰涩等症状。其中民国初期的著名医家张锡纯对此最有心得，他根据这个理论，创造出了治疗脑出血疾病的有效方剂——"镇肝熄风汤"。该方通过引导气血下行，使脑部出血情况得到迅速改善，降低大脑压力，并促进脑部瘀血的吸收，从而有效地治疗因脑出血导致的半身不遂、口眼歪斜、语言艰涩等。

既然张锡纯已经认识到"中风"是气血上逆于脑而导致的脑部出血的疾病，那么为什么方子名称要叫"镇肝熄风"呢？什么是"肝风"，"肝风"和气血的运行有什么关系呢？"肝风"对人体会产生什么样的危害呢？这就是我们下一章要讨论的问题——人体内在平衡紊乱所导致的五种病理状态，也就是中医上说的"内生五邪"。

第十章
内生五邪

风气内动
寒从中生
火热内生
津伤化燥
湿浊内生

　　民国时期的著名医家张锡纯创造了"镇肝熄风汤"来治疗脑出血的疾病,并在临床上取得了很好的疗效。那么脑出血为什么要用"镇肝熄风"的方法来治疗呢? 这就需要了解什么是"肝风",以及"肝风"与脑出血的关系。

　　脑出血,在中医上称为"中风"。这里的"风"和在"外邪致病"一章中讲到的"风邪"是不一样的,它是人体内在平衡遭到破坏后出现的一种病理现象,和自然界的风并没有直接的关系,在中医上属于"内风"的一种。那么什么是"内风"呢? 既然这个"内风"和自然界的风没有直接的关系,那为什么要将它命名为"风"呢?这就要讲到中医对事物命名的一种方法——类比法。观察一下自然界的风,可以说"动"是风最大的特性,风本身看不到,摸不着,我们凭什么判断风的存在呢?我们可以通过树叶的摇晃、湖面的波纹、柳枝的摆动等来判断风的存在。因此,风作用于物体最大的特性就是使物体"运动"。而中医正是类比了风的这个"动"的特性,将人体因为内在平衡失调而导致的一系列以身体动摇为特征的疾病,诸如手足震颤、头摇昏仆、口眼歪斜、半身不遂、四肢抽搐、鼻翼煽动、点头不止、肌肉跳动、肢体痉挛、目睛上吊等,都称为"风"。由于此"风"和自然界的风有着完全不同的含义,为了区分两者,中医把由于人体内在平衡失调而导致的"风"称为"内风",也称为"风气内动"。

现在我们已经初步弄清楚了"内风"的含义,那么肝和"内风"有什么关系呢?在"情志疾病"部分中,我们曾讲过肝在志为怒,也就是说,怒是肝所藏的精气运动变化的结果。此外,大怒可以使气血上冲于头部,使人出现眩晕昏仆、头摇肢颤、半身不遂、口眼歪斜等"风气内动"的症状。为什么怒会导致气血上冲呢?我们知道,五脏是人体五个藏精气的仓库,其中,肝所藏的精气是"血",所以,怒这种情志变化当然也会影响到肝所藏的血的运动变化。大怒时就会使血的运动加快、压力增加,从而导致脑出血等疾病的发生。因此,肝和内风(特别是中风这类疾病)的发生有着密切的关系,这种和肝有关的内风也被称为"肝风"。《内经》上说:

> 诸暴强直,皆属于风,诸风掉眩,皆属于肝。

这两句话的意思是,所有突然发生的强直、抽搐、拘挛等毛病都是内风引起的,而所有的内风,包括震颤、眩晕、摇晃性的疾病都和肝有密切的联系。现在就不难理解为什么张锡纯在治疗脑出血这类内风引起的疾病时要采用"镇肝熄风"的方法了。

内风的产生除了和肝有着密切的关系外,还和体内的物质有着密切的关系,其中最主要的是血和津液。内风为什么会和血、津液有关呢? 先来看看自然界中风产生的原理。风的产生,往往是气压差所导致的空气的定向流动,气压差越大,风也越大。而体内的血和津液除了滋养人体外,还有着维持人体细胞内外、血管内外压力平衡的作用。当血和津液减少时,细胞内外、血管内外的压力平衡便会遭到破坏,这时就会导致体内细胞内外、血管内外物质分子运动加快,从而使人体某些功能异常亢进,最终导致内风产生。血、津液的亏损往往是失血、久病耗损、热病伤津、造血不足等原因所引起。血和津液亏损导致的内风除了会引起眩晕昏仆、头摇肢颤、四肢抽搐、肌肉跳动、肢体痉挛等肢体动摇性症状外,还会引起一些特殊症状,如血虚则会出现皮肤瘙痒、起白屑、肌肤甲错等症状,而津液亏损则会出现肌肤干燥皲裂、舌干而红绛、舌苔少或光滑如镜面等症状,这些特殊的症状也可以作为判断内风是血虚或是津液损耗所引起的一个鉴别依据。

将内风所可能引起的症状仔细研究一下,就可以发现,中医所说的内风和现代医学神经系统的疾病有着密切的关系。如眩晕昏仆、头摇肢颤、四肢抽搐、肌肉跳动、肢体痉挛、皮肤瘙痒等症状大多是中枢神经或外周神经功能异常亢进的结果,因此,我们可以将内风理解为各种内在因素导致的神经传导、支配、控制功能的过度亢进。这样,对于一些神经系统疾病,就可以从内风的角度入手,找到好的治疗方法。我举个例子,神经性皮炎是让西医感到棘手的疾病,一般用药以抗过敏药物和激素为主。我根据中医内风理论,制定了一张治疗神经性皮炎的方子,在临床上也取得了较好的疗效。具体组成是:全蝎 6 克,蜈蚣 2 条,僵蚕 10 克,乌梢蛇 10 克,蝉衣 6 克。方子由全蝎、蜈蚣、僵蚕、乌梢蛇、蝉衣等五味平息内风的动物药为主,所以,我将这个方子命名为"五虎镇痒汤"。在实际使用时,根据中医的辨证结果,可以加入适当的针对性药物以增加疗效。我一个同事,因为颈部神经性皮炎,常常在夜间因为瘙痒难忍而无法入睡,瘙痒在夜间和遇热后会明显加重,用过很多抗过敏药物和含激素的外用软膏,效果都不明显,她自己也很着急。根据她局部皮肤的表现(颜色潮红,略突起,表面粗糙,皮肤纹理增粗),我认为是内风兼有"血热",在五虎镇痒汤的基础上加入丹皮 10 克、赤芍 10 克、生地 12 克、白藓皮 15 克。服药后当天她就感觉夜间瘙痒明显减轻,能正常入睡;三天后瘙痒消失,颈部皮肤颜色不红;连续服用了 14 帖药后,症状完全消失,皮肤也恢复了光滑。

　　人体内在平衡的失调,除了会产生内风,还会出现"内寒""内火(热)""内燥""内湿"等和自然界的寒、热、燥、湿有着类似特征的病理状况,这五种病理现象,中医上称为"内生五邪"。它们和我们前面讲的"六淫邪气"最根本的区别是,六淫邪气是外界风、寒、暑、湿、燥、火破坏人体内在平衡而引起疾病,而内生五邪是人体脏腑自身机能失常而引起的疾病,由于疾病表现出来的特征和自然界的风、寒、湿、燥、火等外来的邪气有一定的相似之处,所以中医上也将它称为"邪",只是这种"邪气"不是外来的,而是自身产生的,所以要叫作"内生五邪"。下面接着讲另外四种"内邪"。

一、内寒

　　内寒又称为"寒从中生"。"中",是指人体内部的意思。人作为一种恒温动物,需要产热系统和散热系统来维持体温的恒定,当产热不足时,人体各脏器得到的能量供应就会相应地减少,从而导致各组织器官的功能衰退,这时人体就会出现畏寒怕冷、四肢不温、关节冷痛、筋脉拘挛、胃脘冷痛等具有寒冷特性的症状。内寒的产生,和人体产热能力下降有关,而产热能力的高低是由人体新陈代谢的旺盛程度决定的。新陈代谢旺盛,则产热和为人体提供的能量就多;新陈代谢衰退,则产热和为人体提供的能量就少。前面我们已经讲过,生命原物质(元阴与元阳)之间的互相作用,是人体生长、发育的原动力所在,其中,元阳对人体起到温煦、运动、扩大的作用,所以元阳是否充足是人体新陈代谢是否旺盛的决定性因素,也是内寒能否产生的决定性因素。元阳在人体中主要储藏在肾,所以肾和内寒的产生就有了密切的关系。《内经》上也说"诸寒收引,皆属于肾",这就是说,所有内寒所引起的肢体拘挛、伸缩不利、畏寒怕冷都和肾有关。同时,因为肾中所藏的元阳对人体水液的代谢(包括水液的蒸腾气化、尿液的生成、膀胱开合的控制等)有着重要作用,所以肾阳不足还会导致各种水液在体内循环、代谢失常的症状。如小便频数、小便解不干净、解完又想解、小便闭塞不通、大便泻泄、水肿等,这也成为内寒可能出现的兼见症状,《内经》上称为"诸病水液,澄澈清冷,皆属于寒"。再有,由于肾在人的腰部,因而肾阳不足还会出现腰背酸软、冷痛、遇暖减轻等症状。

二、内火

内火也叫内热,中医上又称为"火热内生"。顾名思义,内火(热)是和内寒相反的一类由于人体新陈代谢过于旺盛、产热过多所导致的疾病。产热过多,对人体而言有绝对过多和相对过多两种情况。绝对过多是指人体新陈代谢过于旺盛,导致产热量超过正常的散热能力所导致的疾病;而相对过多,则是指人体散热能力下降而导致产热相对过剩所导致的疾病。产热的绝对过多引起的内火(热)也叫"实火(热)",既然是火,它的主要临床症状当然就是发热,实火(热)引起的发热可以是全身性的,也可以是局部性的。全身性的发热,往往表现为体温的升高,如现代医学中的甲状腺机能亢进就属于中医内火(热)中的实火(热)范畴。局部发热,如胃脘部的烧灼感、心窝部的烘热感、头面部的烘热感、小便时尿道的热烫感、大便时肛门的灼热感等,是过多热量聚集在某一脏腑内引起的。实火(热)在临床上除了发热外,还往往兼有各种新陈代谢过于旺盛的症状,如面红目赤、心悸心烦、口渴、喜欢喝冷的东西、大便干结、小便黄赤、多食易饥、脾气暴躁、消瘦等。引起实火(热)的原因很多,最主要的莫过于元阳的运动、温煦作用过于亢进,从而导致人体各组织器官新陈代谢活动过于旺盛,产生各种症状。另外,在"情志疾病"一章中我们介绍过,各种过度的情绪活动也是导致实火(热)产生的一个因素,这里不再赘言。

人体的散热途径,除了皮肤、汗腺、呼吸对热量的散发外,体内各种液态物质如血、津液、元阴对热量的吸收和储纳也是使体温恒定、不至于过高的一个重要因素。所以当人体血、津液、元阴等物质亏损到一定程度,人体也会出现产热散热平衡的失调,从而出现各种发热性疾病,这就是产热相对过多的情况,中医把这种相对的热量过多引起的内火(热)称为"虚火(热)"。虚火(热)的主要临床症状是自觉发热,测量体温往往无升高或有轻微升高(常在 38℃ 左右,一般不超过 39℃),热度往往在午后或夜间明显,劳累后症状会加重。除发热外,另外还可以见到手足心发烫、心烦失眠、口干目涩、咽干咽痛、骨蒸潮热、两颧潮红等症状。人体内血、津液、元阴等物质是人体进行生理活动的物质基础,人在完成生理活动时要消耗这些物质,同时又从饮食中吸收营养,使消耗的物质得到补充和充盈。当人过度劳累、久病耗损、大量失血、饮食失宜时,往往体内的液态物质过度消耗而得不到及时的补充,这时,就导致了虚火(热)的发生。另外,体内的液态物质在实火(热)和火(热)邪的煎熬下也会大量减少,从而出现虚火(热)的症状。这种情况多见于感染发热性疾病的后期,患者低热不退,热度上午轻或无热度,午后和夜间热度升高,但一般不超过 39℃,另有精神萎靡、知饥不欲食、口干但不喜饮、心烦失眠、咽干齿燥、大便干结、小便短少等症状。对于这种疾病,就需要采用补养阴液的方法来治疗,只有使体内损耗的血、津液、元阴等阴液得到逐步的充盈,低热才能逐步好转。此外,发热性疾病治疗不当,比如说过度发汗,也会使体内阴液损伤,而导致虚火(热)。

我曾经治疗过一个 12 岁的小女孩。她感冒发烧后,家长自行给她服用了发汗药和抗生素,服药后出了很多的汗,汗出完,当时体温恢复正常,可第二天下午又发热。家长于是又给她服用发汗药和抗生素,服完又出了一身汗,热度也渐渐退下去了,但第三天下午热度又上来了,比第二天还有升高的趋势。这时家长开始担心了,带她到我这里来看。来的时候是上午,测量体温37.2℃,小女孩精神状况也还可以,面色不红,她自己说,到下午热度上来时人就会感到没力气,不想动,这几天吃饭也没胃口。我问她,大小便怎样? 她说,大小便都还正常。我又问她,怕冷、头痛吗? 她说,没有,但喉咙口感觉有痰,有时有几声咳嗽。这时家长说,这两天下午在家里自测的体温都在38.5℃左右。我再看她的舌苔,舌苔显得比较干燥,缺乏津液,而且舌尖比较红,诊脉觉得脉象非常的细软无力。根据各种症状,我诊断为虚热,病因是过度发汗,导致体内津液受损。给予处方:玄参6克,生玉竹6克,天冬6克,淡竹叶3克,银花3克,鸭跖草6克,白薇6克,焦山楂6克,生甘草3克,牛蒡子6克。方子中玄参、生玉竹、天冬养阴生津为主药,淡竹叶、银花、鸭跖草、白薇清透邪热而不伤阴液为辅药,焦山楂、生甘草开胃助消化,牛蒡子化痰利咽,共为佐使药。前后共服用了3帖就热退病愈了。

三、内燥

在中医上又称为"津伤化燥"。从这个名称上也不难看出,内燥产生的主要原因是体内津液的损伤和过度消耗。津液的亏耗,常见的原因有大汗、剧烈频繁的呕吐、腹泻不止、大量失血,还有前面讲到的内火也会造成体内津液的亏损。津液在人体中的主要作用就是滋润和营养组织脏腑,所以内燥的主要临床表现是以人体组织器官的干燥缺乏滋润为特征。比如,皮肤缺乏滋润,则干燥无光泽甚至皲裂、起白屑;口唇缺乏滋润,则口干舌燥、唇干起壳;肺缺乏滋润,则干咳无痰、咽干咽痛甚至咯血;胃缺乏滋润,则胃中饥饿但不欲食,舌面光红无苔如镜面;大肠缺乏滋润,则大便干结、不易解出;目鼻缺乏滋润,则鼻干痛、目干涩而痛;等等。

引起内燥的原因,归纳起来,也不外是两种类型,一是组织细胞中水分的减少(如各种热性病、大汗、大吐、大泻等导致体内水分大量丢失),二是黏膜细胞分泌的减少（往往和内分泌因素有关）。对于内燥的治疗，首先应该去除损伤津液的原因，如大汗则要先止汗，大吐则要先止吐，大泻则要先止泻，失血则要止血，内火则要清火，等等。其次，应该养阴生津、补血润燥，使人体亏耗的津液和阴血（元阴和血的合称）尽快得到恢复，从而保证对人体各脏腑组织的滋润和营养。

说到内燥，我想提一下有关老年人的习惯性便秘。这个毛病说严重不严重，可是也很痛苦，每天大便解不出，肚子又胀又痛，每次大便都要经过一番"挣扎"。用果导或大黄苏打片等泻药，往往开始有效，用的时间长了，效果就越来越差，到最后只好用开塞露，很是麻烦。对于这一类老年性的便秘，在中医上虽然有多种多样的证型，但归根到底，最终原因还是老年人体内阴血津液亏耗、大肠缺乏滋润，所以，中医往往采用滋养体内阴血津液、改善内燥的方法来治疗老年人便秘，并在临床上有较好的疗效。其中有名的方剂有麻仁丸（麻仁、杏仁、芍药、枳实、大黄、厚朴）、五仁丸（桃仁、杏仁、柏子仁、郁李仁、松子仁、陈皮）等。而在这些养阴生津、补血润燥的药方中，中医往往比较多地使用植物的果仁做主药，如桃仁、郁李仁、柏子仁、芝麻仁、火麻仁、杏仁、松子仁、核桃仁等。这类果仁有两方面的作用，一是含有油脂多，具有滋润肠道、润滑大便的作用，二是果仁中含有植物发芽、生长的原物质，类似人体的生命原物质，所以具有滋养人体精血的作用，可以从根源上改善老年人因精血亏耗而导致的便秘。

四、内湿

在中医上又称为"湿浊内生"。提到湿，想必我们都会想到下雨前或是黄梅天潮湿的情景。毫无疑问，水汽在空气中过多地积聚是潮湿形成的主要因素。那么体内的湿，当然也是体内水汽过多积聚所造成。在五脏中我们讲过，水饮进入体内后要被人体所吸收和利用，主要靠的是脾对水饮的运化。通过脾的运化，水饮变为人体可吸收利用的精华物质，以供滋润机体和为机体各种活动提供物质基础。如果脾的运化功能失常,那么进入人体的水饮就不能被正常转化为人体可利用和吸收的精华物质,从而导致水液在体内过多地积聚,反过来影响人体正常的生理活动,产生内湿疾病。脾与内湿的形成关系密切,《内经》上称"诸湿肿满,皆属于脾",意思就是人体大多数水湿内停的疾病,如水肿、胀满等,都是脾的运化功能失常所导致的。另外,水液通过脾的运化为人体所利用之后,在体内还有一个运输、分布、排泄的过程,这个过程和肺的通调水道作用、三焦的通道作用、膀胱的贮尿排尿作用以及肾的蒸腾气化作用有着密切的关系,这四个脏器功能的失调,也会导致水液在体内循环过程的障碍,出现水液在体内异常停留的内湿症状。水湿在体内过多积聚主要表现在两个方面:一是各组织器官中水分含量过多而出现的症状,如肢体水肿、头面浮肿、头重而沉、胸水、腹水、大便溏泻、四肢重胀、脘腹胀满、舌苔厚腻等;二是体内黏膜细胞分泌的黏液过多,如妇女的白带过多(明末清初的著名医家傅青主在《傅青主女科》关于带下疾病的论述中,就认为妇女的带下病,归根到底都是内湿引起的。他说"带下俱是湿症",一句话就概括了带下疾病的根源,并根据这个理论创造出了有效治疗白带过多的方剂——完带汤),慢性结肠炎导致的慢性腹泻(中医认为"湿多成五泻",也就是说,大多数的腹泻和内湿有关),支气管分泌黏液过多引起的慢性咳嗽、咳痰白而黏、不易咯出,等等。

　　讲到这里,我要提一下慢性鼻炎。慢性鼻炎往往是鼻黏膜分泌物过多,鼻黏膜水肿、充血等原因导致。慢性鼻炎于西医是个很棘手的病,除了一些收缩血管的滴鼻液外,没有什么好的办法。但滴鼻液往往只能暂时起效,不能从根本上治愈。患者也很痛苦,鼻子长时间堵塞,不闻香臭,甚至呼吸困难,厉害的晚上睡觉也得张着嘴巴来辅助呼吸。以往中医对本病的治疗,往往把通鼻窍作为原则,所用的药如苍耳子散、藿胆丸等对感冒或上呼吸道感染诱发的急性鼻炎还有一定的效果,可对慢性鼻炎效果就不好,甚至无效。根据慢性鼻炎的特征,我将它和内湿联系起来,拟订了一张治疗慢性鼻炎的方剂,命名为"通鼻解窒汤"，具体药味是苍术 30 克、炒白术 30 克(这两味药健脾燥湿，使脾运化增强而体内水湿无法积聚为病，为主药)、桑白皮 15 克、滑石 15 克(桑白皮泻肺气，滑石利水湿，这两味药通利水道，使水湿从小便而去，为辅药)、石菖蒲 10 克、路路通 10 克、辛夷 6 克(这三味药宣通鼻窍，为佐使药)。临床证明，这张方子对治疗慢性鼻炎效果非常好，一般服用 7 天后鼻塞等症状就会明显地好转。

讲到内湿，还有一种疾病不能不提，那就是肥胖。肥胖在当今社会中越来越普遍，这和生活水平提高了，每日饮食中油腻及高热量食物比重增加有关。过度肥胖不仅在生活上给我们造成了极大的不方便，同时对人体循环系统、内分泌系统、呼吸系统、运动系统的危害也严重威胁着身体的健康。媒体上关于运动减肥、药物减肥、针灸减肥的广告宣传也是铺天盖地，其中有效果好的，也有无效的，但上述治疗方法大多存在一个共同的弱点，那就是可能"反弹"——在治疗时体重下降，停止治疗后体重又开始增加，甚至超过减肥前的体重。为什么会出现"反弹"现象呢？因为，上述的减肥方法都是从消耗体内脂肪的角度出发，没有从根本上阻断肥胖形成的原因。肥胖的原因是脂肪在体内过多地积聚，从现代医学角度讲，脂肪在体内的储藏和消耗的平衡关系被破坏，脂肪在体内的储存大于消耗，从而导致肥胖。

那中医又是如何认识肥胖的呢？中医认为肥胖是体内水湿中的秽浊物质凝聚，这种物质和肺里的"痰"有着类似的特征，所以在中医上有句很有名的话叫"肥人多痰湿"，就是这个意思。既然肥胖是水湿中的秽浊物质凝聚而成，而水湿又是由于脾的运化功能失常所致，那么，脾的运化功能失职，应该就是肥胖形成的根本原因。中医对肥胖的认识，无疑为我们找到了一条从根本上治疗肥胖症的道路。在清代名医陈士铎的《石室秘录》中就记载了用健脾化痰来治疗肥胖症的方法，他在书中对肥胖症的成因作了精辟的论述：

肥人多痰，乃气虚也。虚则气不能运行，故痰生之。

这句话就是说，肥胖是因为体内多痰湿，痰湿生成又是因为脾气虚弱，对水湿的运化功能减退，从而导致体内湿浊凝聚。在这个理论指导下，陈士铎又提出治疗肥胖"必须补其气，而后带消其痰为得耳"。这就是说，治疗肥胖应该以补益脾气（改善脾对水湿的运化功能）为主，化痰除湿为辅，这样才能从根本上去除肥胖。

基于上述对肥胖成因和治疗的认识，陈士铎提出了治疗肥胖的有效方剂，具体组成为：人参 90 克，白术 150 克，茯苓 60 克，薏仁 150 克，芡实 150 克，熟地 240 克，山茱萸 120 克，五味子 30 克，杜仲 90 克，肉桂 60 克，砂仁 15 克，益智仁 30 克，白芥子 90 克，橘红 30 克。以上药物共研为末，用蜂蜜和成丸，每日用白开水送服 15 克。

我曾将此方略作变动，但仍以健脾化痰为主要原则，用于女性的瘦身美容，有一定的效果。具体配方如下：党参 30 克，炒白术 50 克，茯苓 50 克，炒枳实 50 克，半夏 30 克，陈皮 50 克，白芥子 30 克，生山楂 50 克，麻黄 15 克，玫瑰花 30 克，生大黄 30 克，槟榔 30 克，薏苡仁 50 克，当归 30 克，莱菔子 50 克，泽泻 50 克。以上药物一起打成粉，每次用开水吞服 3～6 克，每日 2～3 次。一般服用 1～2 料药（1 料药，就是指按方子中的药物剂量配合而成的药物总量）后即可以有体重减轻的效果。治疗期间不需要特别节制饮食，只需要注意少吃两样东西就可以了，一是油腻的食物，二是甜食。这两样东西，中医称为"肥甘之品"，是最容易影响脾胃运化功能、导致痰湿在体内积聚的东西。痰湿是脾运化水湿的功能失调后所产生的一种病理产物，由于它具有黏滞的特性，所以当它产生后，又成为新的致病因子，引起新的疾病。

痰湿会导致哪些疾病产生？机体还有其他类似于痰湿这样，既是病理产物又是致病因子的物质吗？我们在下一章接着探讨。

第十一章
痰饮和瘀血

痰饮的概念

有形之痰和无形之痰

寒痰和热痰

怪病多由痰生

饮的分类

瘀血的特征表现

瘀血的治疗

在上一章中,我们已经初步接触了"痰饮"的概念。由于人体脾的运化水湿功能下降,或水液在体内的循环、排泄过程中遇到障碍,水液就不能正常滋润人体,反而会在体内形成异常的积聚,成为一种病理物质,这种异常积聚的水液,中医就将它称为"痰饮"。其中秽浊、黏滞、稠厚的部分,叫作"痰",另外清稀、澄澈、透明的部分称为"饮"。因此,中医意义上的"痰",并不是单单指日常所说的产生于肺部、通过咳嗽可以排出体外,并能被我们所看到的痰,中医的"痰"还包括因为水液代谢障碍而产生的,符合秽浊、黏滞、稠厚特征的病理产物。比如肥胖,中医就称之为"痰"。由于这个"痰"不像肺部的痰那样可以被我们直观地认识到,所以中医又把它称为"无形之痰",而把产生于肺部、通过咳嗽可以排出体外,并可以看到的痰称为"有形之痰"。这两者共同构成了中医"痰"的概念。

"有形之痰"主要存在于肺,可以是自身水液代谢障碍所产生,也可以是外界邪气侵袭肺部所产生,这种痰产生后,可以通过咳嗽排出体外,能被观察到,因此比较好理解。我们对"有形之痰"应该是比较熟悉的,在感冒咳嗽的时候常会接触到它,但我们有没有注意过这样的一个细节:同样是肺里咳出来的痰,在性状上又存在着各种各样的差异。比如有的痰呈白色黏冻状,有的痰白色而稀薄,有的痰呈白色泡沫状,有的痰色黄而稠厚,有的痰呈灰黑色,有的痰呈黄绿色……为什么同样是痰,却会有这么多变化?仔细分析一下,上面各种痰的性状归纳起来,无非在两个方面存在差异:一是质地有稠厚、稀薄、泡沫之分别;二是颜色有白、灰黑、黄、黄绿的差异。痰的不同质地和颜色到底反映了体内怎样的病理特征呢?

我们来看个日常现象,把糖溶解在水里,得到一种无色透明的液体,如果把这些无色透明的糖水放到火上加热会出现什么结果?我们可以看到糖水会逐渐变得稠厚,颜色也会逐步由透明变为淡黄、深黄。由这个现象推演到体内的痰,原来,痰的稠厚程度和颜色的深浅程度和体内的"热"有着密切的关系。体内有热,那么痰就黄稠,体内无热,那么痰就稀白,而黄稠的程度越高,也就反映了体内热的程度越高。据这个道理,中医把色白而稀,或呈泡沫样,或呈胶冻样的痰称为"寒痰",而把色黄而稠厚,甚至为黄绿色的痰称为"热痰"。

由于寒痰和热痰所反映的本质是完全相反的,所以对寒痰和热痰的治疗也是完全不一样的。治疗寒痰要温化寒痰,常用的药物有干姜、细辛、姜半夏、陈皮、白芥子、莱菔子等;而治疗热痰则要清热化痰,常用的药物有浙贝、川贝、天竺黄、胆南星、瓜蒌、天花粉等。但无论是寒痰还是热痰,中医在治疗上都侧重一个"化"字,那"化"有什么含义呢?以前没有自来水的时候,如果水质较浑浊,我们常常会在水缸中加入少量的明矾,过一会儿,水就会变得澄清,明矾起到了使浑水中秽浊物质分解、沉积的作用,这就是"化"。中医在治疗各种痰症时使用的化痰药,就相当于"明矾"的作用,能使痰浊分解、沉积,从而去除由痰浊引起的疾病。

西医对痰的认识,其实也分两种:一种是感染性的痰,如细菌、霉菌、支原体、衣原体感染引起的痰;二是渗出性的痰,往往由于呼吸道黏膜细胞分泌黏液过多而形成。其中,使用抗生素对细菌感染引起的痰有一定疗效,而对霉菌、支原体、衣原体感染的痰以及渗出性的痰,西医办法不多,那中医又是如何看待和治疗这些"痰"病的呢?中医认为,霉菌、支原体、衣原体等微生物本来就存在于空气当中,正常情况下并不会对人体造成损害和影响,只有当体内水湿过度积聚,形成了过于潮湿的内环境,这些微生物才会大量孳生、繁殖,从而对人体的健康造成破坏,产生各种疾病。因此,对于这类疾病,人体内在环境的"潮湿"才是真正的根源。就好比梅雨季节环境潮湿,霉菌得以大量繁殖,因此东西容易发霉。既然在自然现象中你可以认识到潮湿的环境是霉菌繁殖的主要原因,难道人体就不一样吗?

那么,内环境的潮湿引起的痰又该如何治疗呢?在日常生活中,潮湿往往和阴雨联系在一起,如果晴空万里、阳光普照,当然就不会形成潮湿的环境。有句话叫"烈日当空,阴霾自散",就是这个道理。烈日能驱除潮湿,主要靠的就是它的热量,所以我们在治疗这类痰的时候只要使用性能温热的药物使体内产生一种"烈日当空"的效果,潮湿的"阴霾"散去,这就消除了水湿在体内聚集的根源,杜绝了霉菌等微生物生存繁殖的环境,从而能对霉菌、支原体、衣原体等感染引起的痰以及渗出性的痰有快捷的疗效。汉代医圣张仲景在《金匮要略》中就已经提出治疗本病的原则是"病痰饮者，当以温药和之"，这在现在看来，仍是那么卓有远见，由此，我们不得不由衷地佩服古人探索生命和疾病奥秘的方法和思路。

上面讲述了有形之痰，那么"无形之痰"是什么，我们该怎样来判断"无形之痰"的存在呢？中医判断体内有"无形之痰"的依据有四个。①肥胖。中医说的"肥人多痰湿"，就是指肥胖的人体内多有"无形之痰"存在，因为脂肪具有"痰"的秽浊、黏滞、稠厚的特性，它是积聚在体内的水湿中的秽浊部分凝聚而成。②舌苔厚腻。厚腻的舌苔，是体内水湿秽浊过多最直观的表现。③肿块。凡是肿块颜色不红，突起于皮肤表面，呈结节状，按之软或韧，内含水液、黏液或黏冻样物质的，在中医上都称为"痰块"。④滑脉。中医按脉象在指下的不同感觉，将其分为二十多种，滑脉就是其中之一（这在第十六章中有详细的介绍）。中医对滑脉的描述是"往来流利，如珠走盘"，就是指我们摸到的脉象就像是珠子在光滑的盘子上滚动这么流利迅捷。滑脉的出现是体内有痰浊的特征性表现之一，也是中医诊断"痰"的主要依据之一。

讲到滑脉在痰证诊断上的作用，我在这里给大家讲个有关明朝著名医家孙一奎的医案。一个人酒后不小心摔了一跤，给别人扶起之后胁肋疼痛，日夜不止。医生来看过后，认为是摔伤导致局部气血瘀滞，给他开了活血化瘀的药，可是连服了三个月，疼痛没有丝毫减轻。这时，病家急了，请孙一奎来诊治。

孙一奎了解了起病的原因后，并没有草率地开方，而是仔细诊察起患者的脉象来。诊完脉象，孙对患者说，你这个病是痰火导致的，所以服用了这么长时间的活血化瘀药仍旧没有什么疗效。患者说，我虽然人有些胖，可是平时并没什么咳嗽咯痰的毛病呀，你怎么说我这个病是痰火导致的呢？再说这个病是我摔跤所引起，又怎么会和痰火有关呢？先生你肯定弄错了吧。孙一奎说，我没弄错，我说你的病是由痰火导致的,那是你的脉象告诉我的。你的脉象,左手弦,右手滑而数,弦脉主体内有水饮,而滑脉主体内有痰浊,脉数(脉跳速度快的意思)则表明体内有内火。根据脉象的表现,我诊断是痰火导致你的胁肋疼痛不止。前面的医生都以你的描述而诊断为气血瘀滞,而不参考你脉象上反映出来的疾病的本质。况且,你连服了两百多帖活血化瘀的药,如果真是气血瘀滞的话,疾病早就该好了。

患者听完,觉得很有道理,于是请孙一奎开方,孙一奎根据前面的诊断,开了一张清热化痰的方子:带壳的大栝楼2枚(研碎),枳实、甘草、前胡各3克,贝母6克,4帖。患者希望孙一奎能多开几帖药,孙一奎说,这几帖药足够了,服后可能会出现腹泻,你不必着急,这是体内痰浊外泻的好事,等痰浊干净了,腹泻就会止住。患者非常希望折磨了自己快三个月的毛病早点好,于是马上派人去药店抓药。果然服药后一个时辰,患者就觉得肚子里有咕噜噜的声音,等快天亮的时候,大泻了一次,解出的大便都是类似于痰的黏冻样东西,泻完后就觉得胁肋的疼痛减轻了一大半。第二帖药服下,又泻下很多痰浊之物,胁肋的疼痛也完全消失了。等服第三帖药的时候,肚子不再有响声,也没有再腹泻。就这样,四帖清热化痰的药治愈了屡治无效的胁痛,从中我们也可以看到滑脉在诊断痰证中的作用。

根据中医对痰的认识,借助西医的微观检查,可使"无形之痰"的概念更具体化和直观化。比如说西医上的高血脂症、囊肿、淋巴结结核、骨结核等,这些疾病都具有秽浊、黏滞、稠厚的特征表现,因而也可以认为这些病是痰引起的,这样,西医的检查成为了中医望、闻、问、切的延伸。而通过中医对痰的产生机理的认识,我们便可以把这些疾病的产生和人体的整体平衡状态联系起来,为疾病找到根本性的治疗手段。比如说高血脂症、囊肿、淋巴结结核,这些疾病都符合中医痰的特性,它们产生的根本原因当然也是和脾的运化失常、水湿痰浊在体内过度积聚有关,所以可以通过健脾助运、化痰软坚的方法来治疗。而且由于从根源上杜绝了"痰"的生成，治疗效果是长久的。

在这里我可以举两个例子。一位高血脂症患者，服用舒降之、力平脂等没有明显效果，自觉头晕乏力，精神不振，胃纳不佳，白天嗜睡，夜间多梦，心慌心悸，大便经常不成形，面色无华，舌苔淡白，两手的脉象都细微无力。我诊断为脾虚不能运化水湿，导致体内痰浊凝聚，留滞于血脉之中，影响气血运行而发病。给予健脾化痰的中药 7 剂：炒白术30 克，党参 15 克，陈皮 10 克，半夏 10 克，甘草 6 克，茯苓 15 克，橘络 6克，胆南星 10 克，焦山楂 15 克，生姜 5 片。患者服完 7 帖药后，自已感觉精神、胃口有明显好转，头晕比原来减轻了一大半，大便已基本成形，于是我让患者按原方再服用 7 帖。患者再来复诊时各种症状已经基本不明显了，复查血脂，已经恢复到正常范围之内。

另一位腘窝囊肿患者由于害怕手术而前来我处咨询。中医认为，囊肿的形成是体内痰浊在某一部位凝聚的结果，而痰浊的产生又是和脾的运化水湿功能有着直接的关系，所以通过改善和增强脾的运化水湿的能力，就能够去除痰浊在体内的积聚，从而消除囊肿。基于这种思路，我给患者开了一个健脾化痰、利湿消肿的方子：炒白术 45 克，泽泻15 克，滑石 15 克，猪苓 10 克，茯苓 15 克，桂枝 10 克，半夏 20 克，制南星 10 克，薏苡仁 30 克，青皮 10 克。这个方子患者连续服用了约一个月的时间，腘窝囊肿完全消除，期间根据症状的变化，药物略有加减，但基本以上述药物为主。从这两个例子也不难看出，中医痰的理论是完全经得住实践考验的。

脾对水湿的运化不足，导致水湿在体内积聚，水湿中的秽浊物质会在人体某一部位凝结形成痰块，如上面讲的囊肿、淋巴结结核、骨结核等，也会进入经络血管，随着人体的气血运行而到达全身各处，如前面讲的血脂等。这些秽浊物质具有黏滞的特性，所以往往会导致气血在经络、血管中的运行受阻，使脏腑组织产生缺血缺氧的病理改变，引起各种疾病。比如痰在头部，影响脑部供血，则会出现头晕、健忘、嗜睡，甚至昏迷、半身不遂、语言不利等症状,如西医称的脑梗塞,很多在中医上就属于痰引起的。痰在经络四肢,则会导致四肢的血液供应障碍,从而出现四肢麻木、手足逆冷等症状;痰在血脉,则会导致心脏自身的供血不足,而产生心悸心慌、心率失常、心胸憋痛等症状,如西医说的冠心病,很多情况下也和痰有着密切的关系。此外,痰还会影响到人的精神状态,如果痰湿的秽浊之气阻碍了人体正常的精神思维活动,则会使人出现自言不止、郁郁寡欢、无故悲伤等抑郁型的精神失常性疾病。由于中医认为"心"是人体神志的主宰,所以这类由"痰浊"过盛而引起的精神失常,中医上称为"痰迷心窍"。

关于痰的游走性,元朝的大医家朱丹溪就说:"痰之为物,随气升降,无处不到。"也正因为痰"无处不到"的特征,中医上把很多的怪病或是各种方法治疗效果不佳的疾病都责之于"痰",所以中医上有"怪病多由痰生"的说法。朱丹溪也提出"百病中多兼有痰"的理论,这给诊治疾病增加了新的思路,有些疾病虽然辨证正确,用药也对症,但临床效果却并不理想,这时,我们便可以考虑加入化痰的方法,很多时候可以取得出乎意料的效果。

我曾治疗过的一位眩晕症患者,眩晕有一年多时间了,久蹲或久坐后如果突然起立则会眼前发黑,甚至晕厥。平时整天都感觉昏沉沉的,精神萎软,讲话声音低微,面色苍白无华,胃口一般,大小便都还正常,舌淡红苔薄白,双手脉都细弱无力。近一个月来,眩晕似乎还有加重的迹象。西医诊断:脑供血不足。当时我还想,这不是典型的中气下陷吗?气虚下陷,导致气血不能上升濡养头部,这还不容易治吗?于是我给患者开了5帖补中益气汤,开完药方,我还蛮有信心地告诉患者,这5帖药吃完,你肯定会有明显的好转。可五天后患者来复诊时,却给我当头泼了一盆冷水,他告诉我眩晕没有任何好转!同时他也安慰我说,可能是我这毛病时间长了,要好转也没这么快吧。我再仔细询问了患者的情况,得出的结论还是气虚下陷,既然辨证上不存在什么失误,为什么会没疗效呢？这时我想起朱丹溪"百病中多兼有痰"这句话，心里便豁然开朗了，心中的疑团也解开了，既然是气虚，那势必会导致水湿运化失常，痰浊内生、痰浊阻于脑部而发为眩晕。前面治疗无效，是只考虑了气虚，而没有考虑存在于经络血脉中的痰浊，于是我为患者重新开了一张补气化痰的方子：黄芪15克，党参15克，炒白术12克，姜半夏10克，茯苓10克，陈皮6克，川芎10克，升麻3克，柴胡3克，桔梗6克，橘络6克，制南星6克，仍旧服5帖。五天后患者欣喜地说，这次的药真灵，才吃了五天，我的头已经不大晕了。后来我让患者服用香砂六君丸巩固，服用了一个月左右，随访患者一年，眩晕都未发作。

痰是停留在体内的水湿中的秽浊部分，而"饮"则是水湿中的清稀部分。通俗地讲，凡是异常积聚在体内的澄清、透明、稀薄的水液在中医上都称为"饮"，如西医上的胸水、腹水、关节积液等。根据水液停聚的部位不同，中医将"饮"分为四类。①水饮停留在肠间，腹中漉漉有声，称为"痰饮"（这里的"痰"通"淡"，是清淡的意思，和我们上面讲的痰浊的"痰"含义不同）。西医的腹水等就属于"痰饮"范畴。②水饮停留在胁下，咳嗽时牵引作痛，称为"悬饮"。西医的胸水等就属于"悬饮"范畴。③水饮停留在心肺，咳嗽喘息，不能平卧，身形如肿，称为"支饮"。西医的肺心病、慢性支气管炎的喘息型等就属于"支饮"范畴。④水饮泛溢肌肤，停留在皮下，肢体肿胀，身体疼痛沉重，汗不能出，称为"溢饮"。西医的水肿、关节积液、滑膜积液等就属于"溢饮"范畴。

对于痰，我们可以采用"化痰"的方法治疗，但饮不同于痰，它是水湿中的澄澈、透明、清稀的部分，当然也无法像治疗痰这样采用"化"的办法，那该怎么办呢？既然饮是水液在体内的积聚，那么，最好的办法当然就是将这些异常积聚在体内的水液排出体外。根据水液积聚的部位不同，中医创造了三种治疗饮证的方法，那就是开鬼门、洁净府和去菀陈莝。

开鬼门，就是发汗，古代称汗腺为鬼门，所以叫开鬼门。这种方法适用于水饮停留在肌肤、皮下或是身半以上的表浅部位,如前面讲的"溢饮"就适合用这种方法来治疗,通过发汗,使停留在肌表的水饮排出体外。

洁净府,就是利小便,也可以叫利尿,古代称膀胱为净府,所以叫洁净府。这种方法适用于水饮停留在关节、身半以下部位等,如关节积液、滑膜积液等就可以采用这种方法来治疗,通过通利小便,使积聚在关节、肢体以及脏腑中的水饮排出体外。

去菀陈莝,以前很多书上解释为活血,但我认为是一种通大便的方法。"菀",是郁结、积滞的意思;"陈",是日久、陈积的意思;"莝",原意是铡下来的杂草,这里可以引申为停留在体内的糟粕物质。结合在一起看,"去菀陈莝"应该理解为去除日久积滞在体内的糟粕物质,而去除人体积滞的糟粕物质,最直接和有效的方法无疑就是通大便。这种方法适用于水饮在体内停留日久、病程较长或是水饮停留部位较深的情况。如前面讲的"痰饮""悬饮""支饮"等都可以采用这种方法来治疗,使积聚在体内深处的水饮通过肠道,从大便中排出体外。当然,由于水饮部位的差异和水饮积聚的程度不同,逐饮通便的度也就有不同,所选用的药物也会相应地不同。如饮在肠间的"痰饮",常用大黄来逐饮通便,如己椒苈黄丸(防己、花椒、葶苈子、大黄);饮在胸胁的"悬饮",常用甘遂、大戟、芫花等来逐饮通便,如十枣汤(甘遂、大戟、芫花、大枣);而饮在心肺的"支饮",则常用葶苈子来逐饮通便,如葶苈大枣泻肺汤(葶苈子、大枣)。

除了上面提到的"痰饮""悬饮""支饮""溢饮"外,其实任何水液在体内的异常积聚,只要其水液符合澄澈、透明、清稀的特征,我们都可以将之作为"饮"来治疗。

这里,我想提一下梅尼埃氏综合征(以前也叫美尼尔氏病)。这个病的临床特征是:阵发性眩晕,经常发作,眩晕时患者会觉四周物体旋转,好像有坐在车船上旋转不定的感觉,并伴有恶心、呕吐、头部昏痛,活动会导致眩晕呕吐程度加重。所以发作时，患者往往静卧闭目，不敢活动，有的病人会感到耳内有堵塞和压迫的感觉，或伴有眼球震颤。西医认为本病是内耳淋巴液增多、压力升高而引起的耳源性眩晕。我根据张仲景《金匮要略》有关"冒眩"证（"冒"，是恶心呕吐的意思；冒眩也就是指一种发作时眩晕和恶心、呕吐并见的疾病。张仲景认为是"心下有支饮"所致，这和梅尼埃氏综合征非常相似）的记载以及现代医学对梅尼埃氏综合征的认识，认为此病是水饮停留于内耳所产生的，并采用《金匮要略》中的"泽泻汤"治疗，取得了很好的临床疗效。泽泻汤的组成就两味药——泽泻和白术。泽泻，《神农本草经》中记载它的功效是"主风寒湿痹，消水"；白术，晋朝医家陶弘景的《名医别录》中称它"消痰水，逐皮间风水结肿"，并称它能"暖胃消谷"。这两味药组合在一起，泽泻通利小便，泻体内水饮为主，白术健脾消痰水为辅，既能去水饮积聚之标，又能绝脾虚生痰饮之本，所以药味虽少而获效迅速。

我曾治疗一夏姓女患者，43岁，患梅尼埃氏综合征三年多，这次因劳累诱发疾病，自觉天旋地转，恶心呕吐，不能进食，水入即吐。闭目静卧在床上稍觉好转，一动则又加剧如前，头部昏沉，语音低微，她在就诊过程中就跑到门口呕吐两次，呕吐物为清水样东西，自述已经一天没吃过东西了，仍时有泛恶感，舌淡苔白腻，脉象弦。我根据"饮停内耳"的思路，用泽泻汤：泽泻30克，炒白术45克。用水一碗半，浓煎成半碗，温服。并嘱咐患者，服药时不要一口喝完，先喝一口，过5分钟左右，如无不适，再喝一口，如此慢慢将这半碗药喝完。患者喝完竟不吐，渐渐安睡，直至第二天天亮才醒，醒后觉病如失，后用健脾化湿药调理两天，身体全安，并至今没有再复发。

痰饮是体内水液的异常积聚，它既是脾运化功能失调的结果，形成后又成为扰乱人体内在平衡的致病因子，所以痰饮具有病理产物和致病因子的双重特性。在人体的疾病过程中，还有一种物质有着类似于痰饮的特性，那就是我们下面要谈的"瘀血"。

所谓"瘀"就是瘀滞、阻塞的意思。瘀血首先是一种病理产物,它是各种内外界因素导致的血液循环障碍。外界因素常为外伤或寒邪凝固而形成瘀血,内在因素则多为以下几种:①气对血液的推动力不足,导致血液运行的动力下降而形成瘀血;②血管狭窄,导致血液通过狭窄的血管时不畅通而形成瘀血;③血液中杂质过多,血液黏稠度增加,从而影响血液运行速度,导致血液瘀滞成为瘀血;④气对血液的固摄能力下降,血液不能正常在血管中运行,渗出到血管外而形成瘀血。

其次,瘀血和痰饮一样,当它形成后,又会成为致病因子。如瘀血在血管之外则会导致肢体肿胀、皮肤瘀青甚至血肿等疾病;瘀血停留在经络、血管内,阻碍体内气血运行,则会导致各种肢体关节疼痛、心胸憋闷疼痛、头晕头痛、口唇青紫、痛经、胃脘疼痛、小腹疼痛等以疼痛为主的疾病。除了血液从血管中溢出,渗于皮下,出现皮肤瘀紫肿胀等能直接看到的症状外,大多数情况下,瘀血存在于经络、脉管之中,并不能被直接观察到。那我们如何来判断有无瘀血的存在呢?

中医通过观察和实践,总结了瘀血的几个特征性表现,通过这些表现,我们就可以判断体内是否存在有瘀血。这些特征性表现分别是:

第一,针刺样疼痛,疼痛部位固定不移,夜间疼痛加重,痛处拒按。这是瘀血最主要和特征性的表现,其机理是瘀血阻碍气血在体内的正常运行,使脏腑组织缺血缺氧而产生疼痛,如冠心病引起的心绞痛等就符合瘀血疼痛的特征。

第二,皮下青紫或出现肿块。血液渗出血管之外,凝聚成瘀血。如果位置表浅,位于皮下,则表现为皮肤瘀青、紫黑;如果位置较深则表现为肢体肿胀,或伴有局部肤温升高;如果渗出于血管之外的瘀血被机体组织紧密包裹,不能四处扩散,则会形成血肿块。如头部外伤后,由于瘀血被头部结缔组织紧密包裹,往往形成一血肿包。

第三,肌肤甲错。肌肤甲错是瘀血证的又一个较为特殊和有代表性的症状。那什么叫"甲错"?"甲",是鳞甲的意思,"错",则是交错的意思,"甲错"也就是指人的肌肤像鱼的鳞甲交错一般,这种情况在很多的皮肤病上可以看到。比如神经性皮炎后期,会出现皮肤纹理增粗,皮肤粗糙,西医把这种变化称为"苔藓样改变",而这种改变其实就有"肌肤甲错"的意思。

第四,唇甲青紫,舌质紫暗,或舌苔上有瘀点、瘀斑,舌下静脉曲张。这是由于血液循环受到瘀血的阻碍,四肢末梢、面唇舌体等处缺血缺氧的结果。

第五,各种出血,血色呈暗红色,往往伴有紫黑的血块。瘀血引起的出血,往往是瘀血阻滞于脉管之中,正常的血液循环受到瘀血阻挡而在局部出现血液的过多积聚,血管内压力增高,部分血液便渗出血管之外。

第六,脉象涩或结代。这里我先对涩脉和结代脉这两种脉象作一个简单的解释。涩脉是指脉搏跳动不流畅的一种脉象,中医上形容它为"轻刀刮竹"或是"细雨沾沙"。用轻薄的刀刃在毛竹表面刮动时是什么感觉?最明显的就是涩滞不畅而带有停顿的感觉。水和细砂混合后流动的感觉是什么?是一种缓慢涩滞而又带有粗糙的感觉。从这两个比喻中我们可以形象地理解涩脉。涩脉是体内有瘀血时人体血液在脉管中运行不流畅的表现,而结代脉则是指脉搏跳动过程中出现停跳的一类脉象。根据脉搏停跳是否有规律,结代脉又可细分为结脉和代脉两种。其中结脉指的是脉搏跳动过程中有歇止,但这个歇止时间的长短没有规律性,类似于西医房性早搏时出现的脉象;代脉指的是脉搏跳动过程中有歇止,这个歇止时间有一定长短,类似于西医室性早搏时出现的脉象。结代脉的出现,往往是心脏缺血缺氧的表现,而瘀血是导致心脏缺血缺氧的主要因素,所以,结代脉也可作为瘀血的特征之一。

在中医历史上,有一位医家对瘀血非常重视,他认为人体各种各样的疾病,都和体内的瘀血有着密切的关系,特别是对一些用常规方法治疗无效的疑难杂症,都应该考虑瘀血的存在,他就是清朝的名医王清任。王清任,字勋臣,河北省玉田县人,他在《医林改错》一书中说:"无论外感内伤……不能伤脏腑,不能伤筋骨,不能伤皮肉,所伤者无非气血。"而气血的病变又不外乎气虚、气实、血亏、血瘀四种情况,其中气虚则对血的推动力下降,气实(也就是邪气盛)则血脉壅塞,血亏则脉道不充盈,这三者最终都会导致血液循环瘀阻而成为一种瘀血,所以瘀血可以说是各种疾病的关键,这就是他使用活血化瘀药来治疗各种疑难杂症的依据所在。

对于瘀血证,他提出了五十余种证候作为判断瘀血的依据,极大地丰富了中医的辨证思路。王清任将人体分为三个部分:第一部分是头面四肢、周身血管;第二部分是横膈膜以上的胸腔,包括心、肺、咽喉、气管、食管等脏器;第三部分是横膈膜以下的腹腔,包括肝、肾、脾、胃、大肠、小肠、膀胱、胞宫等脏器。这三个部位各自有不同的瘀血证候。如瘀血在头面四肢、周身血管的证候有:头发脱落、酒渣鼻、耳聋日久、脸上胎记、紫白癜风、眼疼白珠红、牙疳(牙床腐烂,牙齿脱落的一种疾病)、口臭、妇女干劳(月经不来,饮食减少,四肢无力,午后发烧)、久病虚劳、交节病作(每当节气更替即会发作的疾病)、小儿疳积等;瘀血在横膈膜以上的证候有:胸痛、胸不任物、胸任重物、心里热(灯笼病)、呃逆、急躁易怒、饮水即呛、晚发一阵热、心悸失眠、夜睡梦多、食从胸右下、瞀闷、小儿夜啼等;瘀血在横膈膜以下的证候有:肚腹积块、卧时腹坠、肚腹固定不移的疼痛、久泻不愈等疾病。

根据瘀血部位的不同,王清任创立了三张不同的方子。瘀血在头面四肢用"通窍活血汤",在胸部用"血府逐瘀汤",在肚腹则用"膈下逐瘀汤"。下面我们就来详细探讨一下王清任的这三张方子。

一、通窍活血汤

通窍活血汤的组成是:赤芍 3 克,川芎 3 克,桃仁 9 克(研磨成泥状),红花 9 克,老葱 3 根(切碎),鲜姜 9 克(切碎),红枣 7 个(去核),麝香0.15 克(用绢布包)。用黄酒半斤(250 克),将前七味药煎到黄酒只剩下

1盅左右(约50克),去渣,再把麝香放入酒内,煎一二沸,晚上睡觉前服用,主治头面四肢、周身血管的瘀血证。关于头面四肢和周身血管的瘀血证的证候前面已经详细列举过了,这里我就不再重复了。不过在这些证候中有几个是很有特点的:一是酒渣鼻,二是紫白癜风,三是脸上胎记。根据王清任在《医林改错》中的记载,用通窍活血汤治疗这三类疾病,一般二三十副药就能治愈。

这几个疾病病变部位都在皮肤,而且都有颜色的异常,也就是说,皮肤颜色异常的疾病都和瘀血有密切的关系。根据这个思路还可以引申开去,如对于黄褐斑、雀斑、粉刺,可根据瘀血在肌肤的思路,采用通窍活血汤进行治疗,这给我们在美容养颜方面提供了有效的内治方法。而王清任在治疗这类瘀血在肌肤的疾病时,采用了活血药和发散风寒的葱、姜配伍的方法,这也很有意思。葱、姜具有驱散肌表风寒、疏通肌表经络的作用,我们感受风寒,鼻塞流涕、恶风咳嗽时,煎上一碗浓的姜汤,乘热喝下,再捂紧被子睡上一觉,发发汗,第二天就会感觉轻松很多。这两味药和赤芍、川芎、桃仁、红花、红枣、麝香等活血药配合在一起使用,可以使活血作用专注于肌肤,从而更好地疏通和去除肌肤的瘀血。

从这个方子的配伍方法中,我也得到启发,把活血药和解表药相结合,运用在一些急性软组织损伤的治疗中,也有意想不到的效果。比如我曾治疗过一个张姓患者,他不慎滑倒后臀部着地,导致尾骶部疼痛、局部轻度肿胀、皮肤瘀紫,拍X光片没有发现骨折,这是非常明显的软组织挫伤。中医辨证是气血瘀滞,于是我给他开了5副活血化瘀的药,五天后,患者来复诊,效果并不明显。这时我参照王清任通窍活血汤的配伍方法,在原方中加入麻黄、桂枝两味散寒解表的药,结果效果很好,第二次的5副药吃完,各种症状就基本消除了。后来,我凡是遇到这类肌肤软组织损伤的疾病,都在活血药的基础上加上一两味散寒解表的药,效果明显要好于单纯使用活血药。

在通窍活血汤中,除了配伍的奥妙外,还有一味药非常关键,那就是麝香,麝香是通窍活血汤中的君药(也就是最重要的药),王清任自己也说"此方麝香最要紧……必买好的方妥",那么麝香到底在方中起什么作用呢?麝香是雄麝的麝香腺中的分泌物干燥而成的一味中药,其主要功效是疏通经络、活血化瘀、通窍开闭。李时珍在《本草纲目》中认为"麝香走窜,能通诸窍之不利,开经络之壅遏"。李时珍在描述麝香功效时用了"走窜"这个词,"走窜"给人的第一感觉就是活动迅速,无处不到,可以这么说,麝香是所有活血化瘀药中活动性最强的。而走窜性强也意味着该药物疏通经络、开闭通窍的作用强,对一些病程长、普通药物难以起作用的顽固性疾病来说,只有依靠麝香极为强烈的走窜和开闭作用,才能得到改善和痊愈。所以,麝香在此方中非常重要,缺了它,就起不到通窍活血汤应有的作用。

二、血府逐瘀汤

血府逐瘀汤是一个治疗横膈膜以上部位(也就是胸腔)瘀血的方子,此方之所以要取名叫"血府逐瘀",这其中还有个小故事。

在《医林改错》中,王清任把横膈膜称为血府,他认为"人胸下膈膜一片,其薄如纸,最为坚实,前长与心口凹处齐,从两胁至腰上,顺长如坡,前高后低,低处如池,池中存血,即精汁所化,名曰血府"。原来由于王清任对脏腑的认识都来源于坟地或刑场上的尸体,这些尸体由于保存条件差,往往胸腔中瘀积有大量的积血,王清任并不知道这些血来源于胸腔中血管的破裂出血,反而把横膈膜当成人体血液汇聚、储藏的地方,并把它命名为"血府"。

这"血府"的得名事实上是王清任的失误之处,后人也因此而批评王清任,说他的《医林改错》是越改越错,当然这是题外话。虽然"血府"这个名称的来历并不正确,但是,胸部由于有心、肺的存在,其中心是全身血脉的主宰,血液从心脏流向百脉,又从百脉重新回到心脏。而肺则是百脉汇集的地方,百脉从肺中获取氧气,并携带这些氧气周流全身,给全身提供营养支持。从这个意义上说，胸腔实际上具有"血府"的意义和作用，而血府逐瘀汤治疗胸部瘀血也的确有着很好的疗效，所以，我们仍旧不妨沿用王清任"血府"这个名词，把它作为整个胸腔的一个概念。

了解了血府的概念之后，我们再来看此方的组成：当归9克，生地9克，桃仁12克，红花9克，枳壳6克，赤芍6克，柴胡3克，甘草6克，桔梗4.5克，川芎4.5克，牛膝9克。

这个方子实际上是由三部分构成。第一部分是当归、生地、川芎、赤芍、红花、桃仁。这几味药的主要功效是养血活血，也就是使血液充盈、血流通畅，它实际上是古方"桃红四物汤"的变通，把原来方中的熟地改成了生地，将白芍改为了赤芍，经过改变后此方活血化瘀的作用增强了。第二部分是柴胡、枳壳、甘草以及前面提到的赤芍。这四味药的组合是古方"四逆散"的变通。四逆散由柴胡、芍药、枳实、甘草四味药物组成，具有疏通气机、解郁宽胸的作用，主治因气机郁结，气不能周行全身而导致的手足逆冷（逆冷的意思是从指或趾端向近心端发冷，多因末梢血液循环障碍所致），所以称"四逆散"。前面我们讲过，气对血有推动作用，因此，气在体内运动的通畅程度和血液循环有着重要关系，气机郁结（也就是指气的运动发生障碍）势必会导致血液的瘀滞而形成瘀血。而胸部因为肺的关系，是气进出人体和气在体内升降活动最为频繁的地方，也是人体最容易出现气机郁结的地方，所以疏通胸部气机对胸部瘀血的治疗有着重要作用。前面两部分药物的组合，能起到疏通胸部气血、改善胸部血液循环，从而去除胸部瘀血的作用。

最后，王清任的血府逐瘀汤中还有两味药，一是桔梗，二是牛膝。桔梗除了有止咳化痰的作用，往往还被用于提升全身的气血，牛膝则正好和桔梗相反，可以起到引导全身气血往下部行走的功效。这两味药一升一降，起到了将气血上下疏导的作用。气血的上下疏通和对胸部瘀血的治疗有什么作用呢？打个比方来说，胸部的瘀血就好比交通堵塞，如果这个时候能进行合理地引导，将车辆有效地分流到周边较为通畅的道路上,则有利于堵塞道路迅速疏通,使堵塞道路能在最短的时间内重新恢复畅通。不然车辆仍旧不断从四方向堵塞处汇聚,那只会不断地加重局部堵塞的状况,最后导致交通瘫痪。血府逐瘀汤中桔梗和牛膝就是起到了分流血液的作用,使血液上下流动,不致于大量汇聚在被瘀血阻塞的胸部,从而有利于另外两部分养血活血和疏通气机的药物发挥作用,使胸部瘀血尽快消散。我们看中医的处方,有时候药物很简单,效果却很好,因为中医在开处方的时候,开的不仅仅是药物,其中还蕴涵着自然和宇宙的法则,所以我们学中医时经常强调一个"悟"字,"悟"什么? 就是去"悟"其中蕴涵着的自然与宇宙的法则。

三、膈下逐瘀汤

膈下逐瘀汤的主治证候中,最主要的莫过于各种肚腹的积块。肚腹中的积块,在中医上称为"癥瘕"。"癥"就是"真"的意思,指肚腹部的积块,固定不移,推之不动,成条状或块状,长期存在的,多为瘀血凝聚而成。"瘕"则是"假"的意思,指肚腹部的积块,位置不固定,发病时出现,不发病时可消失不见,用手推之可散开,或时大时小,时聚时散,这种积块多为气机郁滞所致。膈下逐瘀汤所治疗的肚腹部积块主要是以"癥"为主,"癥"病从现代医学的角度看,往往是肝肿大、脾肿大以及各种腹腔内的肿瘤引起,所以对膈下逐瘀汤进行研究,对现代医学尚没有有效药物的肝脾肿大、腹腔肿瘤的治疗有很大的参考意义。

膈下逐瘀汤的组成:五灵脂 6 克,当归 9 克,桃仁 9 克,丹皮 6 克,赤芍 6 克,乌药 6 克,玄胡 3 克,甘草 9 克,香附 4.5 克,红花 9 克,枳壳 4.5 克。这个方子的药物配伍除了前面讲到的活血化瘀药(当归、桃仁、赤芍、丹皮)和疏通气机药(乌药、香附、枳壳)配合使用外,有两味药的配伍值得玩味,那就是五灵脂和玄胡。在前面我们讲过,肝的主要功能是藏血和舒畅气机,如果肝的功能失调,则无疑会导致气机阻滞、血液瘀塞,气血长时间瘀滞不通,则会凝固而成为各种积块,因而恢复肝脏的正常功能,对治疗积块有着重要的意义。五灵脂正是一味能改善肝中气血瘀滞的良药，宋朝的药物学家寇宗奭（音"是"）认为"此物入肝最速"，李时珍也认为"肝主血……故此药能治血病"。所以，王清任在膈下逐瘀汤中将本品放在方首，可以看出这味药的重要性。玄胡，是玄胡索的简称，宋朝由于避宋真宗的讳，改称为延胡索，到清朝又因为避康熙玄烨的讳，改称为元胡。本药的主要作用是活血化瘀、行气止痛。宋朝的《开宝本草》记载玄胡能去"腹中结块"，李时珍认为玄胡能"活血化气"，并能"行气中之血滞，行血中之气滞"，是一味既能疏通气机，又能改善血瘀的良药，称玄胡为活血行气的"第一品药"。用它和五灵脂配伍，则大大增强了疏通肝脏气血的瘀滞、消除各种积块的能力，所以清朝名医张璐在《本经逢原》中认为玄胡"得五灵脂同入肝经散血破滞"，是用于积块治疗的最佳配合。

从上面三个方子我们不难看出，中医对疾病的治疗是非常细致和严谨的。同样是瘀血，由于部位、证候、性质的不同，治法也就不同，这就是中医治病求本的思路。"本"是什么？可以这么说，"本"就是各种疾病的内在根源，抓住了"本"，疾病就能应手而解。那么如何抓住这个"本"呢？这就要运用到望、闻、问、切四大手段，望色、闻声、问症、切脉这四个手段成为中医探索疾病外部征象和内在根源关系的一座桥梁，有了它，中医的基础理论和临床治疗才能有机结合，从而构成完整的医学体系。

中篇

探究疾病的本质

第十二章　　　察言观色话望诊

第十三章　　　舌上的秘密

第十四章　　　听声与嗅味

第十五章　　　问中有玄机

第十六章　　　神奇的脉诊

第十七章　　　疾病的虚实

第十八章　　　温热病杂谈

第十二章
察颜观色话望诊

望神

眼睛与脏腑的联系

形态与疾病

五色与五脏

常色与病色

五色主病

善色与恶色

在《史记·扁鹊仓公列传》中记载着关于战国时期名医扁鹊的一个故事：

扁鹊过齐，齐桓侯客之。入朝见，曰："君有疾在腠理，不治将深。"桓侯曰："寡人无疾。"扁鹊出，桓侯谓左右曰："医之好利也，欲以不疾者为功。"后五日，扁鹊复见，曰："君有疾在血脉，不治恐深。"桓侯曰："寡人无疾。"扁鹊出，桓侯不悦。后五日，扁鹊复见，曰："君有疾在肠胃间，不治将深。"桓侯不应。扁鹊出，桓侯不悦。后五日，扁鹊复见，望见桓侯而退走。桓侯使人问其故。扁鹊曰："疾之居腠理也，汤熨之所及也；在血脉，针石之所及也；其在肠胃，酒醪之所及也；其在骨髓，虽司命无奈之何。今在骨髓，臣是以无请也。"后五日，桓侯体病，使人召扁鹊，扁鹊已逃去。桓侯遂死。

这个故事一方面体现了扁鹊的医术高超，另一方面也展示了中医上一种重要的疾病诊断方法——望诊。所谓"望"，就是看的意思，望诊也就是通过观察病人来获取与疾病相关信息的一种手段。扁鹊对齐桓侯疾病的判断，就是依靠望诊获得的。

大家不免要说了，扁鹊看上齐桓侯一眼就能知道疾病的深浅轻重，这也太神奇了吧。事实上，这个故事虽然可能有夸大的地方，但通过对人体外在生命活动的观察，确实是可以判断体内的病理变化的某些特征的。这在西医学上也有明确的例子可以证明：比如心脏瓣膜疾病（如二尖瓣、三尖瓣狭窄或关闭不全），会在两颧部出现潮红；肾病晚期会出现脸色黑黯无光泽；黄疸性肝炎会出现皮肤、巩膜黄染；贫血或是大出血的病人往往面色苍白；小孩有蛔虫会在眼白或指甲上出现黄白色斑点；等等。这些实例明确地告诉我们，人体特定部位的颜色变化和相应的疾病之间是有密切关系的。通过望诊，医生可获得对病人的第一印象，而各种疾病在理论上都应该有体表的特征性改变。所以中医的经典著作《难经》认为，一个中医医生所能达到的最高境界，是通过望诊就能正确判断疾病的部位和性质，并据此而采取相应的治疗方法。《难经》上称这种境界为"望而知之谓之神"。

在前面的章节中我们已经了解到，中医在探索生命奥秘和疾病本质的过程中，始终坚持的一种方法就是通过人体的外在征象来推断脏腑的内在变化。中医用这种方法来研究人体和疾病，其依据就是：人体外在的生命活动实质上是内部脏腑活动的结果，所以当脏腑功能发生障碍或变化时，也必然会在机体外部表现出各种征兆。我们可以对这些征兆进行研究，使它们和机体内部脏腑功能的变化——对应起来，这样，只要运用各种手段来发现疾病在人体体表的征兆，就能推断和分析出内部脏腑的病变情况。望诊正是发现疾病征兆的手段之一。

　　通过望诊能观察到什么呢？对生命活动来说，通过视觉能观察到的，不外乎神、色、形、态四个方面。什么是神？我们在谈脏腑时曾提到过"心藏神"，当时对神的解释是，包含有人体所有物质（元阴、元阳、气、血、津液）信息的一种精气，因此，神在人体外在的表现就是一切的生命活动。换句话说，我们看一个人，其高矮、胖瘦、强弱以及精神面貌，都会给你留下一个整体的印象，这就是神。神是人体所有生命活动的综合，所以它反映的是人体内部脏腑运行的整体情况，这种情况无非分为两种类型。一种是各脏腑精气充沛，功能完好，人体的生命活动能够正常进行或基本正常进行。表现在外就是神志清楚、语言清晰、目光明亮、面色红润光泽、表情自然、反应灵敏、动作灵活、体态自如、呼吸平稳、肌肉饱满、大小便正常等。这种情况见于健康的人体，或是虽然有病，但疾病较轻、病程较短的人体。这种神的表现，在中医上称为"得神"。另一种情况则是脏腑精气耗竭，功能衰微，人体的生命活动无法正常进行。这种情况表现在外就是神志模糊或昏迷、语音低微或言语失伦、目光呆滞、面色晦黯无华、表情淡漠、动作失灵、反应迟钝、呼之不应、大小便失禁、汗出不止、瞳孔散大、身体僵直、呼吸窘迫或呼吸衰微、肌肉萎缩等。这种情况见于疾病较重、病程较长的人，特别是一些消耗性疾病晚期的病人，如恶性肿瘤、重度营养不良、老年人脏腑器官的自然衰竭等。这种神的表现，在中医上称为"失神"。通过对"得神"与"失神"的观察，可以初步判断疾病的轻重和预后情况，"得神"者往往病势轻、预后良好，"失神"者往往病势重、预后不良。所以，中医称之为"得神者昌，失神者亡"。

神虽然是人体所有生命活动的综合反映,但它也有集中和突出表现的地方,那就是眼睛。"眼睛是心灵的窗户",这就告诉我们,一个人的眼睛可以反映出他的整体面貌。中医很早就认识到眼睛和人的整体之间的关系,中医的经典著作《内经》上就有这样的记载:

> 五藏六腑之精气,皆上注于目而为之精。精之窠为眼,骨之精为瞳子,筋之精为黑眼,血之精为络,其窠气之精为白眼,肌肉之精为约束。

这句话的意思是,五脏六腑所蕴藏的精气都会聚于眼睛,这些精气是人体视觉活动的物质基础,所以,可以说眼睛就是五脏六腑精气会聚而形成的。其中骨(肾)中的精气会聚形成瞳孔,筋(肝)中的精气会聚形成黑睛,血(心)中的精气会聚形成血络,气(肺)中的精气会聚形成白睛,肌肉(脾)中的精气会聚形成眼睑。既然眼睛是五脏六腑精气聚集的地方,那么,通过对眼睛的观察,自然就可以了解到整个人体的"神"的状态。比如说,目光有神、精彩内敛、顾盼灵活、开合自如,则表明神气充足,脏腑功能旺盛。如果目光呆滞、双目无神、转动不灵、眼睑不能自主开合,甚至瞳孔散大,则表明神气衰败,脏腑功能衰竭。

此外,既然眼睛的不同部分分别是五脏的精气会聚而成,那么,对不同部位的形色变化进行观察,就可以了解五脏的运转情况,这就是中医在目部望诊中创造出来的"五轮学说"。具体来说,眼睛的内外眦血络称为"血轮",是血中精气会聚而成,因为心主血,所以"血轮"可以用来观察心的功能状态;黑眼珠称"风轮",是筋中精气会聚而成,因为肝主筋,所以"风轮"可以用来观察肝的功能状态;白眼珠称"气轮",是气中精气会聚而成,因为肺主气,所以"气轮"可以用来观察肺的功能状态;瞳孔称为"水轮",是骨中精气会聚而成,因为肾主骨,所以"水轮"可以用来观察肾的功能状态;眼睑称为"肉轮",是肌肉中精气会聚而成,因为脾主肌肉,所以"肉轮"可以用来观察脾的功能状态。

由此看来，眼睛虽小，但其中包含的信息却非常丰富，是了解神及五脏六腑功能情况的重要器官。

神是人体的整体情况的一种外在表现，除此之外，可以被我们观察到的外在征象还有人体的形态和色泽。形态，指的是人的身形和体态。身形，也可以叫作形体，这是人在静止状态下的空间轮廓，比如说高矮、胖瘦、强弱等。形体和人体的肌肉、骨骼的强壮程度有关，而肌肉、骨骼的生长发育，往往受到生长激素、性激素等内分泌激素水平高低的影响。内分泌激素水平的高低，又受到人体内元阴、元阳、气、血、津液等基本物质的充盈程度所控制，所以，通过对人的形体的观察，可以了解身体内各种基本物质的充盈程度。如身形低矮或有佝偻病，可以判断是体内元阴、元阳不足，骨骼生长发育不良；如形体肥胖，可以判断体内脾所藏的气不足，水湿运化障碍积聚而成为痰浊，从而引起肥胖；如形体瘦弱，则可以推断体内气、血、津液等物质过度消耗，不能充实形体，从而导致消瘦。

体态则主要是人体活动时的各种姿势和动态，它反映了人体神经系统（如大脑、脊髓、外周神经等）对运动系统（肌肉、韧带、骨骼等）的支配、控制情况。健康的人体应该是体态自如，能随自己的意愿做各种各样的动作。当神经系统对运动系统的支配、控制发生障碍时，就会导致各种体态的异常，出现某些活动障碍、活动丧失或者不自主的活动，这时，通过对这些体态的特性的观察，就能够判断分析体内神经系统功能的状态。神经系统的功能异常主要有减弱（丧失）和亢进两种类型。神经系统功能减弱（丧失）会导致其支配的肌肉兴奋性降低，出现肌肉萎缩、肢体瘫痪、口角歪斜等体态；神经系统功能亢进，则会导致其支配的肌肉兴奋性增高，出现肌肉跳动、手足震颤、关节拘挛、角弓反张、目睛上吊、四肢抽搐等体态。此外，有些特殊的疾病会导致一些有特征的体态，了解这些体态也能帮助诊断疾病。比如心绞痛患者常会以手护心，不敢行动；腰腿疾病患者常用手护腰、脊柱侧弯以减轻疼痛；畏缩多衣往往是畏寒患者的表现；常欲揭衣被，则是热证患者；等等。通过望诊，对这些特殊的体态进行观察，对了解疾病的部位和性质都有很大的帮助。

疾病除了会导致人体形态的改变，还会导致人体体表色泽的变化。不同性质的疾病以及不同脏腑的疾病，都会在人体体表产生不同的色泽变化，因此望色成为望诊中最为重要的部分。在本章开头讲述的故事中，齐桓侯并没有明显的病态表现，扁鹊却能够判断他的疾病情况，这个依据是什么？我想，除了神外，另外可以作为依据的恐怕就只有色泽了。

为什么通过人体表现出来的色泽，可以判断疾病的轻重和部位呢。色泽和疾病之间到底有什么样的联系呢？中医学通过对体表色泽与内在脏腑之间关系的探索，使人体体表的颜色变化和脏腑、疾病紧密联系，形成了自身独特、有效的色泽诊断理论。色泽，其实应该包括两部分内容，一是颜色，二是光泽。不同的颜色和光泽变化，可以反映出不同的疾病部位和性质，下面我们先来讲颜色和疾病的关系。

人的五脏和五行有一一对应的关系，具体来说，心属火，肝属木，脾属土，肺属金，肾属水。而五行又各自有自己的颜色属性，它们分别是：火是红色，木是青色，土是黄色，金是白色，水是黑色。火、木、土分别和红、青、黄对应比较好理解，金和白色对应可理解为金属往往在光线照射下呈现出一种金属特有的白色光泽，所以金和白色对应也容易理解。那么水和黑色对应是什么道理呢，水明明是无色透明的物体，为什么和黑色联系在一起呢？这是一个很有意思的问题，水一般情况下是无色透明的，可是当水被污染变质之后呢？日常生活的经验告诉我们，这时水会逐渐变黑发臭。正常状态的水是无色透明的，它和任何物体在一起时往往只显示出其他物体的颜色，但如果水受病，则会表现出它的病色——黑色。因此，我们把黑色作为水的主色，黑色代表了水在病态下的一种特征性颜色。了解了这一点，根据各自的五行属性，我们很容易把五脏和五色对应起来,那就是心与红色,肝与青色,脾与黄色,肺与白色,肾与黑色。

颜色和脏腑的关系找到了,还需要通过体表的某个部位来观察这些颜色的变化。这个部位需要和五脏有密切的联系,能反映出五脏的功能变化,这样它才能敏锐地反映出机体在各种状态下的颜色变化。我们曾经讲到,五脏和体表的五个器官有直接的联系,五脏通过它们和外界进行信息交换,根据外界的情况不断调整自身的功能状况,这五个器官就是舌、目、口、鼻、耳,这五个器官在哪里? 在面部。既然面部和五脏有如此直接而密切的关系,那么五脏变化产生的颜色变化势必也会在面部反映出来。这样,中医最后确定将面部作为观察人体颜色变化的主要部位。

因为面部是五脏精气和外界进行沟通的场所,所以面部也成了五脏精气的会聚之处,五脏所主的颜色也都会在面部得到反映。在正常情况下,五脏所对应的五种颜色在面部的表现是相互包容、相互融和的。仔细观察自己的面部,我们可以观察到四种颜色,那就是红、黄、白、青。中国人的肌肤色泽往往是以黄白的调和色为主色,黄色、白色分别就是脾、肺两脏精气在面部的反映。在黄白的主色下,可以看到隐隐的红色和青色,这分别是肌肤下面的动静脉所表现出来的颜色,红色和青色就是心和肝两脏精气在面部的反映。心、肝、脾、肺的主色红、黄、青、白四色在面部都有了反映,可是独独没有肾脏的主色黑色,这是为什么? 其实,这个道理前面我们已经解释过了。肾属水,水在正常状态下是无色透明的,所以,在健康状态下,肾的精气在面部的颜色是透明无色的,我们也就无法察觉,而当肾脏患病时,则会在面部表现出它的病色——黑色。从这个意义上说,面部的正常颜色应该是由红、黄、白、青以及透明色互相融合在一起的颜色,任何一种单一的色彩都不会特别显著地在面色中显现出来。可以这么来形容正常的面色:红黄隐隐,明润含蓄。这种正常的面色,中医上也称它为"常色"。如果脏腑发生病变,面部这种协调含蓄的颜色特征就会被破坏,而突出地显现出病变脏腑的颜色特征,如心病会显现出红色,肝病会显现出青色,脾病会显现出黄色,肺病会显现出白色,肾病会显现出黑色。这种疾病状态下显现出来的颜色,往往不能与面部原有的颜色融和在一起,而是游离于原来颜色之外,这种病态的颜色,中医上称为"病色"。

红色为心的主色,心病可在两颧部出现红色,往往呈嫩红色。心属火,所以红色也主火热病。根据红色的深浅老嫩,可以判断疾病的虚实。如果呈深红色、老红色,往往为实热,常见为外感热邪或是脏腑实热导致的发热,如感染性发热,甲状腺功能亢进引起的发热,等等。如果呈粉红色、嫩红色,往往为虚热,常见为阴虚火旺引起的发热,如妇女更年期的潮热,等等。实热所表现出来的红色往往是显现在整个面部,而虚热往往红色只显现在颧部,这也是实热和虚热的区别之一。另外,红色还可以见于一种情况。有的久病或病重的患者,平素面色苍白,但时而会出现面颊潮红,颜色嫩红如妆(就好像涂了一层粉红的胭脂一般),部位游移不定,面色虽红,但四肢冰凉,这种红色,中医上称为"戴阳证"。出现这种情况,表明患者病情危重。患者面部显现出红色,并不是因为体内有热,而是体内元阳衰竭,被阴寒逼迫而浮越在面部形成一种"热"的假象,所以中医上也称这种现象为"真寒假热"。元阳衰竭到极点后,为什么会出现这种上浮、外越的现象呢?前面我们了解过,元阳是储藏在肾脏的一种精气,它的主要作用是温煦机体,为脏腑活动提供原动力,对整个人体来说,元阳就相当于一个火源。火焰的特性是往上窜,但它要有一定的物质作为依附,这样的火才能有"根",元阳正是这样一种产生火的物质。只有元阳充足,它产生的"火"才能有"根",才能安藏于肾脏,如果元阳衰竭到一定程度,它所产生的"火"失去了可以依附的物质基础,就会成为一种无根之火,从而浮越到面部。在日常生活中,我们可能都有过这样的体会,火堆在将要熄灭的时候,会有火星向上窜起飘浮于空中。所以"戴阳证"就是人体元阳快要熄灭的危重证候，是人体生命垂危的一种象征。

青色是肝的主色，肝病可在面部表现出青色。大家要说了，我们平时看到的肝病，如肝炎等，表现在面部的怎么都是以黄颜色为主呢？不错，肝炎等疾病往往会表现出黄疸，并没有青色的表现，但中医上"肝"的概念并不等同于解剖上的肝脏。我们在前面讲过，中医上的肝的主要生理作用是主藏血和疏泄，因此，中医意义上的肝病是指肝的藏血和疏泄作用障碍而出现的疾病。而黄疸性肝炎的本质在中医上讲，其根源并非是肝本身的病变，而是脾运化水湿功能障碍导致体内湿热蕴结，继而影响肝胆成为黄疸，这在"黄色主病"中，我还会详细介绍。肝属木，木的特性就是往上生长，从这个往上生长的特性中，我们可以体会到一种伸展、舒畅、条达的意思，所以对应到肝，其主要作用最突出的就是舒畅作用。这个舒畅，既是对气血的舒畅，使气血在体内运行流利、通畅，也是对人体情志的舒畅，使人的情绪愉快。而肝的疾病自然会影响到舒畅作用的正常发挥，从而导致体内的气血瘀滞和情志郁怒，这两者也正是青色所主的疾病。我们平时形容一个人生气时的脸色，称之为"脸色铁青"，这也从一个侧面正实了青色和郁怒之间的关系。因为寒冷会使血液凝固而形成瘀血，而瘀血又是引起机体产生疼痛的重要原因之一，所以青色还是寒证或是各种疼痛的颜色反映。此外，肝在中医上和内风（各种具有"动摇"特征的疾病）有直接关系，所以青色还主小儿惊风等内风性疾病。

黄色为脾的主色，脾病可在面部显现出黄色。脾属土，土是万物生长的根本，而脾在体内也是气血生成的根本，所以中医上也称脾为"后天之本"。我们在前面讲过，中医上脾的主要生理功能是运化饮食，脾病当然就是脾的运化饮食的功能发生障碍。这个障碍，一则会导致体内气血生成不足，二则会导致体内水湿过度积聚，所以黄色所主的疾病主要就是气血亏损和水湿停聚。而气血亏损和水湿停聚引起的黄色，在视觉上又存在差异。气血亏损引起的黄色，是淡黄而枯槁无光，中医称为"萎黄"。我们将营养不良的儿童形容为"面黄肌瘦",这个黄就是"萎黄"。水湿停聚引起的黄,是由于体内有过多水湿的积聚,所以在黄色以外,往往兼有浮肿,表现在面部,就好像人长胖了一样,所以中医形象地称这种黄为"黄胖"。水湿在体内停聚,还会和体内的热邪或寒邪相结合,形成湿热或是寒湿,从而出现不同特征的颜色。湿热导致的黄,往往黄色鲜明光亮,如橘子皮的颜色一般,这种黄,最常见的就是我们上面提到的急性黄疸性肝炎的黄,这在中医上也称为"阳黄"。寒湿引起的黄,往往黄而晦黯如烟熏,这种感觉就好比黄色上蒙有一层薄薄的污垢,但无论怎么洗也无法去除,这种黄在肝炎的后期往往会出现,多因过度使用寒凉药物而导致,在中医上也称为"阴黄"。"阴黄"的出现,是因为机体阳气衰败,水湿在体内弥漫,阳气不能外达于肌肤,所以出现面色黄而晦黯似烟熏。

同样是肝炎,早期表现出来的阳黄和后期表现出来的阴黄颜色特性不同,反映出来的疾病本质和机体内在情况是不同的。阳黄颜色鲜艳明亮,证明体内正气不衰、湿热内盛;阴黄颜色晦黯如熏,证明体内阳气衰败、水湿弥漫。正因为这两种黄所反映的人体内在状况是完全不同的,所以对肝炎的阳黄和阴黄的治疗是完全不同的,阳黄应该清热利湿,阴黄则是应该温阳化湿。在前面的章节中我们讲过,在对待细菌、病毒等微生物感染性疾病时,应该把人体自身的内环境作为主体,但这些在日常生活中再明白不过的道理,放到自己身上,为什么就不明白了呢?肝炎虽然和肝炎病毒有关,但肝炎病毒在人体内生长繁殖的关键因素,还是体内的内环境状况,阳黄和阴黄正是反映了两种适合肝炎病毒在体内生长繁殖的环境——湿热和寒湿。如果不正视内环境差异所造成的疾病本质的不同,那我们对疾病的治疗往往会犯很大的错误。

我曾治疗过一个阴黄患者,肝功能长期不正常,肝功能中的谷丙转氨酶(GPT)一直在 80～120U/L(正常参考范围是低于 40U/L),他经人介绍来我这里看病时,已经服用中药约一年多了,他说最近肝功能 GPT

指标好像又有升高的趋势，他自己也非常担心。当时我看他的面色，黄而晦黯，这个黄色上覆盖有一层好像烟熏过的灰黑色，神疲乏力明显，胃口不开，吃东西都感淡而无味，畏寒怕冷，大便偏溏，舌淡白而胖，苔白腻，脉象弱。我想这是典型的阴黄证，为什么会用药一年多而没有效果呢？取过他原来服用的药方一看，这才知道答案。原来前面的医生都因为肝炎这个"炎"字，所用的药物都是清热利湿的药物，如茵陈、虎杖、垂盆草、栀子、黄芩、黄连、大黄之类。患者的面色和脉象明明告诉我们他体内阳气已经衰败，再用寒凉药物损伤阳气，就好比一个人已经在雪地中冻得发抖，你却还要他吃冷饮，这不是雪上加霜吗？于是我给他处方：附子10克，干姜9克，桂枝10克，炒白术30克，猪苓10克，茯苓15克，泽泻10克，党参30克，木香10克，砂仁6克，半夏10克，陈皮6克。其中附子、干姜、桂枝、白术、党参、木香、砂仁温阳健脾，猪苓、茯苓、泽泻利水化湿，全方能起的作用就好比能让体内得到阳光普照，自然能消散寒湿的阴霾。我让他服完7帖药后做肝功能复查。一周后他打电话来，声音激动得都有些发抖，他说，你们医院的化验会不会出差错？我的GPT降到18U/L了，我都不敢相信了。这一年多来，我的GPT从来没低于80过，吃了你一个礼拜药就降到18了，你的药太神了。该患者前后吃了20多帖药，脸色也逐渐红润有光泽起来，多次复查肝功能都在正常范围之内，停药后也没出现反复。

白色为肺的主色，肺病可在面部显现出白色。肺是百脉朝会的地方，可以说肺是全身气血最为密集的地方，所以各种气血损伤、消耗性疾病也因此会表现出肺的主色——白色。常见如大病、久病之后气血亏耗，会出现面色苍白无华；大出血后往往面色苍白、冷汗淋漓、四肢厥冷、精神萎软；素体虚弱，脾胃运化无力、气血生化无源则会出现面色淡白无华。总之，出现白色大多是体内气血不同程度损耗的一种象征。

黑色为肾的主色，肾病可在面部显现出黑色。当我们熬夜过后，第二天会出现黑眼眶，这就是熬夜损耗肾中所藏的精气而导致，所以黑色主肾虚。肾虚就是肾中所藏的精气亏耗的意思。肾中所藏的精气有元阴和元阳两种,这两种精气的作用也是不同的,元阴主要是滋润人体,而元阳主要是温煦人体,所以不同的精气损伤表现在面部的黑色也有差异。元阴亏损,则对人体的滋润作用下降,这时表现出来的黑色往往是一种焦黑色,而且伴有枯槁、干瘪的质感;元阳亏损,则对人体的温煦作用下降,这时表现出来的黑色往往是淡黑色,而且伴有虚胖、晦黯的质感。肾属水,肾本身又和人体水饮的代谢有密切关系,所以黑色也主水饮病。很多肾病患者的后期,既有肾中精气亏耗,又有水饮内停,导致肾功能衰竭、水液代谢紊乱,从而在整个面部表现出黧黑色,我们可以从黑色的深浅判断疾病的轻重和预后。黑色越深,则表明疾病越重,预后越差。

我们在讲一种颜色时,除了它的色彩差异外,还应该包括它的亮度差异。比如黑色的羽毛和黑色的煤,虽然都是黑色,但由于亮度不同,给人的感觉也是不同的。亮度的差异就是颜色的光泽度。同样的颜色,对不同光泽度的物体来说,它们之间的本质是不同的,所以对体表光泽的观察对了解疾病的不同性质是有意义的,这也使对肌表光泽的观察成为望色中的一项重要内容。如果一个人看上去很健康,我们会说他气色好,气色中的"色"是指脸部的颜色,而这个"气"字,指的就是脸部的光泽。从"气色"这个词也可以看出,光泽的好坏和体内的气有着密切的关系。中医认为,肌表的光泽,是五脏六腑精气在体表的一种反映,脏腑精气充足,那么肌表的光泽也就好,脏腑精气亏耗,那么肌表的光泽度也就差。

因为肌表的光泽度和人体脏腑精气有着密切的关系,所以人体在疾病的状态下表现出来的病色的光泽度不同,它代表的疾病轻重也是不同的。同样一种病色,如果光泽好,则表明在疾病状态下,脏腑精气仍然充足,这时疾病相对就轻,容易恢复,中医称这种有光泽的病色为"善色"。《内经》提出了五种善色的模型,可以供大家参考。那就是：青如翠羽（翠羽指翠鸟的羽毛，其颜色青而光亮），赤如鸡冠（鸡冠的颜色，鲜红而光润），黄如蟹腹（蟹腹指雌蟹的蟹黄，其色鲜黄嫩泽），白如豕膏（豕膏指猪的脂肪，也就是俗称的猪板油，其色白而明润），黑如乌羽（乌羽指乌鸦的羽毛，其色黑而润泽）。如果病色缺乏光泽甚至无光泽，那就说明疾病已经严重损耗了人体的精气，这时疾病就重，预后也就较差，中医称这种无光泽的病色为"恶色"。《内经》也为恶色提供了五个模型，分别是：青如草兹（草兹指死草，它的颜色是青而枯暗，无光泽），赤如衃血（衃血指死血、凝固的血液，颜色往往呈暗红带黑，无生机），黄如枳实（枳实的颜色是黑黄不泽），白如枯骨（白而枯槁），黑如炲（音"台"，指煤烟的尘灰，是一种灰黑无华的颜色）。借助《内经》提供的这两组模型，我们可以对"善色"和"恶色"形成具体而形象的概念，同时，通过"善色"和"恶色"，我们可以判断体内脏腑精气的盛衰情况，从而了解到疾病的轻重。

　　望神、望形态以及望色泽使我们充分获取了疾病的视觉信息，但任何一个疾病都是复杂多变的，所以仅靠观察获得的信息是远远不够全面和详尽的。为了最大限度地获得疾病的外在信息，中医发明和创造了各种诊察手段，如辨舌苔、听声音、闻气味、问病情、察脉象。可以说视觉、嗅觉、听觉、触觉，中医把人体能用的全都派上用场了，这样我们才能取得最为详细的疾病信息，为正确判断和分析疾病的本质提供最可靠的依据。其中辨舌苔事实上也属于望诊的范畴，但因为对舌苔的观察以及将舌苔和疾病进行有机联系是中医独有的诊病手段，所以本书将舌苔这部分内容从望诊中独立出来，单独作为一章来介绍。

第十三章
舌上的秘密

舌与脏腑的关系

舌的构成

舌的神、色、形、态

舌苔的形成

苔色与苔质

染苔

　　将舌与疾病密切地联系起来,并通过舌的不同外观来判断体内的疾病情况,这是中医学独一无二的一种诊断方法。中医学之所以这么重视对舌的观察,要从舌与脏腑的关系说起。

　　我们前面曾讲过,"心开窍于舌",也就是说,舌头是心和外界交换信息的器官,心的功能变化可以通过舌表现出来,所以中医上又称"舌为心之外候"。这个"候"字,就是征象、迹象的意思。而心是人体的"君主之官",是各种生命活动的主宰,既然如此,那么作为其"外候"的舌,自然也就能够反映出人体的整个生命活动的状况。因此，当人体内在的动态平衡被破坏，出现各种疾病症状时，舌也会出现相应的变化，而通过对这些变化的观察和分析，就能为我们提供有力的疾病证据，所以中医非常重视对舌的观察。

要了解舌与疾病的关系，我们有必要先来了解一下舌的组成和构造。舌附着于口腔底、下颌骨和舌骨，有上下两个面，上面称舌背，中医也称之为舌面，下面称舌底。在舌面上有一层薄而透明的黏膜，黏膜上有很多细小的突起，称为舌乳头。根据舌乳头的形状，我们将其分为丝状乳头、菌状乳头和轮廓乳头三种，前两种分布在舌的前部，后者分布在近舌根处。菌状乳头和轮廓乳头上有味觉器，称为味蕾，是人体产生味觉的主要场所。中医根据舌在视觉上表现出来的特点，将它分为舌质和舌苔两大部分。舌质，又称为舌体，是舌的肌肉和脉络组织，内含有三种方向的横纹肌和丰富的血液，正常情况下呈淡红色，并能灵活地运动。舌苔是覆盖于舌体上的苔状物，它的主要成分就是丝状乳头，正常情况下呈白色，颗粒均匀地铺在舌头表面，和舌面紧密接触，无法揩去，并且透过这层苔可以隐隐看到淡红色的舌体，所以中医将正常的舌象描述为"淡红舌，薄白苔"。在疾病状态下，舌体和舌苔都会发生不同的变化，通过对舌体和舌苔的观察，可以判断疾病的部位和性质，为疾病的诊断提供依据。

先来看舌体和疾病之间的联系。和前面的望诊一样，对舌体的观察也不外乎神、色、形、态四个方面。舌神，也就是指观察到的舌的整体面貌，是我们看到舌时的第一印象。一般来说，舌神包括两方面的内容。一是荣枯，"荣"是指舌红润光泽、有生气、有光彩，这是有神的表现，表示脏腑精气充足、功能运转正常，对疾病来说，说明病轻，易于恢复；"枯"是指舌干枯死板、晦黯无光泽，这是无神的表现，表示脏腑精气耗损、功能衰竭，对疾病来说，说明病重，不易恢复。二是灵动性，如果舌体活动自如、舒卷有力，是有神的表现，代表病轻；如果舌体活动僵硬、舒卷不灵、语言謇涩或萎废不用、伸屈无力，则是无神的表现，代表病重。通过舌神，我们对疾病和脏腑情况就有了一个初步的善、恶判断，如要更详细地了解疾病，还需要仔细地去观察舌体的色、形以及态。舌体的颜色主要和舌体所含的丰富的血液有关，正常情况下呈淡红色。而舌体颜色的改变当然也就跟舌体的动脉供血有密切的关系，供血不足会导致舌体颜色变浅，供血太过会导致舌体颜色加深，血液瘀滞则会使舌体颜色加深而且带有暗黑的色泽。下面我们就来看几种常见的舌体颜色变化的类型，并了解一下它们所代表的临床意义。

淡白舌。舌体颜色比正常的淡红色要浅淡，甚至全无血色的，称为淡白舌。淡白舌是舌体动脉供血不足引起的，如血液亏少、血压低等原因导致舌体动脉供血不足。我们讲过，体内气血的生成主要靠脾的运化功能，而血液在血管中正常运行所需要的推动力，又主要依靠体内的阳气来实现，所以淡白舌的出现，常见于两种情况：一是脾虚运化无力，导致体内气血不足，或是久病重病、大出血等导致体内气血过度耗损；二是阳气虚弱，无力推动血液运行。

红舌。红舌正好和淡白舌相反，比淡红色要深，甚至呈鲜红色的舌体颜色，称为红舌。红舌是舌体动脉过度充血所引起，而舌体动脉过度充血的原因，大多是血液循环速度加快，所以红舌多见于各种发热性疾病，常见的如火热内生、外感热邪等。如果再结合舌体表面的舌苔，我们就能分辨这种热证是虚热还是实热。红舌兼有黄厚苔的，多属实热证；红舌兼少苔无苔，或舌苔上有裂纹的，往往属虚热证。这一点，我们在下面还会详细介绍。

绛舌。绛舌是比红舌颜色还要深的一种舌体颜色，因此和红舌相比，绛舌代表的含义就是热度更重，程度更深，它和红舌一样，既可以是实热导致，也可以是虚热导致，我们也需要结合舌苔进行辨别。

紫舌。紫是一种红中带蓝的色彩，因此，紫舌也有两方面的含义。如果其中红的成分多，呈绛紫色的，往往代表体内有热，血液受热邪煎熬而浓缩瘀滞,形成绛紫舌;如果蓝的成分多或淡紫湿润的,往往代表体内有寒,血液受寒邪凝固而瘀滞成为淡紫舌。

青舌。青色所主的疾病最主要的就是瘀血和寒证,青舌也不例外。青舌是舌体所含的血液瘀滞而表现出来的颜色,其色彩就像静脉曲张时突起于肌肤表面的"青筋",颜色以暗青色为主,缺乏红色调,因为颜色上类似水牛之舌,所以中医也称之为"水牛舌"。青舌是内寒和瘀血的象征,全舌都呈青色,是寒邪侵袭人体、体内阳气郁滞、局部血液凝固的表现;而舌两边发青,往往是体内有瘀血的表现。

通过对舌色的观察,我们可以了解体内的寒热情况,以及气血运行的通畅程度,而通过对舌形的观察,则可以了解机体的内在环境。舌形,指舌的外表形状,常见的有胖瘦、老嫩、胀瘪以及某些特殊的病态。

胖大舌。舌体比正常大,伸舌满口,望之水分充盈的,称为胖大舌。因舌体胖大,舌的两边与牙齿接触处常被牙齿的挤压而形成齿痕,这时也称为"齿痕舌"。很明显,胖大舌和齿痕舌都是舌体水分过多所致,而舌体水分过多,又系体内水湿过度积聚引起的,所以出现胖大舌和齿痕舌,就意味着体内存在着水湿停聚的病理现象。

瘦薄舌。舌体比正常小而薄,称为瘦薄舌。和胖大舌正好相反,瘦薄舌是体内阴液亏耗或是气血不足,导致舌体不能充盈而形成。如果瘦薄而舌体颜色鲜红的,那就表明体内阴液亏损;如果瘦薄而舌体颜色淡白的,则表明是气血不足。

老舌。舌质纹理粗糙,缺乏润泽,形状坚实苍老的,称为老舌。老舌在中医上一般代表实证。

嫩舌。舌质纹理细腻,水分较多,形状浮胖娇嫩的,称为嫩舌。嫩舌在中医上一般主虚证。

裂纹舌。舌面上有深浅不一、多少不等、各种形态的裂纹,称为裂纹舌。多数是疾病耗伤体内气血津液、脏腑精气不能滋养舌体而导致裂纹的出现,但部分正常人也会出现裂纹舌,我们不能一看到裂纹舌就认为是精气耗损,关键还是要结合人体的整体情况来加以考虑。

点刺舌。"点"是指鼓起于舌面的红色、白色或黑色的星点;"刺",也称"芒刺",它是舌面的软刺及颗粒异常增大,形成尖峰状突起,就好比尖刺一样。点与刺一般常出现在舌尖或舌的两边,往往是各种热证所引起的。

重(音"虫")舌。"重",就是重叠的意思,它是指舌下的血络肿大,好像在原来的舌头下面又生了一个小舌头一样,所以称为重舌。如果多处血脉肿大,互相重叠,有如莲花一般,又称"莲花舌"。重舌和莲花舌都是舌下血脉肿大形成,我们前面讲过,心主血脉,心火旺则会导血脉过度充血而出现肿大,所以重舌和莲花舌的主病为心火亢盛。

除了上述常见的舌形变化外,很多舌本身的疾病也会导致舌形的改变,如舌部感染、舌部溃疡、舌部肿瘤等,都会在舌形上出现不同的变化,这都需要我们根据其症状特征加以鉴别和判断。

舌态指的是舌的动态。舌的动态异常,往往是神经系统病变所致。舌态的异常,常见的有僵硬、萎软、歪斜、颤动、吐弄、短缩、弛纵、麻痹等,归纳起来不外乎两类:一是舌的运动功能亢进,二是舌的运动功能减弱或消失。舌体运动功能亢进,会出现僵硬、颤动、吐弄、短缩等舌态;而舌的运动功能减弱、消失,则会导致萎软、歪斜、弛纵、麻痹等舌态。下面我们就来详细了解一下这些舌态的特征。

僵硬舌。舌体僵硬板直,舒卷运动不灵活,导致饮食障碍以及语言艰涩,也称为"舌强(音"匠")"。我们在"风气内动"部分曾提到过"诸暴强直,皆属于风",所以"舌强"在中医上是风气内动的一种表现。

萎软舌。舌体软弱,无力舒卷,称为萎软舌。萎软舌是体内气血或阴液极度亏耗,导致舌体缺乏荣养滋润而出现的一种舌态。舌的活动主要靠舌肌,舌肌力量的大小又和舌的营养供应有着密切关系,如果人体气血阴液亏耗,舌肌无法得到充足的营养,自然也就无法很好的工作,就好比我们如果几天不吃饭,就会浑身乏力、四肢绵软一样。

颤动舌。舌体震颤抖动，不能自主，称为颤动舌，也称为"舌战"。颤动摇摆是"风"的特性，所以颤动舌也是内风的一种主要表现。

歪斜舌。舌体往一侧偏斜，称为歪斜舌，多见于脑血管意外（脑出血、脑梗塞）病人。

吐弄舌。舌头时时伸出口外的，叫吐舌；舌微露出口立即收回，或上下左右不停地舔弄口唇四周的，称为弄舌。我们平时如果吃了辣的东西或被开水烫了舌头，一般会张大嘴巴，把舌头伸出口外以降低舌面温度，减少舌部的不适。吐舌的道理也是一样，正是因为体内有热，所以时时将舌头伸出口外来获取暂时的降温。弄舌和颤动舌一样，具有"风"的特性，多见于内风。

短缩舌。舌体紧缩，不能伸长，称为短缩舌。物体的自然特性都是热胀冷缩，所以舌体的短缩，往往是感受寒邪所致。

弛纵舌。弛纵，当然就是短缩的反义词，弛纵舌也就是指舌体伸长于口外，内收困难或不能收缩，也称为"舌纵"。既然寒主收缩，那么弛纵的原因当然是热了，所以弛纵舌多由内热引起，如果伴有萎软无力，那么常常是气血亏损而致。

舌麻痹。麻是指麻木，痹是指僵硬。舌麻痹是指舌的活动不灵，又伴有麻木感觉的一种舌态。如果麻多痹少，往往是气血不足，舌体缺乏濡养滋润所致；而痹多麻少，则往往是风气内动引起。

疾病对人体的影响，除了会在舌体的神、色、形、态上有所反映，也会使舌苔出现各种变化。我们要了解舌苔在疾病诊断中的意义，那就需要先了解舌苔是怎样形成的。舌苔的形成和人体脾胃功能有着密切的联系。中医在整体研究的过程中认为，舌苔是水谷精气（饮食经过脾胃消化后形成的精微物质）升腾于舌上的一种表现，正常情况下，质地不厚不薄，可以隐隐看到下面淡红色的舌体，颜色呈淡白色。在疾病状态下，各种外来邪气或内生邪气使脾胃精气的升腾受到影响，就会使舌苔会出现各种变化。这种变化可以分为两类，一是颜色的变化，二是质地的变化。

先来看颜色的变化。舌苔的颜色变化，往往和热有关，为什么这么说呢？我们可以用一个模仿饮食消化过程的例子来解释这个问题。把米和水放在锅中加热，在适当的火候下，经过一定时间，生米煮成熟饭，米饭烧熟时呈现一种晶莹的白色，如果继续加热，米饭会逐渐焦黄直至变为黑炭。脾胃是人体消化饮食的主要器官，水饮和食物在胃（就好比是烧饭的锅子）中混合，通过脾的运化和胃的腐熟（这就好比是灶下的火）使食物成为人体可以利用的水谷精气（就好比烧熟的米饭），水谷精气升腾于舌面而显现出一种薄白润泽的颜色。如果水谷精气受到内外邪热的煎熬则就会导致舌苔颜色出现黄、灰、黑的变化（就好比烧熟的米饭继续加热会逐渐变为焦黑），由于邪热耗伤体内津液，所以，在舌苔出现颜色变化的同时还必然伴有干燥、糙裂、缺乏润泽的质地改变。

除了邪热外，还有一个因素也会使舌苔出现灰黑色改变，结合前面我们讲过的颜色和五行的关系，大家想一下是什么呢？是水。黑色是水的病色，而水又具有阴寒的特性，所以，当体内阴寒内盛、水湿停聚时也会使舌苔出现灰、黑等颜色变化。既然热与寒都会导致舌苔出现灰、黑的颜色变化，我们又怎么来鉴别它们呢？由于热与寒这两种致病因子具有完全相反的特性，所以，我们可以从舌苔的质地上来辨别它们。邪热引起的灰、黑苔，必然是干燥而缺乏润泽的，而阴寒引起的灰、黑苔却是湿润而多水的。从这个例子中也可以看出，除了舌苔的颜色之外，舌苔的质地和疾病性质也有着密切的关系，只有把舌苔质地的变化和颜色的变化结合在一起研究，才能对疾病的性质有一个完整、全面的认识，下面我们就来认识舌苔质地和疾病之间的关系。

舌苔的质地，除了刚才提到的润燥之外，还有厚薄、腐腻、剥落几种情况，通过对这些变化的观察，我们可以了解邪气的深浅和胃气的强弱。

舌苔的润燥主要反映了体内的津液状况。舌苔滋润，说明体内津液充足；舌苔干燥，说明津液亏耗。根据津液亏耗的程度，舌苔干燥的程度也就有差别，表现出来的质感也会不同。如果津液轻度损伤，表现为舌苔干燥，看上去干枯不润泽，摸上去缺乏水分，在中医上也称为"燥苔"。津液中度损伤，表现为舌苔干燥，舌苔粗糙如砂石，摸上去粗糙不平，中医也称为"糙苔"。津液重度损伤，则舌苔干燥板硬，出现裂纹，就像大旱之后土地龟裂一样，这时的舌苔中医称为"燥裂苔"。如果舌部过于滋润，舌苔看上去湿滑黏腻，甚至涎流欲滴的，这是体内水湿过多的表现，这种舌苔，中医称为"滑苔"。

除了舌苔的湿润度，舌苔的厚薄对了解疾病性质也有很大作用。舌苔的厚薄主要反映了体内秽浊物质的多少。正常的舌苔，是由水谷精气向上升腾而在舌面上形成的一层薄白色的苔状物，透过这层舌苔可以看到下面淡红色的舌体。当疾病较轻较浅，没有影响到脾胃对饮食的消化时，舌苔往往以薄为主。而当疾病导致脾胃运化腐熟功能减弱，饮食不能正常消化，在体内异常积聚而形成各种秽浊物质，这些秽浊物质向上熏蒸于舌面，就会导致舌苔的增厚。前面我们说到，在日常生活中我们常有这样的体会，当消化不良的时候常会发现舌苔变厚，就是这个道理，因此厚苔在中医上常作为体内有饮食停滞或是水湿不化的一种标志。

我们怎样来判断舌苔是不是偏厚呢？如何区别它和正常的薄白苔之间呢？区别厚苔和薄苔的标准就是能不能"见底"，所谓"见底"就是指透过舌苔可以隐隐看到下面的舌体。如果透过舌苔不能看到下面的舌体的，我们就称之为厚苔。厚苔根据其颗粒的粗细以及质地的细腻程度，又有腐、腻的区别。其中舌苔颗粒粗大疏松，如豆腐渣堆积在舌面，揩之可去的，我们称为"腐苔"；如果舌苔颗粒细腻致密，揩之不去，刮之不脱，并且上面附着有一层油腻状黏液的，称为"腻苔"。腐苔主要是体内秽浊物质（如饮食积滞不化、痈疡等疾病产生的腐败物质等）在舌面上的反映，而腻苔则是体内水湿过多在舌面上的体现。

最后再来看看舌苔的剥落。舌苔全部或部分缺失，可以直接看到光滑的舌体，这种情况我们称为舌苔的剥落。根据舌苔剥落的多少，在中医上分别有不同的名称。如果舌苔全部退去，舌面看上去光滑如镜面，称为"镜面舌"，也叫"光剥舌"；如果舌苔剥落不全，剥落处光滑无苔，其他地方仍残留有舌苔，有苔和无苔形成一种红白相间的"花"色，所以这种舌苔称为"花剥苔"。前面我们讲到，正常的舌苔是人体水谷精气在舌面上的表现，而水谷精气的形成又有赖于脾胃对饮食的运化和腐熟功能，所以，舌苔的剥落是脾胃精气受损、水谷精气无法升腾到舌面的一种象征。特别是"光剥舌"，是脾胃精气极度耗竭的征象，对疾病来讲属重证、危证，需要特别留心。

把舌苔颜色和质地相结合，就可以较为全面地判断疾病的寒热性质和邪气深浅。其中常见的类型有：

薄白苔。这是正常的舌苔类型，如果疾病较浅较轻，没有影响到脾胃的正常功能，体内没有秽浊物质积聚的，往往表现为这种舌苔。

白厚苔或白腐苔。腐苔和厚苔都是体内水湿秽浊之气熏蒸于舌面的一种反映，而白色又表明体内没有热象或是有内寒，所以白厚苔或白腐苔是机体阳气不旺、水湿内停或饮食积滞的一种反映。

黄腻苔。黄是热的反映，腻是水湿的象征，所以黄腻苔所主的疾病，在中医上称为"湿热"。湿热的形成，往往和脾胃功能以及饮食成分有着很大的关系。如今生活条件好了，饮食中高脂肪、高蛋白的东西多了，这些高脂肪、高蛋白的东西过多摄入体内，则会影响脾胃正常的运化腐熟功能，在体内形成积聚不化的秽浊物质——痰湿。痰湿在体内积累的时间长了会郁积而发热，就好比一堆垃圾，长时间不处理的话，就会发酵而产生热量，这种湿与热合并在一起的状态，就是"湿热"。因为痰湿也是引起肥胖的主要原因，所以黄腻苔在肥胖人群中更为多见。

薄黄苔。苔色变黄，而舌苔的质地仍然为薄苔。黄主热证，苔薄则证明邪气表浅，没有影响到脾胃，体内没有秽浊物质积聚，所以薄黄苔往往是热在肌表(如感冒发热、皮肤软组织感染发热等)的表现。

舌苔的颜色与质地的变化是判断疾病的寒热性质、人体脾胃精气盛衰以及体内秽浊物质多少的重要依据。但我们观察舌苔的时候也要注意，那就是用来做判别依据的一定要是真正在疾病下表现出来的舌苔。这句话怎么理解呢？难道舌苔还有假装出来的不成？对，舌苔也有假冒的，进食某些含有色素或是特殊质地的食物或药物后，会导致舌苔颜色和质地出现变化而造成各种假象，这种舌苔，我们也称为"染苔"。如喝过牛奶或新生儿因为吮吸乳汁而出现类似于白苔的假象；吃过花生、瓜子、杏仁、黄豆等富含植物脂肪的食品后，在短时间内会在舌面附着白色渣滓，形成类似于腐腻苔的假象；喝过咖啡、葡萄汁、酒、乌梅或酸梅汤等各种含铁的补品，往往会把舌苔染成黑褐色；食用蛋黄、维生素 B_2、柿子、橘子或有色糖果等，往往会把舌苔染成黄色；服用含有朱砂的药物，往往会把舌苔染成红色；等等。如果把这些染苔作为疾病诊断的依据，那么我们就会犯很大的错误，因为染苔只是外界色素对舌苔的影响，而不是疾病在舌苔上的反映。

除了舌苔的颜色和质地的变化可以反映疾病的性质和深浅外，舌苔出现在舌面的不同部位对疾病的诊断也有着重要意义。中医通过医疗实践，将舌划分为舌尖、舌中和舌根三部分，并将这三个部分分别和人体的三焦相对应，即舌尖和上焦对应，舌中和中焦对应，舌根和下焦对应，不同部位出现异常舌苔，也就反映了疾病所在的不同部位。比如说舌中出现腻苔，就表明水湿停留在中焦（如脾胃），如果舌根出现腻苔，则表明水湿停留在下焦（如膀胱、肾），等等。由于人体的五脏分属于三焦，我们又可以把五脏分属到舌的不同部位。如心与肺属于上焦，所以可以和舌尖对应，舌尖的变化可以反映心、肺的状况；脾与胃属于中焦，所以可以和舌中对应，舌中的变化可以反映脾、胃的状况；肾与膀胱属于下焦，所以可以和舌根对应，舌根的变化可以反映肾与膀胱的状况；等等。通过五脏六腑和舌的不同部位的对应关系，我们可以从这些部位的舌体与舌苔的变化来判断五脏六腑的疾病状况，这为我们对疾病的诊断提供了又一个依据。

第十四章

听声与嗅味

声音的产生

声音和人体物质的关系

声音的四个属性

"金实不鸣"和"金破不鸣"

听声辨咳嗽

疾病与气味

　　人体的五官是感知外界事物的主要器官,中医就是充分利用了视觉、听觉、嗅觉和触觉来获取疾病的各种外在征象。前面讲的望诊,包括对舌的观察,都是通过视觉手段来达到获取疾病信息的目的。在这一章里,我们则要来讲如何通过听觉和嗅觉手段来获取疾病信息。由于听和嗅在古文中都可以用"闻"来表示,所以通过听声和嗅味来获取疾病信息的方法又被称为"闻诊"。

　　人体发出声音,是口、舌、齿、唇、鼻、喉、会厌以及肺等器官协调工作的结果,健康人的声音都有一个共同的特性,那就是发音自然、音调和畅、刚柔相济,其中又因性别、年龄、体质、情绪的不同,在发出的声音上也存在差异。比如男性的声音较粗而低沉,女性的声音较细而清脆;儿童的声音尖利,老人的声音浑厚;瘦弱的人声音轻细,强壮的人声音高昂;喜悦时发出的声音轻快而舒畅,发怒时声音严厉而重,悲哀时声音凄惨而断续,畏惧时声音轻微而颤抖,喜爱时声音温柔而和缓;等等,这些都是正常的声音。当发音器官本身出现病变,那发出的声音也就会相应地发生变化。如中风病人由于舌体僵硬或口舌歪斜,常会导致语言謇涩、话语含混不清;声带疾病(如声带息肉、声带小结等)会导致声音嘶哑;牙齿缺失的患者讲话时会因漏风而导致语音异常;等等。这些由于发音器官本身病变而导致的声音异常,西医对此有着更为详尽的论述。中医对声音的认识,则是从声音的变化来判断体内物质的盛衰和功能的强弱,这也是中医整体思维的具体体现。如果音乐播放器的电力不足,那么放磁带时就会出现音调、音质的异常。人体的声音也是一样,各种发音器官要正常而协调地工作,需要人体提供充充足的物质保障,当体内物质如元阴、元阳、气、血、津液等出现亏耗时,也会导致声音在音调和音质上发生变化。例如,体格强壮的人,往往声音洪亮高亢;体质虚弱或是大病、久病后的人,往往语音低微。因此可以这么认为,人体的元阴、元阳、气、血、津液是发声的物质基础,不同的声音变化,可以反映出体内不同物质的盛衰情况。

一种声音一般具有四个属性,那就是音调、音质、音强和音量。声音的任何一个属性的变化,都和体内的物质盛衰有着密切的关系,下面我们就分别来看看人体的各种物质对声音到底有什么影响。

音调。音调高则声音清脆、尖细,音调低则声音粗大、低沉。一般认为,音调的高低和人体声带的形质有直接关系。声带长、松、厚的,音调就低,男性的声带就属于这一种;声带短、紧、薄的,音调就高,女性的声带就属于这一种。但事实上,声带的长短、松紧与厚薄的特性是会发生变化的。举个大家熟悉的例子,封建社会中的宦官因为生殖器被阉割会导致声音变尖细,出现类似女性声带的特性。中医认为,对音调的高低起决定作用的是体内元阴(如雌性激素等)和元阳(如雄性激素等)的对比关系。如果元阴相对旺盛,则声音多尖细清脆,如女性;如果元阳相对旺盛,则声音多粗大低沉,如男性。当元阴和元阳的对比关系发生变化,则音调的高低也会出现相应的变化,上面的例子就很好地说明了这一点。因此,通过音调的高低,我们可以判断体内元阴、元阳的相对关系和充足程度:如果女性元阴相对不足或元阳相对过旺,则会导致声音变粗变沉,类似男子;如果男性元阳不足或元阴相对过旺,则会导致声音变尖变细,类似女子。

音质。音质主要指声音的圆润程度。音质好则声音圆润动听、丰富饱满;音质差则声音沙哑粗钝、干涩单薄。音质的好坏主要和元阴、津液、血的滋润作用有关。津液和阴血充足,则声音圆润;津液和阴血亏耗,则声音沙哑。我们肯定有这样的体会,当讲话过多或时间过长后,会口干舌燥,甚至声音沙哑,这就是讲话耗损了体内的津液,发音器官失去滋润所致。这时我们喝点水,润润喉咙,声音又会慢慢恢复原来的圆润。因此,津液、阴血对发音器官的滋润作用是保证音质圆润的重要因素,而我们也可以根据声音音质的好坏来判断体内阴血津液等滋润性物质的充足程度。

音强。音强指声音的强弱,它取决于引起物体振动的外力大小。比如我们拨琴弦,用力轻则发出的声音弱,用力重则发出的声音强。对人体来说,主要就是发音时呼出的气流的大小以及气流对发音器官的压力大小。气流大、对发音器官的压力大,声音就强;气流小、对发音器官的压力小,声音就弱。气流的大小、气流对发音器官压力的大小和什么有关呢?那就是气!在人体基本物质这一章中,我们提到气是元阴和元阳两种物质相互作用下产生的人体内物质与分子的一种运动,并且通过物质与分子的运动,将元阴和元阳相互作用产生的效能传递到各个脏腑器官,从而产生各种生命活动。而人体发音时所需要的能量,正是来源于这个气,气足,那么产生的气流就大,对发音器官的压力也就大,而产生的声音强度就强,反之声音就弱。所以通过声音的强弱,我们可以判断体内气的充足程度。由于气是元阴与元阳相互作用的结果,所以,通过声音的强弱还可以反映出人体元阴和元阳的充足程度。

音量。指声音的响度,音量的大小和音强有着直接关系,音强强则音量大,音强弱则音量小,所以音量的大小也和人体内的气有密切关系。我们平时形容一个人声音响亮,往往称之为"中气足",就是这个道理。此外,对人体来说,还有一个器官和音量有关,那就是肺。肺类似于乐器中的共鸣箱,有了它,就能使声音音量有效地放大,因此,当肺的共鸣作用减弱时,也会导致音量的变化而出现声音嘶哑,甚至失音。这种因为肺而导致的音量变小或失音,常见有两种情况:一是感冒咳嗽时出现的声音嘶哑甚至失音,二是久病体虚而出现的声音嘶哑和失音。这两种情况在中医上分别有一个很有意思的名称,前者叫"金实不鸣",后者叫"金破不鸣",这是什么意思呢?我们知道,肺在五行中属金,就好像是古代的铜钟,铜钟是中空的,以保证敲打的时候能产生足够的共鸣,使声音洪亮悠远。而当我们感冒时,外界的风寒、风热邪气或自身的痰浊物质就会壅塞在肺部,导致肺的共鸣作用下降或消失,引起音哑或失音,就好比铜钟中间的空腔被其他物体给填塞满了,再敲打时就不能发出原先洪亮悠远的声音,而取代的是沉闷而短促的声音,所以中医将这种情况称为"金实不鸣"。那"金破不鸣"呢?铜钟要发出洪亮悠远的钟声,还要依赖钟壁的完整,这样才能在空腔能形成有效的共鸣,如果钟壁出现缺损,那么它的共鸣作用也就会遭到破坏,而导致出现"破声"。对肺来讲,气的固摄作用(参见第六章)是保证肺能形成一个完整的共鸣箱的重要因素,如果久病体虚,过度耗损体内正气,使气的固摄作用遭到破坏,就好像是铜钟的钟壁被敲碎,势必会导致共鸣作用的减弱或消失,引起音哑或失音,所以中医称这种情况为"金破不鸣"。

　　疾病除了会对正常发音的音调、音质、音强和音量造成影响外，还会导致人体出现某些异常的声音，如咳嗽、哮喘、呃逆、嗳气、太息、肠鸣、喷嚏等声音，这些声音的出现往往和某些特殊的疾病有关，因此，我们可以通过这些声音来判断疾病的种类。比如说咳嗽声往往是肺受到邪气侵袭，不能肃降的表现；哮喘声是气管痉挛，气流进出不畅的表现；呃逆声是膈肌痉挛而发出的声音；嗳气声是脾胃消化不良，胃中浊气上逆的表现；太息声往往是情绪抑郁不舒畅的表现；肠鸣声往往是水饮停留在肠间的表现；喷嚏声往往是感冒早期的表现；等等。这些异常声音的出现，可以作为判断疾病种类的依据，而根据这些异常声音的不同特征，我们还可以判断疾病的性质。比如说声音响亮、粗重的，往往代表是实证（体内正气还没有损耗）；声音轻细、微弱的，往往代表是虚证（体内正气已经损耗）。

　　对于有声音发出的疾病，声音还可以作为对疾病诊断用药的主要依据，其中最典型的莫过于咳嗽。咳嗽多见于肺部疾病，但与其他脏腑的病变也有密切的关系，《内经》上就说"五脏六腑皆令人咳，非独肺也"，并根据咳嗽的兼见症状而提出了"肺咳""心咳""脾咳""肝咳"以及"肾咳"的"五脏咳"的理论。因为咳嗽是一种有声音的疾病，而且这个声音往往又含有很多有关疾病的有用信息，所以对咳嗽时发出的声音特征进行研究和分辨，会非常有利于我们发现和判断咳嗽的根源。

　　在前面的章节中，我们反复强调过，疾病表现出来的各种征象事实上更能反映出疾病的本质，所以咳嗽声音表现出来的不同特性，往往也可以真实和直接地反映出了疾病的真实面目。咳嗽声沉闷、重浊，或喉中有"水鸡"声的，多是肺或气管中有痰浊的表现；咳嗽声呈阵发性，咳声响亮，遇风咳剧的，多是感冒早期，风邪袭肺的表现；咳嗽声清脆的，多是燥邪伤肺，或体内津液、阴血亏耗，肺和气管失于滋润的表现；咳嗽阵发，发则连声不绝，甚至咳至恶心呕吐或咳血，终止时发出"鹭鸶"叫声的，多是小儿百日咳的表现；咳嗽声如犬吠（狗叫声）的，多是白喉的表现;咳嗽声低微,咳吐无力,痰如泡沫状的,多是气虚的表现;咳嗽声高亢,发出"空空"声的,往往是体内元阴亏耗,元阳浮越的表现。这些咳嗽声音所表现出来的不同特性,对疾病的治疗是非常有指导意义的。比如咳嗽声紧闷、喉中有痰声的,治疗就应该以化痰来止咳;如果干咳无痰的,就应该滋阴润肺以止咳;而如果咳嗽声就像敲破鼓,发出"空空"的声音的,那就要用滋阴潜阳的方法来治疗了。

我的一个同事曾给我讲过这么一个病例,给我的印象非常深刻。患者是我们医院的职工,咳嗽一个多月,多方治疗效果都不好,这天到我同事处求诊。当时我同事正在给其他病员诊治,于是患者就在边上等,在等的过程中咳了几声,咳嗽声就像是敲破鼓发出的"空空"声,听了他的咳嗽声,我同事对他的病情就有了底。这种咳嗽声,是体内元阴亏耗、元阳浮越的显著表现,再翻出原先其他医生的中药方,却都是化痰清火的药,难怪治疗没有效果,于是我同事对那患者说,你回去买几包五味子冲剂吃吃吧,三天后来告诉我情况有什么变化。第二天,那患者又来找我同事,说五味子冲剂买不到,我同事便根据阴亏阳浮的本质,给他开了一张补阴潜阳、镇摄收敛的方子,服用了五天,咳嗽就完全消失了。

在同事的启发下,我后来对咳嗽的治疗也很注重辨声的方法,尤其是这种"如击败鼓"的咳嗽声,以前的中医书上都没有详细的描述,我学习了同事的经验后,运用于临床,效果也非常地好。我朋友的父亲咳嗽半个多月不愈,打电话向我咨询。我说,电话里看不到舌苔,也摸不到脉象,这样吧,咳嗽一声让我听听。他的咳嗽声,正是我同事所描述的那种"空空"的如击败鼓的"破声"。我说,开 3 帖药给你吃吧。朋友的父亲说,熬中药太麻烦了,最好是有什么方便的中成药可以吃。我想了想说,那也行,我教你个办法,你去超市买些乌梅(就是那种蜜饯乌梅),每次吃 3~5 颗,一天 2 次,三天后再告诉我情况。三天后他打电话告诉我,这个方法太妙了,第一天吃完,咳嗽就好像明显减轻了,今天已经基本不咳了,没想到乌梅竟然那么有效。我说,从你咳嗽的声音特征看,属于阴虚阳浮,乌梅味酸,具有收敛摄纳的作用,能使浮越的元阳重新潜藏到肾中,所以能治愈你的咳嗽。一味平常的食物,治疗好了半个多月的咳嗽,这就是中医听声断病的奇妙之处!

有关听声辨病就介绍到这里,下面我们接着来讲闻诊中的嗅味辨病。疾病所产生的异常气味表现在两个方面,一是病体本身发出某种异常气味,二是排泄物气味异常。病体本身发出的异常气味,我们可以通过嗅觉察觉到,而排泄物的气味异常,则往往需要询问患者才能得到详细的了解。病体自身发出的异常气味,常见的有口臭、汗臭、狐臭、身臭、鼻臭等。

口臭。正常人说话时不会有臭气,口腔或消化系统产生疾病时会导致口出臭气,口腔疾病引起的口臭多是由口腔中的腐败物质产生,如龋齿、口腔不洁、口腔溃疡、口腔的恶性肿瘤等。消化系统疾病引起口臭多因消化不良导致食物在体内发酵而产生酸臭秽浊的气味,经食管从口腔散发出来。消化系统疾病引起的口臭会因饱嗝而更加明显。

汗臭。汗液分泌过多,就会产生一种汗臭味。对发热病人来说,如果有汗臭,则往往表明身上有汗,这可以为诊断用药提供依据。

狐臭。是汗腺分泌过于旺盛的表现。

身臭。如果病人身上散发出腐臭味,往往提示患者体表有溃疡或疮口腐烂。

鼻臭。鼻出臭气,经常流浊涕不止的,是鼻窦或副鼻窦炎的表现,中医也称为“鼻渊”。

排泄物的气味异常主要指大小便、痰涎以及妇女的白带等的气味的变化。比如说咳痰浊厚而浓,夹有脓血并带腥臭味的,往往是肺脓疡的表现,中医称之为“肺痈”;大便臭秽异常的,往往是有内热;大便有腥气的,往往是有内寒;大便有酸臭味的,往往是体内有不消化食物;小便黄赤浊臭的,往往也是有内热;女性带下有臭味,往往是有内热;而带下有腥气的,则是有内寒;等等。

从排泄物的气味异常中,我们也可以发现一个规律,那就是排泄物气味臭秽加重的,往往是有内热的表现;而排泄物无气味或有腥气的,往往是有内寒的表现。这其实也很好理解,食物在热天容易腐烂发臭,而天冷就相对能保存较长时间。因而,在体内有热时,往往物质的氧化分解过程加快,腐败菌的孳生繁殖增加,所以排泄物会出现酸腐臭秽的气味,而体内有寒时,往往物质的氧化分解速度变慢,所以排泄物也就无气味或出现腥气。排泄物的这个特性是临床鉴别疾病的寒热性质的一个重要依据。

第十五章
问中有玄机

问诊的重要性

十问歌

问的内容与意义

小儿问诊的重点

　　人体的主观感觉可以说是疾病最本质和最直接的反映。比如说同样是胃痛，一个人表现为冷痛，另一个人表现为烧灼样痛，这两个胃痛的性质一样吗？给这两个患者做检查，结果都会是浅表性胃炎！所以仪器检查能告诉我们的只是人体在致病因子作用下表现出来的结果，还需要根据这个结果去分析和判断疾病的本质，如果把这个结果作为疾病的本质的话，那对疾病的治疗也就会走上一条弯路。比如说冻伤和烫伤会导致人体组织的炎症，如果对这两种情况都采用抗炎的方法来治疗，毋庸置疑，效果肯定不会好，因为炎症并不是冻伤或烫伤的本质，它只是各种致病因子作用于人体后出现的结果。既然如此，那么我们怎样才能得到有关疾病的本质信息呢？那就是通过患者的主观感觉。而对于患者的主观感受，只有通过详细而有目的的询问才能获知，所以问诊在疾病的诊断和治疗过程中就具有了十分重要的作用，它是医生探究疾病根源时最有力的武器之一。

因为问诊对于探究疾病根源的重要性无可替代，所以中医历代医家都非常重视问诊的运用。明朝的名医张景岳总结了前人的问诊经验，把问诊的内容归纳成了"十问歌"，后人又在这个"十问歌"的基础上加以修改补充，使之成为中医问诊的一个参考模式。这个修改过的"十问歌"是这样的：

一问寒热二问汗，三问头身四问便，
五问饮食六问胸，七聋八渴俱当辨，
九问旧病十问因，再兼服药参机变，
妇女尤必问经期，迟速闭崩皆可见，
再添片语告儿科，天花麻疹全占验。

这个"十问歌"言简意赅，几乎包括了问诊的所有内容，但我们在实际运用中，还需要根据疾病的特点，进行有目的和针对性的询问，并不一定要完全按照"十问歌"来进行。下面我们就选择"十问歌"中的主要部分，带大家去领略一下中医问诊的奥秘和重点。

一、问寒热

"问寒热"就是问患者在疾病状态下有没有寒热感觉，通过患者的寒热感觉，我们可以确定疾病的性质是寒证还是热证。人体是恒温动物，而要把人体的体温维持在一个基本恒定的状态下，就需要有产热和散热两个系统协调地工作，当疾病影响到这个体温调节系统（如外界的寒热刺激或是体内物质的亏损等），人体就会产生或寒或热的症状。通过这些寒热症状表现出来的不同特性，我们也就可以判断人体的体温调节系统失调的原因和根源，从而指导疾病的治疗。人体在疾病下的寒热感觉一般可有恶寒发热、但寒不热、但热不寒以及寒热往来四种情况，下面我们就来详细了解这四种寒热的表现和意义。

恶（音"勿"）寒发热。人体有怕冷的感觉，即使是多穿衣服、多盖被子、烤火取暖或是提高居室温度仍无法缓解机体的寒冷感，这种怕冷的感觉，中医称为"恶寒"。恶寒的感觉常和发热一起出现，热度越高，恶寒越明显，甚至会出现寒战，所以我们常合称为恶寒发热。西医上大多数细菌、病毒感染引起的疾病，都可以见到这种恶寒发热的症状，为什么细菌、病毒等邪气侵袭人体会出现恶寒发热的症状呢？这就又要提到人体的气。气具有护卫机体、开合毛孔、温煦机体的作用，外邪要侵袭人体，势必首先要和气作一番较量，当人体正气旺盛时，邪气无法对人体造成影响，人也就不会生病。当人体正气亏损，或是在某些特定的情况下（比如说受凉），气对人体的护卫作用就会下降，这时邪气就会乘虚侵入人体，从而和体内的正气发生"争斗"。争斗过程中，气温煦机体和开合毛孔的作用就会受到阻碍，使肌表汗腺闭塞，这就导致了恶寒的出现。正气和入侵的邪气发生争斗，产生热量，这就导致了发热。现代医学认为感染性发热的产生机理主要有两个因素：一是由于侵入人体的微生物被白细胞吞噬后释放出内毒素，这种内毒素导致人体体温调节中枢的改变而导致发热；二是白细胞完成吞噬作用后，在死亡裂解时会产生热量而引起人体发热。综合这两个因素，我们再回头看看中医的解释，竟然十分吻合，中医所认为的正邪斗争不就是这两个因素的形象写照吗？恶寒发热的出现，事实上也提示我们，这个时候人体的正气还比较旺盛，邪气在人体的表层就遭到了体内正气的顽强抵抗，所以，中医把有恶寒发热症状的疾病称为"表证"。根据"表证"表现出来的恶寒和发热的轻重程度不同，中医又把恶寒轻，发热重的疾病称为表热证，把恶寒重、发热轻的疾病称为表寒证。

但寒不热。"但"在古文中是只有、只是的意思，但寒不热，也就是指患者只有寒冷而没有发热的感觉。这种寒，在中医上也称为"畏寒"，它和恶寒的根本区别是，畏寒所产生的寒冷感，可以通过添衣加被、近火取暖等方式得到改善。但寒不热常有两种情况。一是外界寒邪侵犯人体，引起脘腹、关节、肢体的冷痛，疼痛在热敷或其他热力作用下可以缓解或减轻，这是寒邪导致人体局部气血凝滞，从而产生各种疼痛。在这种情况下，人体本身并没有物质的亏损，所以，这种寒证在中医上被称为"实寒证"。二是人体自身的阳气亏损，不能温煦机体，从而产生各种畏寒怕冷、脘腹隐痛、肢体不温、喜暖喜温等症状，由于这种寒证是机体自身阳气亏损导致的温煦功能衰退，所以在中医上被称为"虚寒证"。

实寒证和虚寒证都会引起人体的冷痛感，而且得热后都会减轻，我们又该怎样来区分它们呢？中医提出了两个鉴别的方法。第一是根据两种寒证表现出来的疼痛性质的不同。实寒证的疼痛是气血受寒后凝滞而引起，所以往往疼痛剧烈而且拒按；而虚寒证的冷痛是体内阳气的温煦作用衰退而引起，所以往往以隐隐作痛、喜揉喜按为特点。这就是实寒证和虚寒证的疼痛性质的区别，这个区别也可以作为所有实证疼痛和虚证疼痛的鉴别要点。第二是根据两种寒证表现出来的全身症状不同。实寒证是寒气侵犯人体局部引起的疾病，所以除了寒气侵犯局部的冷痛外，往往没有全身症状；虚寒证是人体阳气亏损而引起的疾病，由于阳气对人体具有温煦、推动的作用，所以虚寒证除了全身畏寒怕冷外，往往还兼有各种脏腑功能衰退的表现，如神疲乏力、精神不振、胃口不开、大便稀溏、遗精滑泻等症状。

但热不寒。但热不寒正好和但寒不热相反，是指患者只有发热而没有怕冷的感觉。根据发热的程度以及发热的症状，主要有壮热、微热和潮热三种类型。

壮热。壮热也就是高热（体温常在39℃以上）的意思，多因外界邪热深入脏腑所致，除了高热之外，往往还有满面通红、头痛如劈、口渴喜冷饮、大汗淋漓等症状。

微热。微热是指热度较低的发热(体温常在 37℃～38℃之间),这种热证,往往是人体内在物质亏损导致体内产热、散热不平衡引起,常见的有气虚发热、阴虚发热和津伤发热。气虚发热是体内元气亏耗,汗孔开合失调而导致的一种低热,往往还兼有元气亏耗的其他表现,如少气自汗、倦怠乏力、胃纳不佳等,由于劳累会加重人体元气的亏耗,所以气虚性发热往往会在劳累后加重。阴虚发热是体内元阴亏耗、元阴和元阳之间的制约平衡关系被破坏,导致元阳相对旺盛而出现的一种低热。阴虚发热往往表现为午后或夜间出现比较有规律的发热,就像潮水的涨潮落潮一样,所以中医也称之为"潮热"。

阴虚发热会出现这种"潮热"现象,还要从人体阳气的运动规律谈起。我们先来看一下自然界的"阳气"有怎样的变化规律,太阳是自然界"阳气"来源,每天都会有朝升夜落的变化,因此自然界的"阳气"存在着早晨升发、中午旺盛、夜晚潜藏的变化规律。地球万物都随着自然界的阳气变化而生长繁殖,人也不例外,人要适应自然,体内的阳气也就需要随着自然界阳气的变化而变化。早晨从睡眠中醒来后,人体的阳气就会从肾(肾是储藏元阳的地方)外出到四肢百骸、五脏六腑,给人体提供进行各种日常活动的能量,并在中午时最旺盛。午后阳气又逐渐收敛,到夜晚阳气回归到肾,以使人体器官脏腑逐步进入休息状态,从而进入睡眠。从阳气的运动变化规律中我们可以看出,午后和夜间是阳气开始收敛,并逐渐回归到肾的时间。而肾中所藏的元阳和元阴在正常情况下是互相制约、大致平等的,这样才能在人体内部形成一个"不温不火"的内环境,维持人体正常的体温。如果人体元阴亏耗,那么当元阳回归到肾的时候,元阴与元阳之间的寒热平衡就会被打破,从而产生发热,这就是阴虚发热常表现为午后或夜间的潮热的原因。同时,由于这发热并非是体内真正产热过多造成的,所以往往热度不高,或仅表现为患者自觉发热,体温却不升高,这也是阴虚发热的一个主要特征。

除气虚、阴虚之外，还有一种情况也可以引起低热，那就是津伤发热。这种情况常见于热病后期，邪热损伤体内津液，或是大汗、大吐、大泻引起体内津液大量丢失所致。这种津伤发热由体内津液损伤引起，所以往往伴有口干舌燥、肌肤干燥等组织缺乏润泽的症状。

潮热。我们在阴虚发热中已经提到了潮热的含义，它是指患者到某一特定的时间就会出现发热或是热度增高的现象，就像是潮水的涨潮落潮一样具有规律性。除了上面讲的阴虚潮热之外，常见的潮热还有阳明潮热和湿温潮热。阳明潮热是邪热郁积在肠道而引起的发热，因为大肠在经络学说中属阳明经，所以称为阳明潮热，这种潮热常出现在下午3~5点，中医认为这个时候体内阳气刚好运行到阳明经，阳气和邪热相并，导致发热或热度增高，而且由于邪热在大肠，所以常常导致大便干结、腹胀便秘，因此也被称为"阳明腑实证"。湿温潮热，这是由于湿与热两种邪气共同侵犯人体而造成的一种发热，这种潮热常出现在午后，其特点是肌肤初摸上去不觉得热，但持续接触一段时间后，会感到越来越烫手，这种热象，在中医上称为"身热不扬"。因为湿邪具有黏腻重浊的特性(详见第五章)，所以当热邪和湿邪一起侵犯人体时，热邪会受到湿邪的包裹和牵制，这样热量向外的传递就会受到阻碍，从而产生"身热不扬"的热象。这种热象会在午后加重，是因为中午是人体阳气最旺盛的时候，阳气和邪热合并，则使体内的热量达到最高点，但由于湿邪的黏滞作用，热量在体内的散发产生了滞后效应，所以常常到午后才为人体所感觉到。

湿温潮热和阴虚潮热都出现在午后，我们该如何鉴别呢？湿温潮热是体内湿热蕴结所引起，而湿热往往会在舌苔上表现为黄腻苔；阴虚潮热是体内元阴亏耗所引起，而阴虚又往往会表现为舌红而少苔。通过两者在舌苔上的不同表现，我们就可以有效地加以分辨。

寒热往来。寒热往来指的是恶寒和发热交替发作，也就是恶寒时不发热,恶寒完了,接着发热,发热的时候也不恶寒,这是寒热往来和恶寒发热的区别。寒热往来主要见于疟疾病和中医的"少阳病"。疟疾是疟原虫引起的疾病,疟原虫在体内繁殖,破坏人体红细胞,产生寒热往来的症状,往往发作时先是寒战,盖几床被子都无法缓解,然后接着发热,常热到恨不得泡在冰水里。这种寒热发作往往有一定的规律,有一天发一次的,也有两三天发作一次的,常常还伴有剧烈头痛、口渴多汗等症状。

除了疟疾外,"少阳病"也会导致寒热往来的症状,"少阳病"这个概念出自汉朝张仲景的《伤寒论》:"少阳之为病,口苦、咽干、目眩也。"少阳病的发生机理是什么呢?首先我们来看什么是少阳。少阳是中医对人体部位的一个描述,中医把人体分为阴阳两个部分,人体背部以及肢体的背侧属阳,腹部及肢体的内侧属阴。阳部主要是人体抵御外界邪气的主要部位,阴部则是人体脏腑工作的主要场所,其中阳部从外到内又可以分为三个层次,最外面一层中医称为"太阳",最里面一层中医称为"阳明",而介于"太阳"和"阳明"之间的中间层,中医就称为"少阳"。少阳病就是邪气侵入到少阳这个层次而引起的疾病。前面我们讲过,邪气侵犯人体,如果人体正气旺盛,往往在肌表(也就是太阳这个层次)就会和邪气发生争斗,从而出现恶寒发热的症状。如果正气亏损,在太阳这个层次不能有效地抗击邪气,那么邪气就会侵犯到少阳,邪气侵入后,正气不能外出到太阳,肌肤就不能得到阳气的温煦,所以出现恶寒。但此时人体的正气还没有衰弱到无法抵御外邪的程度,正气会通过逐渐积蓄力量这种方式来抵抗邪气的入侵。等正气积蓄到一定程度,能和邪气互相抗衡时,两者之间又会发生争斗,这时就会出现发热,因为正、邪双方都无法击败对方,所以就导致了少阳病的寒热往来的发生。这种寒热往来取决于正、邪双方的力量对比关系以及相互交战的情况,所以常常是发无定时的。少阳又是人体胆经的分布位置,所以邪气侵犯到这个层次,除了出现寒热往来外,还会出现口苦、咽干、目眩等胆腑功能失调的症状。

二、问汗

汗是人体汗腺分泌的体液,中医认为汗的形成是"阳加于阴"的结果,意思就是说,汗是人体阳气蒸腾体内的津液,并使其从汗孔中排出的结果。所以通过问汗,我们可以了解人体汗孔开合的功能状况,以及体内阳气、津液的充足程度,从而更好地判断疾病的本质。比如说两个患者同样出现恶寒发热的表证,其中一个有汗,另一个无汗,出汗情况不同,可以给我们什么样的提示呢? 在张仲景的《伤寒论》中,把有汗的类型称为"太阳中风证",而把无汗的类型称为"太阳伤寒证",这是什么意思呢?"太阳"的概念,我们上面刚讲过,那是指人体最外的一层防线,这里的"中风"和"伤寒"并不是现在西医上中风和伤寒的意思,而是分别指"被风邪所伤"和"被寒邪所伤"的意思。这就是告诉我们,恶寒发热而有汗出的,是风邪侵犯人体的结果,恶寒发热而无汗的,则是寒邪侵犯人体的结果。为什么风邪会有汗,而寒邪却无汗呢? 风邪的特性是开泄,而寒邪的特性是收引、凝固。风邪开泄,就会使汗孔张开,所以有汗;寒邪收引,就会使汗孔闭塞,所以无汗。同样是恶寒发热的表证,通过有汗无汗的差别,反映了完全不同的疾病本质,如果不借助问诊,我们如何能得到这些宝贵的信息?

下面来看两种异常的出汗情况——自汗和盗汗,通过这两种异常的出汗,我们可以判断体内阳气和阴液的盛衰情况。自汗,就是患者时时汗出,不能自止,活动或劳累之后出汗更多,常常湿透衣衫,这种出汗异常就称为"自汗"。自汗多因体内阳气虚弱,不能固摄汗孔,津液时时外泄而引起。盗汗,病人睡时汗出,醒后汗止,就好像盗贼等你睡着后入室盗窃一般,所以称为盗汗。一般的中医书上把盗汗作为阴虚的特征,事实上,盗汗有阴虚和阳虚的分别。阴虚盗汗多发生在前半夜,出汗前往往潮热心烦,热后出汗;阳虚盗汗多出现在后半夜或凌晨,常常是冷汗淋漓、手足冰冷、四肢不温等。

三、问头痛

头部是人体经络最为密集的地方,不同的经络在头部有不同的分布部位,因此不同部位的头痛,也就反映了邪气所在的不同经络,由于经络和脏腑有直接的关联,所以根据头痛的部位也可以反映出疾病所影响的脏腑。头的前额部连及眉棱骨是足阳明胃经的走行路线,如果这个部位出现疼痛,那就表明邪气在阳明经或胃;头的两侧太阳穴位置是足少阳胆经的走行路线,如果这个部位出现疼痛,那就表明邪气在少阳经或是胆;头的后枕部以及颈项部位置是足太阳膀胱经的走行路线,如果这个部位出现疼痛,那就表明邪气在太阳经或是膀胱;头的巅顶部位置是足厥阴肝经的走行路线,如果这个部位出现疼痛,那就表明邪气在厥阴经或是肝;头部的牙齿部位是足少阴肾经的走行路线,所以如果出现头痛连及牙齿的,那就表明邪气在少阴经或是肾;此外,如果头痛伴有腹泻的,则是邪气在太阴经或是脾的表现。

四、问大便

饮食进入人体,经过脾胃的消化后,其中的精微物质在小肠中被人体吸收,为人体提供营养支持,剩下的糟粕物质则通过大肠排出体外。大肠将糟粕物质排出体外所需要的动力,又要靠气来提供,所以通过对大便的询问,我们可以了解人体脾胃、大肠、小肠的功能状态以及气的充足程度。下面我们就来介绍几种常见的大便异常情况。

便秘。大便干燥难解,排便次数减少,甚至数日不解大便、腹中胀满不适的,称为便秘。便秘的形成主要和两个因素有关,一是肠道的蠕动能力,二是肠道的滋润程度。气对肠道的推动作用是糟粕物质向体外排泄的动力来源,如果气不足,则肠道的蠕动能力就会下降,导致糟粕物质在肠道停留时间过长,产生便秘,这种便秘往往兼有神疲乏力、精神萎软、食欲不振等气虚的症状。除了气的推动作用外,外界的寒邪也会影响肠道的蠕动状况。寒邪具有收引、凝固的特性,所以寒邪侵犯大肠,就会导致肠道痉挛,不能顺利排出糟粕物质而产生便秘,这种便秘在中医上称为"冷秘"，常兼有脘腹冷痛、四肢不温、局部喜暖等症状。肠道滋润程度下降引起的便秘，是由于滋润肠道的元阴、血、津液等物质减少，肠道过于干燥，所以糟粕物质在肠道中燥结，难以排出体外，这种便秘多见于老年人或是大出血、大量丢失津液的患者，常兼有口干舌燥、心烦失眠、咽喉干痛、肌肤干燥等症状。

　　泄泻。泄泻和便秘正好相反，是指大便稀软不成形或呈水样，并且大便次数增多的一种情况。饮食进入人体，经过脾胃的运化和腐熟(消化过程)、小肠的分清泌浊(吸收过程)，最后的糟粕物质经大肠的传导排出体外(排泄过程)，这个过程中任何一个环节发生障碍都会导致大便的异常。其中脾胃对饮食的运化和腐熟功能失调与泄泻的形成关系最为密切。由于脾胃功能衰退，不能正常运化饮食，水分大量进入肠道，引起泄泻或水泻。所以有泄泻出现，首先要考虑脾胃功能的衰弱。如果泄泻的大便中夹杂有未消化的食物，如吃下去青菜，大便拉出来还有青菜叶的，我们称之为"完谷不化"。出现这种情况，除了和脾的运化功能减弱有关外，还和肾中的元阳不足有密切关系。为什么"完谷不化"和元阳不足有关呢？古人有个很好的比喻来解释这个问题：饮食要被人体分解和吸收，首先要经过胃的腐熟和脾的运化，而胃对饮食的腐熟就好比是把米煮成饭的这个过程。在这个过程中，胃就好比是烧饭的锅子，元阳就好比是锅子下面的火，只有元阳火力旺盛，进入胃中的饮食才能腐熟成人体可以分解吸收的物质。如果元阳亏损饮食就无法正常腐熟，就好比没有火，米就无法烧成饭一样，从而出现"完谷不化"的现象。因此，患者如果告诉我们有"完谷不化"的现象出现，那么就需要考虑患者存在着元阳亏耗。

　　还有一种泄泻和情志因素有关。每当情绪不畅或情绪抑郁时，就会出现腹痛腹泻，泻后疼痛又能缓解或减轻，伴有胃脘胀痛、饮食减少、不思饮食等症状，这在中医上称为"痛泻"。这种泄泻的产生和肝的疏泄功能失调有关。前面我们讲过，肝属木，主要功能是疏泄，也就是舒畅全身气血以及情志，如果情志抑郁，则会导致肝的疏泄功能障碍，这种情况中医称为"肝气郁结"。气机郁结在肝脏，肝无法发挥自身的疏泄功能，也会感到郁闷，想找地方发泄，于是肝就找到了脾。这是因为肝属木，脾属土，木能克土，肝是克制脾的脏器，所以当肝气郁结的时候，肝就要到脾这里发泄，结果导致脾的运化和大肠的传导功能失常，引起"痛泻"。泻后，郁滞的气机得到暂时疏通，所以症状会减轻或缓解。

我父亲有一个女同事，四十多岁，有次为了一点小事而心情郁闷，之后得了一种奇怪的病，只要一吃饭，就会出现腹痛腹泻，泻完疼痛就缓解，如果不吃东西，就和正常人一样没有任何不舒服。B超、胃镜等各种检查都做了，都没发现任何的异常，半月来深受其苦。因为我也曾给她治过几次病，每次效果都很好，所以她又打电话给我，要我给她治这个怪病。因为没有舌苔和脉象做参考，我也不敢说有百分之百的把握。我认为，她身体瘦弱，脾胃功能本身就不是很旺盛，这次情绪郁闷导致肝气内郁、克犯脾土，所以会出现一进食就腹痛腹泻的症状。于是我给她开了一张疏肝解郁、健脾实脾的方子：炒白术30克，白芍15克，防风3克，陈皮6克，附子6克，干姜6克，甘草6克，茯苓12克。三天后，患者打电话给我说，你的方子灵极了，第一帖吃下去，吃饭就不肚子痛了，吃了3帖，现在已经全好了。对这例患者的治疗，完全是依靠问诊。通过问诊获取的资料，能在很大程度上反映疾病的特性和本质，也是我们诊断疾病和治疗疾病的最好依据之一。

五、问饮食喜好

脾胃是人体消化饮食的主要器官，所以通过对患者饮食喜好的询问，可以了解人体脾胃的功能状况和疾病的寒热性质。比如说，食欲过于旺盛，食后不久就会感到饥饿，进食量虽然多，但人体却出现消瘦，这往往是脾胃功能亢进的表现，多属胃火；而食欲不佳，不思饮食，脘腹痞闷,这往往是脾胃功能不足的表现。此外,对饮食的偏好,也可以反映疾病的性质。如同样是口渴,如果喜欢喝热水,则证明体内有寒;如果喜欢喝冷水,则证明体内有热;如果口渴,但只是喜欢将水含在嘴里而不想咽下去的,又往往是体内有瘀血的象征;等等。另外,人体对饮食的厌恶感也是我们鉴别疾病的一种很好的手段。厌恶是人体的一种主观情绪,对某样东西厌恶,肯定是这样东西对人体造成过损伤或是破坏,所以人体才会对它产生一种厌恶的情绪。某样东西吃多了,胃脘十分难受,下次再见到这样东西,也会有厌恶感。疾病也是这样,某种邪气或物质对人体造成影响而产生疾病,那么人体对这种邪气或物质也会产生厌恶感。如寒邪伤人,人体会恶寒;风邪伤人,人体会恶风;热邪伤人,人体会恶热;如果对食物出现厌恶感,往往是伤食的一种表现;等等。我们可以利用人体的这个特性,通过询问患者是否厌恶某样特殊的东西来了解疾病的病因。

六、问耳鸣

耳中自觉有声,或如蝉鸣或如响雷,称为耳鸣。耳鸣有虚、实两种类型,虚证耳鸣多为肝肾精气亏损所致,而实证耳鸣则多为肝胆火旺所引起。现代中医耳鼻喉科的奠基人干祖望教授对耳鸣的虚证、实证提出了一个很好的鉴别方法,那就是通过询问患者耳鸣在外界噪音干扰下会出现什么样的反应来确定耳鸣的虚实性质。在外来噪音下,耳鸣加重,甚至出现烦躁不安的,多为实证耳鸣;在外来噪音下,耳鸣被外界噪音淹没,鸣声减轻甚至消失的,为虚证耳鸣;如果无明显变化的,则再根据其他方面的表现确定其虚实性质。

七、问口味

口味是指患者口中的异常味觉。脾开窍于口,而肝胆属木,可以克制脾土;肾属水,受制于脾土;胃和脾同属于土,又通过经络联系互为表里。所以人体口中产生的异常味觉,大多和脾、胃、肝胆以及肾这几个脏器的功能状况有关联。口味的异常,常见有以下情况:

口淡乏味。是脾胃功能低下的表现,常伴有饮食减少、胃脘痞胀、大便溏泻等症状。

口甜或口腻。是脾的运化不足、水湿内停的表现。

口中泛酸。肝木克犯胃土或胃自身功能失常,使胃不能很好地实现自身的通降功能,导致胃酸反流,引起口中泛酸。

口苦。是热病或胆火亢盛的表现。中医认为,酸、甜、苦、咸、辛五种味道也分别有自己的五行属性,酸属木,甜属土,苦属火,咸属水,辛属金。根据这个五行属性,又分别和五脏对应,酸入肝,甜入脾,苦入心,咸入肾,辛入肺,这为我们利用患者味觉的变化来推测疾病的性质和所在的脏腑提供了依据(五味和五脏之间的关系,在第十九章中还有详细的介绍)。从五味和五行的对应关系中我们可以看出,苦味属火,所以火热病常会表现出口苦。胆汁味苦,所以胆火亢盛时胆气上熏,也会表现出口苦。

口咸。前面讲过,咸味属水,入肾脏,所以肾病常会表现出口咸。

口中酸馊。多因伤食引起,食物停积在胃,日久发酵,产生酸馊味。

八、问月经

月经是发育成熟的女性一种特有的生理现象,中医认为它的产生和"肾气"(即元阴和元阳)有密切关系。一般初次月经年龄多在12～15岁,两次月经之间的周期为28天左右,每次月经持续时间为3～5天,经色红而无血块,绝经年龄多在49岁左右。我们通过对月经周期、量、色、质的询问,可以了解疾病的虚实寒热。月经周期提前一周以上、连续3次的,我们称为月经先期。如果月经先期、经色深红、质地稠厚、月经量多的,多是血热所引起。血热,是指热邪侵犯血液,导致血流加快,不能安分地在脉管中运行,就像沸腾的水一样,使月经周期提前。如果月经先期、经色淡红、质地稀薄、月经量多,多是气虚所引起。气对血液有固摄作用,气虚则血液易于渗出体外,导致月经先期。月经周期错后一周以上、连续3次的,我们称为月经后期,其经色淡红、质稀、量少的,属于血虚,是血海空虚、月经缺乏形成的物质基础造成的。就好比水库中水源枯乏,自然无法给下游放水。其经色紫暗、有血块、量少的,属于寒邪凝固血液导致月经后期。身体肥胖的女性,出现月经后期或是闭经,则往往是痰浊阻滞经络致使月经不能如期而至。对这种月经后期或是闭经,使用常规的养血调经药往往效果不好,而且由于养血药大多偏于滋腻,反而会加重体内的痰湿,这时如果采用化痰去湿的方法,就能有效去除患者经络中的痰湿,恢复正常的月经周期。

九、问白带

白带是女性子宫颈黏膜细胞分泌的一种黏液,在正常情况下,可有少量白带分泌,以滋润宫颈和阴道。如果黏液分泌异常增多,或是白带出现颜色、气味的变化,就是疾病的象征,中医称为"带下病"。我们在前面的章节中讲过,黏液分泌过多,在中医上属于"内湿"的范畴,但带下的特征不同,则可以反映其在"湿"的基础上兼有的寒热性质。带下色白、量多、质地清稀、无臭味或是有腥气的,多是寒湿;带下色黄、量多、质地黏稠、有臭味的,多是湿热。

十、问小儿

儿科在中国古代又称为"哑科"。小孩往往不能准确而详细地描述自己的各种不适,所以对于小儿疾病来说,通常需要通过对小儿父母或家属的询问来了解疾病的情况。根据小儿疾病的特点,重点要询问小儿出生的情况(如母亲妊娠期、哺乳期的情况,有无难产、早产等,可以据此判断小儿身体素质)、预防接种的情况(对传染病的诊断有意义)以及详细的发病经过。小儿的发病经过对小儿疾病的诊断有很重要的参考作用,小儿发病前去过的地方、接触过的东西或人、吃过的东西、衣着情况、居住环境等,都可以提供很有用的诊断线索,如果我们能很好利用,往往会有意外的收获。

这里我给大家讲个清朝名医叶天士的故事,从这个故事中,我们也可以得到些启发。当时苏州城里有一个财主,这一天,他那五岁的宝贝儿子突然病了，浑身疼痛难忍，任何人只要一碰他的皮肤，就会出现钻心样的痛。财主连忙派人去请医生来诊治，可当地的名医都看不出是什么病，有认为是受了风寒的，有认为是体内有瘀血的，但各种祛风湿、活血化瘀的药吃下去，疼痛仍然没有丝毫的好转。这时又有人说可能是"中邪"了，于是又请和尚道士来做法事，宝贝儿子的病仍不见起色，人也因为疼痛折磨日益消瘦。这时，财主又想起叶天士来，他可是当时苏州的第一名医，如果能请他来给自己儿子治病，那肯定是有希望的。

叶天士到财主家一看，见那小孩皮肤光洁、不红不肿，看上去丝毫没什么异样，但用手一碰患儿的皮肤，患儿马上痛得哇哇大哭起来，再诊脉，脉象也非常地和缓，应该是没什么病呀，可是看小孩疼痛的表情，又不像是装出来的。这么奇怪的病，叶天士也是第一次碰到，他皱起眉头思忖了一会儿，还是想不出个所以然来。于是他仔细地询问了财主家中的下人，问他们发病前，财主的儿子去过哪些地方，又接触过什么东西。下人们说，少爷哪儿都没去，那天午睡起来，到庭院的树下乘凉，回来就发病了，这中间除了在树下的石凳上坐过，没接触过其他的东西。叶天士说，那带我去看看。下人们就把叶天士带到庭院中。庭院中生长着一棵粗大茂盛的石榴树，枝繁叶茂，时时传来知了的鸣叫。他仰头望着树叶出了会神，然后若有所思地走到树下，看了看地面和树下的石凳，然后胸有成竹地对财主说，你儿子的病有治了，不过我要一个药引，你如果办得到，我就可以治好你儿子的病，如果办不到，那我就爱莫能助了。财主忙说，只要能只好我儿子的病，我肯定能办到，先生你快说，要什么做药引？叶天士说，我要三百斤糯米饭，吃到剩下三两，这三两糯米饭就是我要的药引子。财主一听，说，这好办，马上派下人去蒸糯米饭。

可这么多糯米饭怎么能一下子吃完呢？为了给儿子治病，一向吝啬的财主也决定做回好人，派下人在家门口分糯米饭给老百姓。等这三百斤糯米饭分到只剩下三两的时候，叶天士取过这些糯米，捏成三个小饭团，然后脱去小儿身上的衣物，拿起一个饭团，在小孩身上轻轻地来回滚动。说来也奇怪，全身滚完一遍后，小孩身上的疼痛就减轻了一大半。叶天士又拿起第二个饭团，仍是轻轻地在小孩皮肤上来回滚动。等三个饭团用完，小孩身上的疼痛竟然完全消失了。财主见儿子的病好了，连连夸赞叶天士的医术高超。叶天士只是微笑不作答。等回到家中，徒弟问他，师父，那小孩患的是什么病？还有您给那小孩治病用的是什么方法呀，怎么平时都没看您用过呀？叶天士笑笑说，我本来也百思不得其解，可是等我到那院子里一看，我就明白了，那院子里的石榴树就是病因所在。徒弟更奇怪了，石榴树会引起疼痛吗，我以前怎么没听说过？叶天士说，我看到石榴树底下有几条毛虫在爬，我就知道这毛虫身上的毛是引起那小孩浑身疼痛又看不出异样的原因了。徒弟又问，那为什么要三百斤糯米做药引呢？叶天士说，糯米性黏，可以把刺在皮肤中的毛虫的毛粘出，病根一去，疼痛当然就止住了。至于那三百斤糯米嘛，我是借他的粮食，救济一下贫苦的百姓罢了，也算替他积点德吧。

看过这个故事之后，在佩服叶天士的医术与医德之余，我们也可以从中领略问诊在发现疾病病因时的不可忽视性。

第十六章
神奇的脉诊

脉搏蕴涵的信息

脉诊的部位

脉象的概念

什么是平脉

脉的胃、神、根

常见脉象的机理和意义

七绝脉

脉象预测疾病的转归

　　脉诊在大多数人眼中是很神奇的,医生用三个手指在你的脉搏上一摸就能知道你的病情,实在有点不可思议。也正因为这样,很多人对脉诊产生了怀疑,你这三个手指难道能像各种先进的仪器一样,看到我们内在脏腑的变化吗? 对他们来说,西医的先进仪器和设备检查出来的结果,才是值得信赖的。脉诊这个可以看作是中医招牌的诊断方法真的只是一种骗人的东西吗？脉诊真的那么虚无缥缈吗？脉诊已经过时了吗？我们是否还有必要把脉诊作为不可或缺的诊断手段呢？当我们弄清楚脉诊的实质性含义和机理，我们才能真正跨越阻挡在中医前面的各种怀疑和否定，从而走进一个充满智慧和远见的医学领域。

有人说了，脉搏不就是心跳的反映吗，除了快慢、强弱之外，还能告诉我们什么呢？这个问题问得很好，脉搏到底能给我们提供什么样的信息？只有搞清楚了这个问题，我们才能真正认识脉诊的意义。

《辞海》上对脉搏的定义是：心脏搏动所引起的压力变化使主动脉管壁发生振动，沿着动脉管壁向外周传递，即成脉搏。通常所称的脉搏是指在手腕桡侧摸到的动脉搏动(即桡动脉)，这也是中医脉诊的部位所在。既然脉搏由心脏搏动而产生，那么中医为什么不选择心脏作为诊察手段，而是要脉搏作为诊断疾病的主要手段？实践过之后你才会更具体地理解脉搏传递的信息，现在就请你跟着我的步骤来体会一下吧。

把你右手的食指、中指、无名指的指腹放在左手的桡动脉部位。这时注意一下你的力道，是轻轻一按就能摸到还是需要重按才能摸到？这就是脉搏给你的第一个信息：脉的位置深浅。摸到脉搏之后，第一感觉就是脉搏的快慢和强弱，我们可以用手表来计时，数一下 1 分钟内脉搏的跳动次数，一般正常人体脉搏次数为 60～90 次/分，如果低于或快于这个标准，那就是过慢或过快了。至于强弱，根据手指下脉搏跳动的力度，我们可以有自己的判断。这是脉搏给我们的第二个信息：脉搏的速度和强弱。脉搏是动脉的一种有规律的搏动，所以我们仔细感觉，可以感知脉搏跳动的节律，是有规律的还是没规律的？这是脉搏给我们的第三个信息：脉搏的节律性。这几个信息是脉搏的大致的和整体的面貌，除此之外，我们在脉搏上还能体会到什么呢？脉搏是脉管壁振动形成的，脉管壁是否会给我们一种质地感？会！仔细体会一下，你摸到的脉搏是不是有柔和松软或是僵硬绷紧的感觉？这就是脉搏给我们的第四个信息:血管壁的弹性和紧张度。你摸到的脉搏是否有一定的粗细？比如说像电线般粗或是像丝线一样细。这就是脉搏给我们的第五个信息:脉管的粗细度。除此之外你还有新发现吗？我们是不是可以感觉到自己脉搏跳动的流畅程度,是滑利流畅还是顿涩不畅？这就是脉搏告诉我们的又一个信息:脉搏的流畅度。通过上面的体会,我们是不是对脉搏有了全新的了解？原来,在脉搏上有着如此丰富的信息!

　　一般来说,手指对脉搏的感觉可以分为五个部分。①心脏搏动的强度、速率和节律。这是引起脉搏强弱、快慢、节律性变化的主要因素。②血管壁的弹性和紧张度。这是引起脉搏软硬变化的主要因素。血管弹性好、紧张度低,那么脉搏就柔和;而血管弹性差、紧张度高,那么脉搏就僵硬。③动脉中血液的充盈程度。这是影响脉搏粗细的主要因素。血液充足,则脉搏形状就粗大;血液不足,则脉管不能充分扩张,脉搏就细小。④血液对脉管的冲击力。这个冲击力是由心脏搏动的力量、血液的充盈度以及血流的速度等因素综合形成的。冲击力大,则脉搏就容易触及;冲击力小,则脉搏需要重按才能触及。⑤血液黏滞度大小。这是造成脉搏通畅程度变化的主要因素,血液黏滞度大,则血液流动时受到的阻力就大,血流速度缓慢而涩滞;血液黏滞度小,则血液流动时受到的阻力小,血流速度快而流畅。以上五个因素共同构成了我们对脉搏的感觉。

　　从上面这些构成脉搏的因素中,我们已经可以得到有关心脏、血管、血液等的信息,而这三者又和人体各物质之间存在千丝万缕的关系。比如说心脏搏动的原动力来自于体内的元阳;血液在脉管中运行的动力来自于体内气的推动作用;血管壁的弹性好坏取决于体内元阴的滋润作用;血管壁的紧张度受到情绪因素以及局部寒热情况的调节;血液的充盈度除了能反映血液的多少外,还能反映出人体津液的充足程度;血流的速度又和血液中所含杂质的多少有密切关系,杂质多(如痰浊、瘀血等),血液流行的阻力就会增加,从而导致速度减慢;等等。这就意味着我们完全可以根据脉搏的特征推断体内各种基本物质的充足程度与工作状态。

在前面我们曾讲过，人体五脏是体内阴、阳、气、血、津液等物质储藏的地方，这些物质的充足程度与五脏的工作状态有着直接关系，物质充足，则脏腑功能强盛，物质亏耗，则脏腑功能衰败。所以从这个意义上说，我们最终可以从脉搏上了解到体内五脏六腑的功能状态。我们不得不佩服古人的聪明才智，利用一个小小的脉搏，竟然可以获取这么多有关人体的信息。因此中医创造性地把它作为疾病诊断的重要手段，是具有深刻意义的——脉搏为我们提供了有关脏腑功能状态以及人体物质充盈程度的最可靠和最直接的证据，通过这个证据，我们可以真切地了解到人体的内在平衡状态。

讲到这里，大家应该明白了，脉搏可以告诉我们人体的内在平衡状态，而不是××病。比如说，脉搏可以反映出脾胃功能的好坏，但是不能告诉你是否有浅表性胃炎或萎缩性胃炎，因为脉搏反映的是脏腑器官的功能状态而不是形态表现。因此，如果哪个医生告诉你，他能通过脉搏诊断你是糖尿病或是骨质增生，那肯定是在故弄玄虚，要么就根本是个骗子。

我们接下来看脉诊的部位。现在中医所采用的脉诊法，基本都是以桡动脉为主要部位，桡动脉位于手腕的桡侧(靠拇指侧)，这个部位在中医上也称为"寸口"。因为我们所摸到的桡动脉的中心部位，离手掌的距离在 1 寸左右。中医在脉诊上并不是一开始就采用"寸口"诊脉的，在《内经》的记载中，就是通过诊察人体所有的体表动脉来实现对疾病的诊断的。在《难经》提出单用"寸口"作为脉诊的部位以后，特别是晋朝医家王叔和在他著的《脉经》中极力推广用"寸口"诊脉以后，中医才逐渐将脉诊部位固定在"寸口"。

中医选择桡动脉作为脉诊的主要部位，我认为有两个原因。一是桡动脉部位表浅，伸手即得，易于医生诊察。特别是在封建社会中对女性病人的诊察，如果要诊察股动脉或颈动脉，往往很不方便。二是桡动脉在中医经络学说中是手太阴肺经的循行路线，肺又是百脉朝会的地方，五脏六腑的信息都会通过百脉传递给肺，从而在桡动脉上得到反映。为了能更详细地体察桡动脉所反映的各种信息，中医以桡骨茎突（手腕桡侧可以摸到的骨性突起）为标准，把摸到的桡动脉分为三个部分，桡骨茎突处称为"关"，关前称为"寸"，关后称为"尺"。寸、关、尺构成了中医诊脉的三个部位，医生用食指、中指和无名指分别来诊察这三个部位的脉象（食指诊察寸部脉象，中指诊察关部脉象，无名指诊察尺部脉象），以获取有关疾病的详细信息。

为什么要把"寸口"分为三个部分来分别诊察呢？这具有非常重要的意义。中医上把人体分为上焦、中焦和下焦。上焦包括了人体头面五官、横膈膜以上的胸腔以及其中的脏器（如心、肺），中焦包括了人体横膈膜以下到脐部以上的上腹部以及其中的脏器（如脾、胃、肝、胆），下焦则包括了人体脐以下的腹部以及其中的脏器（如肾、膀胱、大肠、小肠）。寸、关、尺正好和人体的三焦相对应，寸部位置最高，能反映上焦的情况，尺部位置最低，能反映下焦的情况，而关部位置居中，能反映中焦的情况。通过寸、关、尺三部和上、中、下三焦的对应，桡动脉事实上就变成了整个人体的缩影，因而中医师三个手指所感觉到的，已经不仅仅是脉搏，而是整个人体的奥秘！

中医把这个从寸、关、尺三部上得到的信息叫"脉象"。为什么要叫"脉象"？"象"是表现的意思，前面我们讲中医对脏腑的认识，有一个"藏象"理论，这个"象"就是指脏腑功能在人体外部的表现，所以我们可以这么来理解"象"的含义，所谓"象"就是指各种信息的一种外在表露。比如说打开电视机，我们可以看到各种画面，听到各种声音，画面和声音就是一种象，它是电流、电视信号、光线、声波等信息在电视机上的一种综合表现。因此脉象就是人体内部信息在脉搏上的一种表露。人体内部的信息在脉搏上表达出来了，要获取这个信息还需要一个接收器，这就是我们的三个手指——食指、中指和无名指。通过这三个手指对寸、关、尺三部脉象的接收，我们就等于拿到了打开疾病之门的钥匙。不管是健康或是疾病，人体内在的各种变化都已经真正掌握在我们的手指之下，就看我们是否能识别和判断了。

要识别和判断脉象所反映出来的各种疾病信息，首先需要知道什么是正常的脉象。关于正常人的脉象，在《内经》中有这么一段记载：

> 人一呼脉再动，一吸脉亦再动，呼吸定息，脉五动，闰以太息，命曰平人，平人者不病也。

这句话翻译成现代汉语就是：正常人在呼吸时，每一呼脉搏就跳动2次，每一吸，脉搏也跳动2次，这一呼一吸，称为"一息"，这"一息"之间，脉搏总共跳动4次，加上呼与吸之间暂停的时候，脉搏跳动1次，所以正常人在一个完整的呼吸过程中脉搏总共应该跳动5次，这就是健康的状态。《内经》称这种健康状态下的人为"平人"。什么是"平"？平者，衡也，不高不低、不胖不瘦、不浮不沉、不快不慢、不紧不缓、不软不硬、不亢不卑、不满不亏，这就是平，这就是人体健康的真理所在！我们在第三章中阐述过，人体内各脏腑各器官之间维持在一种动态的平衡状态之下，这就是健康。这种动态的平衡是什么？不就是我们祖先在几千年前就已经提出的"平"吗？一个"平"字，把健康的概念阐述得淋漓尽致。

正常的人称为"平人"，那么正常人所表现出来的脉象，当然就叫作"平脉"了。根据《内经》的描述，平脉应该是寸、关、尺三部都可以摸到脉搏，1分钟70～80次，手指下的感觉是不浮不沉（指脉搏的位置既不是很表浅，也不需要重按才能感觉到）、不大不小（脉搏的形状既不粗大，也不细小）、从容和缓（既不过快，也不太慢，既不过于紧张，也不过于松弛）、不软不硬（血管壁既不过于松弛，又不过于收缩）、柔和有力（血液对血管壁的冲击力

既不鼓指,又有一定的力度)、节律一致,并会随着外界环境的变化和生理
需要出现一定的变化。

　　根据以上表现,中医总结了平脉的三个特点,那就是胃、神、根。
"胃"是指脉象上有胃气。什么是"胃气"?我们在前面讲过,胃是人体
接受饮食的器官和饮食进行消化的场所,所以在中医上胃也被称为"水
谷之海",人体进行生命活动所需要的营养物质,都离不开胃正常的接
受和消化食物的功能。从这个意义上说,胃是生命之本,是人体气血生
成的源头,胃能正常接受和消化食物,人体能得到充分的营养供应,这
种状态就称为"有胃气"。对脉象来说,"有胃气"也就是人体各种物质
充盈、脏腑功能平衡而协调的一种表现,比如上面讲的不浮不沉、不大
不小、不软不硬、从容和缓、柔和有力、节律一致就是有胃气的表现。也
就是说,脉象只要符合"平"这个原则的,那就是有胃气。下面来看
"神",我们在望诊中也接触过"神",我们把人体生命活动的总体表现称
为"神",它是人体各种物质在体表的一种综合表现,那么对脉象来说,
"神"就是人体内各种物质在脉搏上的一种综合表现,它的特点就是从
容和缓、柔和有力。"根",顾名思义就是根本的意思。在有关脏腑的知
识中我们讲过,肾脏所藏的精气(元阴和元阳)是人体各种生命活动的原
动力所在,也就是人体的根本,所以肾中精气的充足程度,反映到脉象
上,就是平脉的根。而人体的上、中、下三焦和脉搏的寸、关、尺三部是
分别对应的,肾位于人体的下焦,所以和肾相对应的是脉搏的尺部。肾
中精气旺盛,反映到脉象上就是脉的尺部沉按有力,这就是脉象有根的
主要表现。脉象的根,就好比是一棵大树的根,如果这个根不受伤、不
损坏,那么即使是枝叶全部焦黄、枯萎、凋落,它还能重新冒出新芽,重
新焕发生机。因此对于疾病来说,脉象的根是判断疾病预后好坏的重
要依据。脉象有根,则疾病就轻,预后就好;脉象无根,疾病就重,预后
往往不良。胃、神、根这三个要素构成了正常脉象的主要特点。

　　正常的脉象,随着外界环境、生理状态、年龄、性别、情绪等不同而

出现一定的变化。比如说夏天人体血管扩张，脉象多为洪大，冬天血管收缩，脉象多沉紧；活动后脉象多加快，静卧时脉象多缓和；小儿脉象常比大人快；女性脉象常比男子弱；等等。

对正常的脉象有了一定了解之后，我们接下来探讨疾病状态下脉象的变化及其意义。疾病状态下的脉象又称为病脉，中医历代医家不断补充和完善，共总结出了 28 种较为典型的病脉，下面我们就选择其中主要的和常见的病脉，探讨一下其形成的机理及意义。

浮脉。中医对浮脉的描述为"如水漂木"，意思就是指手指感觉到的脉象就像是漂在水上的木头，一是脉象表浅，轻按就能感觉到，二是重按脉象反而减弱，所以中医称为"举之有余，按之不足"。浮脉是表证（外邪侵犯人体肌表，人体正气外出抗邪，在肌表发生争斗而产生恶寒发热等症状的，称为表证）的主要脉象。表证为什么会出现浮脉呢？表证是人体正气和外来邪气在肌表发生争斗而产生的一种证候，正气外出抗邪，势必鼓动脉管，从而形成浮脉。

沉脉。沉脉正好和浮脉相反，浮脉是浮在肌表的一种脉象，而沉脉则是需要重按才能触摸到的一种脉象。浮脉与沉脉反映了脉象位置的深浅，距肌肤浅的为浮脉，距肌肤深的为沉脉。脉的位置深浅往往和两个因素有关。一是人体肌肉的厚薄。肌肉厚者往往脉位较深，肌肉薄则脉位较浅。二是人体气对脉的鼓动作用。这就好比吹气球，气足的话，脉管就膨胀得大，就容易摸到，从而表现为浮脉；气亏则脉管瘦瘪，脉象深藏于内而表现为沉脉。沉脉多见于两种情况，一是元气亏耗，无力鼓动脉管而引起，这种沉脉常常沉而无力。另一种情况是邪气深入于脏腑，人体正气聚集在体内以抗击邪气，或是正气被邪气围困，不能外出到肌表，这也会导致气对脉管的鼓动作用减弱，从而出现沉脉。但这种沉脉由于元气并没有亏耗，所以脉位虽沉，但是脉的搏动力量往往还是较强，这可以和元气亏耗所引起的沉脉相区别。

迟脉。迟，就是慢的意思，迟脉，是指脉搏跳动缓慢，每分钟低于

60次的一种脉象。脉的快慢，取决于心跳的快慢。心跳的快慢和寒、热两个因素有着密切的关系，热可以使心跳加快，而寒则可以使心跳变慢。所以迟脉主要是寒证的表现。寒证主要有两种类型：一是外寒，也就是外界的寒邪侵犯人体引起的疾病，如关节、胃脘的冷痛等；二是内寒，这主要是人体元阳亏耗，不能正常温煦机体而产生的疾病，如畏寒怕冷、四肢不温、腰膝酸软等。

数脉。数，就是快的意思，数脉也就是脉搏跳动过快，每分钟高于120次的一种脉象。数脉所主的疾病主要就是热证。热证和寒证一样，也有内外的区别，外感热邪或火热内生都会表现出数脉。

洪脉。洪是什么意思？洪水来时是一种什么样的感觉？我们可以用"波涛汹涌、冲墙倒壁"这八个字来形容。用这个"洪"字来形容脉象，足可见这种脉象给人的感觉是极度有冲击力的。洪脉表现出来的这种冲击力，和脉管在心脏收缩和舒张时产生的压力差有关，压力差越大，脉象的冲击感就越强。所以当体内邪热极度亢盛，引起心脏收缩过于强烈，就会在脉象上表现为洪脉。

细脉。脉形细小，称为细脉。你可以试着把手指按在绷紧的丝线上，这种感觉就是细脉的特征。细脉的产生主要和气、血两个因素有关，气可以鼓动脉管，血可以充盈脉管，这两者的充足程度最终决定脉的粗细形状。所以细脉主要是体内气血亏耗在脉象上的一种反映。

滑脉。滑就是指圆滑流利，中医形容滑脉"如珠走盘"，意思就是像珠子在光滑的盘子中滚动一样，丝毫没有阻滞和羁绊。脉象圆滑流利，往往是体内气血充足、往来流利的一种表现，所以正常人体出现滑脉并不一定是病态。女性还有一种特殊的状态下会出现滑脉，那就是怀孕的时候！这就是我们在电视或小说上看到的"喜脉"。这是因为女性在妊娠时期要给胎儿提供营养，体内的气血会异常充盛，同时气血在体内的循环也会加快，所以在脉象上表现为滑脉。除了妇女妊娠以及正常人会出现滑脉，滑脉还是痰饮病的主要脉象。前面我们讲过，痰饮是人体水液代谢障碍而形成的一种病理产物,痰饮的特性是湿浊黏滑,这个特性反映在脉象上就是滑脉!

弦脉。中医形容弦脉"如按琴弦",从这个比喻我们可以看出,弦脉具有两个特征:一是脉管具有一定的紧张度和绷紧感,这才能产生"如按琴弦"的感觉;二是脉象在形状上比细脉要略粗,而且有一定的力度。所以弦脉往往不是体内的气血亏耗所引起。从这两个特点中,我们可以推断出,弦脉的产生往往是血管收缩的一种表现。那什么原因会导致血管产生收缩呢?现代医学认为,人体的交感－肾上腺系统是引起血管收缩的一个重要因素,当人体在某种紧急条件下(如紧张、焦虑、抑郁、愤怒、创伤、疼痛、寒冷刺激、失血等),交感－肾上腺系统就会被调动起来,使血管产生收缩。我们再来看中医对弦脉的认识,中医认为弦脉是肝气郁结、疼痛或是疟疾的主要脉象。肝气郁结是情绪抑郁或紧张而导致的肝的疏泄功能的失常,疟疾是疟原虫引起的人体红细胞的破坏,加上疼痛,这三者不就是引起交感－肾上腺系统兴奋和血管收缩的条件吗?

紧脉。紧脉脉形如按绷紧的绳索。紧脉和弦脉类似,都是血管收缩而表现出来的一种脉象,但紧脉在血管收缩程度上要超过弦脉。从琴弦和绳索的比较中也可以看出,紧脉在脉的形状上比弦脉更粗大,在力度上更胜弦脉,甚至可以感到脉搏在指下有左右弹手的感觉。紧脉的形成机理和弦脉相似,多见于寒邪侵犯人体。如果结合前面讲的浮脉或沉脉,就可以判断寒邪所在的位置。如脉象紧而兼浮,那么就说明这个寒邪在肌表;如脉象紧而兼沉,则是说明寒邪已经深入脏腑。另外,剧烈的疼痛也会出现紧脉,它的形成也是因为人体的交感－肾上腺系统兴奋引起血管收缩。

长脉。脉的长度超过三个手指所按的部位的,中医称为长脉,长脉是体内气血有余的表现,所以常见于体质健壮之人。如果脉象长而兼弦,那又常是肝火过旺的表现。

短脉。短脉和长脉相反，就是指脉的长度不能充盈寸、关、尺三部，三个手指按在寸、关、尺三个部位，如果寸部不能满指或是尺部不能满指，这种脉象称为短脉。短是一种不足的表现，如果是寸部不能满指，则说明心、肺精气不足（因为寸部对应的是心脏和肺脏），如果尺部不能满指，则表明肾脏精气亏损（因为尺部对应的是肾脏）。此外，如果体内有痰浊或瘀血阻滞经络，气血不能正常流通，也会出现短脉，这就需要结合全身其他症状加以鉴别和区分。

弱脉。弱就是软弱无力的意思，中医把沉而无力的脉象称为"弱脉"。脉象无力，当然是人体脏腑气血亏损的表现。脉搏力量的大小和心脏搏动的力度、脉管中血液的充盈度、气对血液的推动力有着密切的关系，所以，脉象弱，是人体内元阳、气血亏耗的一种外在反映。

芤脉。芤是葱的古称，中医形容芤脉"如按葱管"。葱管的特性就是"中空"，所以芤脉的特征也就是"中空"。怎么理解脉象的"中空"呢？那就是轻按可以摸到脉，重按也可以摸到脉，唯独中等力度下却感到脉象空空如也，中医把它形容成葱管，是不是很形象？这种脉象的出现往往是由于血急剧减少，不能充盈血管，而血管却仍然维持有一定的容积和紧张度，所以表现出"中空"的特征，常见于急性失血或大吐、大泻导致津液大量丢失等疾病。

结脉。脉搏跳动缓慢，中间时有停跳，两次停跳之间间隔的时间往往不相等，这种脉象中医称为结脉。结脉的出现和心脏的搏动异常有关，西医上心率失常中的房性早搏常表现为结脉。由于心房提早搏动，而其代偿间隙又不完全，所以会出现这种脉搏停跳、间隔不等的脉象。心脏的自主搏动，其原动力来自于人体的元阳和气，所以结脉的出现，往往是人体阳气亏损、寒邪凝滞心脉的结果。

代脉。脉搏跳动过程中出现有规律性的停跳，停跳间隔时间较长的，称为代脉，往往是心脏室性早搏所引起。由于心室过早搏动后会有一个完整的代偿间隙，所以表现为停跳有规律，间隔时间长。代脉在中医上的意义类似于结脉，也是心脏所藏的精气亏耗所引起。

以上是疾病状态下常见的脉象，这些脉象虽然和正常的平脉不同，但基本上都还具有胃、神、根这三个特性，这也意味着人体脏腑精气未绝，只要治疗得法，患者大都可以逐渐好转和康复。但如果脉象失去了胃、神、根这三个特性，那就意味着人体胃气衰败，脏腑功能衰竭，生命已经垂危，这个时候，疾病往往已经难以治疗了。这种没有胃、神、根的脉象，中医称为"真脏脉"，亦称怪脉、死脉、绝脉。所谓"真脏脉"就是脏腑精气不能正常储藏在脏腑之内，反而泄于体外而出现的一种没有胃、神、根的脉象。中医在临床实践中共总结了七种常见的真脏脉，由于真脏脉是人体脏腑真气外泄、脏腑功能衰竭的表现，出现这种脉象，往往意味着病情的危重或是濒临死亡，所以中医又称这七种脉象为"七绝脉"。下面我们就来了解一下这七种绝脉。

釜沸脉。釜是煮东西用的锅子，沸是沸腾的意思，釜沸的意思就是锅子中沸腾的水。脉象和沸腾的水一样，可以说是脉搏极浅，几乎是浮在皮肤之上，按之无根，脉跳极快，不能数清楚脉搏次数，此起彼伏，这种脉象多出现在临死之前。

鱼翔脉。鱼的活动一般是通过尾部的摆动来实现的，所以鱼翔脉的具体表现就是脉搏浮在皮肤表面，头部固定而尾部摇摆不定，就像鱼在水中游动一样。出现这种脉象，往往说明体内阳气耗竭。

虾游脉。虾在水中游动有一个特点，它能够弹跳，因此，虾游脉是指脉在皮肤，如虾游水，时而跳跃指下，并伴有躁动不安的迹象的一种脉象。虾游脉的出现，意味着大肠精气耗竭。

屋漏脉。破屋漏雨往往是一滴滴下，良久再来一滴，既缓慢又无冲击力。屋漏脉就好比破屋漏雨，脉搏极慢而无力，许久才搏动一下，这种脉象多见于胃气将绝。

雀啄脉。脉在筋肉之间，脉搏的跳动就像是麻雀啄食一样，一会儿急来三五下，一会儿又停止不来，脉搏来止无定数，这种脉象是脾气将绝的表现。

解索脉。脉在筋肉之间,脉搏跳动一会儿快,一会儿慢,时密时疏,散乱无序,就像是解乱绳一样,这种脉象是肾气衰竭的表现。

弹石脉。脉位较沉,脉象极硬,噼噼弹指,就像是按在坚硬的岩石之上,毫无柔和软缓的迹象,这种脉象多见于肾气将绝之候。

脉象不仅可以反映人体内在的疾病信息,更可以反映出疾病时机体的功能状态,通过这两种信息的综合对比,我们可以根据脉象的表现来推断疾病的预后和转归。其中,预后指疾病最终可能出现的结果,转归指疾病可能出现的变化和后果。比如说脉象由缓和而转为弦急,这就说明人体正气渐衰而邪气渐盛(缓和是脉有胃气的特征,而弦急往往是病邪在脉象上的反映),往往是疾病加重的表现;相反,如果脉象由原来的弦急而转为缓和,则又说明邪气渐退而胃气渐复,这就是疾病好转的迹象。再比如说,久病体虚、失血吐泻等患者,由于体内气血津液消耗,应该在脉象上表现为虚弱,如果出现洪、滑、数、大等过于亢盛的脉象,则又说明此时的人体正气大衰,而邪气炽盛,往往是疾病危重、预后不良的一种反映。

明朝的大医家孙一奎在治病时非常重视脉诊,经常通过脉象来分析和推断疾病的根源,同时,他也很重视通过脉象来判断和预测疾病的发展情况,在这里我再讲一个他的故事。

有一年秋天,孙一奎应朋友的邀请,给一个李姓青楼女子诊病。诊病过程中,李姓女子有数声咳嗽,她自称咳嗽只是偶尔出现,自己感觉也没有什么特别不适的地方,但每次月经来都很少,只有一两滴,并伴冷汗淋漓,醒后就会感到四肢酸软、体力不支。孙一奎细心地诊完脉,并没有给开方子,而只是安慰了那女子几句,说只要多休息就没事了。回到客栈,他朋友问他,为什么不开方子呢?孙一奎叹了口气说,她的脉象告诉我,疾病已到晚期,药物恐怕是没用了。他朋友很奇怪地说,那女子看不出有什么大病呀,看上去精神也不错,怎么会严重到没药可治了呢？孙一奎说，她的脉象很怪，两寸部短涩，两关部弦，两尺部洪滑。脉的关部，对应人体的肝胆，关脉弦也就意味着肝火旺盛，而现在是秋季，秋属金，肝属木，金能克木，所以秋季不应该出现如此亢盛的弦脉，现在肝火在受到克制的季节仍然如此旺盛，必然会损耗人体的阴液。再看她的尺部脉，尺脉对应的是人的肾，尺脉洪滑，是肾中元阴亏耗，元阳偏亢的表现，而她又是青楼女子，肯定多动欲火，这样就更加损伤体内的元阴。最后再看她的寸部脉象，寸部对应人体的心、肺，寸脉短涩，则表明心、肺精气不足，肺是水之上源（详细解释请参看第七章），肺中精气亏耗，就无法再滋养和补充肾中的元阴。综合她的脉象，是邪火旺而真阴竭，而且现在已经有咳嗽表现出来了，这就是人体真阴衰竭的征兆，古书上说"阴虚则病，阴绝则死"，所以我断定她无药可医，到明年二月春季木旺的季节，肯定会病情加重而死。后来果然被孙一奎说中，那李姓女子在第二年二月死亡。

我们以前看电视或小说，总觉得中医通过脉诊可以知道患者病情，可以判断疾病深浅，可以预测疾病转归，非常不可思议。其实脉象是人体信息的反映，就像气象是天体信息的反映一样，既然我们通过天体表现出来的征象可以推断它未来的变化，为什么我们就不能通过脉象表现出来的特征来推断疾病的预后呢？相信中医吧，想想古人留给我们的二十四节气，它过时了吗，它错误了吗？由此，我们完全有理由相信，在同样的研究方式（通过事物外在的象来探究事物内部的变化规律）下诞生的中医学同样是科学而值得信赖的。

第十七章
疾病的虚实

什么是虚证，什么是实证？

虚证的类别和表现

脏腑的实证

对"非典"的几点思考

通过望、闻、问、切四种方法，我们已经取得了疾病详细的外在表现和征象，现在要做的事情就是把这些外在表现和征象与人体内部的动态平衡情况有机结合起来，以实现对疾病的诊断，这个过程在中医上称为"辨证"。

什么是"证"？"证"不同于"症"，"症"是症状，而"证"则是各种症状所反映出来的人体内部动态平衡变化的根源和实质。比如说感冒时会出现恶寒发热、鼻塞流涕、头痛咳嗽、脉浮等症状，而这些症状综合在一起就称为"表证"，"表证"事实上就说明了邪气侵袭人体肌表。因此，辨证实际上就是辨人体内部动态平衡的破坏环节和程度。通过辨证，我们可以在纷乱复杂的疾病表象背后，找到疾病的真正根源，从而为疾病的治疗提供直接的依据。

人体内部的动态平衡往往是由两个因素构成。一是人体的各种基本物质，如气、血、元阴、元阳、津液等。这些物质是人体进行生命活动的能量和动力来源，物质充足，那么人体脏腑的功能就旺盛，从而保证生命活动的正常进行。二是各脏腑的功能状态。脏腑自身功能强盛，脏腑之间能相互协调工作，这是人体顺利完成各种复杂的生命活动的保障。当人体的基本物质出现亏损或是脏腑功能发生紊乱，就会造成人体内部动态平衡的破坏，从而出现各种疾病。所以对疾病的本质来说，也可以分为两大类：一类是以人体基本物质亏损为主要原因的疾病，中医称为"精气夺则虚"，所以也称为"虚证"；另一类就是以内外邪气扰乱脏腑功能为主要原因的疾病，中医称为"邪气盛则实"，所以也称为"实证"。这两类疾病形成的原因不同、对人体内部动态平衡的影响不同，所以在疾病的表现上也有着完全不同的特点。弄清楚疾病的虚实，也就在大体上把握住了疾病的本质，下面我们就来详细探讨虚证和实证的特点和表现。

人体的基本物质有元阴、元阳、气、血、津液，这些物质如果过度损耗（如起居劳累、纵欲过度、久病耗损、先天不足、失血等），就会导致虚证的产生。由于元阴、元阳、气、血、津液等物质对人体所起到的作用是不同的，所以根据人体所亏耗的物质不同，也存在着阴虚、阳虚、气虚、血虚。不同的虚证，其含义是不同的，同时它的外在表现也是不同的。

一、气虚

气是人体元阴、元阳相互作用下产生的一种物质运动，它主要有三个作用。第一，推动作用，如推动脏腑运转，推动物质运输、排泄，以及推动心脏搏动和血液循环等。第二，防御作用。气能周流全身，就像是护卫人体的城墙，能够时刻抵御外界邪气对人体的侵犯。第三，固摄作用。固摄有两个含义，一是固定，指气能起到固定脏腑位置的作用；二是摄纳,指气有摄纳人体的精微物质的作用,使各种对人体有益的营养物质(如血、津液等)能正常在体内循环运输。气的过度亏耗所引起的虚证,我们称为"气虚"。

既然气虚是气的过度亏耗,那么,气虚的外在表现就应该以上述三个功能衰退为特征。①气的推动作用减弱会导致脏腑机能衰退和物质运输、排泄障碍。如心脏功能减弱则会出现心跳缓慢、搏动无力、心悸心慌、心神不安、脉象细弱;脾胃功能减弱,则会出现胃纳不佳、饮食乏味、胃脘饱胀、大便溏泻、饮食不化、食后思睡;肺脏功能减弱,则会出现呼吸短气、声音低微、胸闷不舒、咳吐无力;膀胱功能减弱,则会出现小便无力、淋漓不尽;大肠功能减弱,则会出现排便无力、大便秘结;循环系统功能减弱,则会出现血流缓慢、血液瘀滞;等等。②防御作用减弱会导致人体免疫力下降,汗孔开合失常,出现短气自汗、容易感冒等症状。③气的固定作用减弱,会导致脏腑无法正常固定原来的位置而出现脏腑下垂,如胃下垂、肾下垂、子宫下垂等;气的摄纳作用减弱,会引起人体血、津液等物质异常丢失,出现月经过多、出血不止、自汗盗汗等疾病。中医对这种由于气虚而引起的出血,称为"气不摄血",因为气主要储藏在脾,所以也称为"脾不统血",中医有个治疗这种出血的方子,叫"归脾丸",其中"归脾"的意思就是使血液重新归属脾(气)的统摄。这个方子以补气药人参、黄芪、龙眼肉为主,搭配养血收敛药物,对治疗气虚引起的出血有很好的疗效。

气为什么会有"摄血"作用呢?我们知道,血液能正常在血管中运行而不渗出到血管外,和血管壁的通透性有很大关系。血管壁的通透性低,血管的密封性能就好,血液中的细胞就不容易跑到血管外;如果血管壁的通透性高,血管的密封性就差,血液中的各种细胞就可以渗到血管外而引起出血症状。血管壁的通透性主要取决于血管壁细胞之间结合的紧密程度,细胞之间结合紧密则血管壁的通透性就低,反之通透性就高。血管壁细胞之间的结合力靠什么来提供?那就是气。所以气虚就会使血管壁各细胞之间的结合力下降、管壁通透性增高而引起出血。这种出血,使用止血药往往效果不佳,需要通过补气摄血的方法来治疗。这就好比管道破损引起的漏水,只有使管道破损的地方得到修补,才能从根本上解决漏水问题。

我曾治疗过一个月经中期出血(两次月经中间,会有一次阴道出血)的患者。患者当时来就诊时面色苍白,语声低微,胃口不开,神疲乏力,中期出血多呈咖啡色或淡红色,舌淡苔白,脉象细弱,是很明显的气虚证,为什么前面这么多中医都治不好呢? 我取过她以前用过的药方一看,所有的药方用的药都是以清热止血为主,并且患者还告诉我说,她之前看过的中医生都说她是血热,还叮嘱她平时不要吃任何热性的食物。我说,从你的症状、舌苔和脉象来看,我认为绝对不是血热,而应该是气虚。我们对一个疾病本质的判断,不能一见到出血就认为是热,或是一见到瘀血就认为是寒,而是要根据疾病表现出来的各种症状,运用中医"辨证求因"的方法去分析和推断疾病的本质。就拿这个患者的症状来说,面色苍白、语声低微、胃口不开、神疲乏力、舌淡苔白、脉象细弱都是气虚的表现,如果是血热的话,那在症状上就应该表现为面红、月经量多而颜色鲜红、舌红、脉数有力等热象,没有这些热象,怎么能诊断为血热呢? 于是我参照归脾丸的思路,给她开了一张益气摄血的方子:高丽参 6 克(另煎成浓汁,兑服),黄芪 45 克,白芍 10 克,当归炭 10 克,炒白术 30 克,阿胶珠 10 克(烊),远志 10 克,炮姜炭 10 克,木香 10 克,海螵蛸 10 克,升麻炭 6 克。并告诉她以后不需要忌热性食物。这个方子共吃了 14 帖,患者的中期出血就止住了,后来随访一直没有复发。

二、血虚

血是滋润和营养人体的物质,所以血虚就会导致人体脏腑组织的滋润和营养性下降,从而出现各种症状。血虚的主要症状可以归纳为一句话,叫"一黄五白四不养",这是什么意思呢? "一黄",指面色萎黄,在谈望诊时我们解释过,就是淡黄枯槁、无光泽的意思,血虚患者往往会表现出这种萎黄的面色。"五白",指面色苍白、嘴唇淡白、爪甲淡白、舌体淡白、眼结膜淡白,这五种白色都是血虚导致组织供血不足而引起的。"四不养",指血不养心、血不养肝、血不养头目、血不养肢体。血虚不能滋养心脏,就会出现心慌心悸、失眠多梦、心神不宁等症状;血虚不能滋养肝脏,则会出现耳鸣耳聋、月经量少或闭经、两胁疼痛、情志不畅等症状;血虚不能滋养头目,则会出现头晕眼花、视力减退或雀盲、健忘多梦等症状;血虚不能滋养肢体,则会出现手足麻木、皮肤干燥起白屑、肢体震颤、关节拘挛不利等症状。

造成血虚的原因,一是消耗过度,如大出血、久病耗损、思虑过度等;二是生成不足,如长期营养不良或是消化吸收功能差,导致人体没有足够的精微物质来生成血液。除这两个常见原因之外,人体的气不足也会导致血虚的产生。有句话叫"气能生血",也就是说,气充足是保证血液能正常生成的重要因素。因此,对于血虚患者,中医常在补血药中加入补气药,以增强补血效果。中医有个补血的名方,叫"当归补血汤",就是在这种思路下制定的。方子仅两味药,一是补气药黄芪,二是补血活血药当归,而且黄芪和当归的比例是 6:1,就是通过大剂量的补气药和小剂量的补血药配合来到达治疗血虚的目的。中医之所以这么重视气在血虚病中的作用,那是因为气是人体各种生命活动的动力所在,所以气的充足程度,当然直接关系到人体造血功能的强弱。从这个意义上说,通过补气来生血,确实给我们提出了一个治疗血虚的新思路,而且这种方法使人体自身的造血能力增强,从而达到补血的效果,所以其疗效是长期的。

三、阴虚

阴虚就是指人体元阴亏损而导致的虚证。元阴有两个作用,一是滋润人体脏腑器官,二是限制元阳的过度亢奋,所以元阴亏损导致的阴虚证,也就具有两个特征,那就是干燥和元阳偏旺。干燥是各脏腑组织缺乏阴液滋润而引起。如肌肤缺乏滋润,就会出现皮肤干燥甚至皲裂等症状；口腔咽喉缺乏滋润，就会出现口干舌燥、咽喉干痛、声音嘶哑等症状；眼睛失去滋润，就会出现眼睛干涩、视物模糊等症状；鼻腔失去滋润，就会出现鼻干疼痛等症状；肠道失去滋润，就会出现大便干结、数日一解甚至肛裂便血等症状。元阴亏损，还会造成对元阳的制约作用减弱而出现元阳过度亢奋的各种症状，如潮热、盗汗，男子性欲亢进、遗精，脉象细数等症状。

同时，元阴亏耗对不同的脏腑也会造成不同的影响，常会在上述"干"和"热"的特征上再表现出不同脏腑功能失调的表现。如影响到心脏，称为"心阴虚"，会出现心烦失眠、两颧潮红、五心（两手心、两足心及心脏）烦热等症状；如果影响到肝脏，称为"肝阴虚"，会出现头晕耳鸣、面部烘热、胁肋灼痛、手足蠕动、心烦易怒等症状；如果影响到胃腑，称为"胃阴虚"，会出现饥不欲食（虽然感到饥饿，但却不想吃东西，是胃阴虚的特征性表现）、胃脘嘈杂隐痛，甚至干呕呃逆等症状；影响到肺脏，称为"肺阴虚"，会出现干咳无痰或是痰少而黏、痰中带血、形体消瘦等症状；影响到肾脏，称为"肾阴虚"，主要表现为腰膝酸软、骨蒸潮热、眩晕耳鸣，男子阳强易举，女子经少经闭等。由于肾是元阴储藏的地方，元阴亏损，最先影响到的就是肾，所以其他脏腑的阴虚，常常都兼有肾阴虚的各种症状。

中医治疗阴虚有一个十分著名的方子，叫"六味地黄丸"。现在很多人都把六味地黄丸看作是补肾的良药，只要一说到肾虚，很多人就会想到六味地黄丸，甚至有很多老年人把六味地黄丸作为常吃的滋补药物，这中间其实存在着很大的误解。六味地黄丸只是滋补元阴的药物，只适合于"阴虚"这种虚证，而老年人出现身体亏损往往是多种多样的原因引起的。前面我们讲过，人体有阴、阳、气、血、津液等多种基本物质，不同的物质亏损会导致不同的"虚"，因而也就需要不同的滋补法。如气虚就需要用人参等补气的补品来滋补，而血虚则又需要选择阿胶等补血的补品来滋补，还有接下来要讲的阳虚，就需要用鹿茸等补阳的补品来滋补,等等。其中只有阴虚才适合于用六味地黄丸作为滋补的药物,我们需要根据自己表现出来的各种症状来判断体内物质亏损的种类,再选择合适的滋补品,这样才能真正有益于身体和健康。现在很多人只知道补品是补虚用的,而不知道虚有气、血、阴、阳的区别,补品也各有自身的药性,如果用错了,不但起不到补虚的作用,反而会给人体带来相反的作用。如阴虚患者去选择人参做滋补品,那对人体来说无疑是火上浇油,不但不能使阴虚得到改善,反而会加重元阳的亢奋,轻者会流鼻血,重者会导致脑溢血发作而危及生命。

关于乱用补品,不知从什么时候起,铁皮石斛成为肿瘤患者的良药,很多人把它当作肿瘤放、化疗之后的滋补品。事实上,铁皮石斛只是一味滋补阴液的药物,如果患者在放、化疗之后表现为阴虚(如口舌咽喉干燥、大便秘结、骨蒸潮热、五心烦热、心烦失眠、饥不欲食、两颧潮红、盗汗、舌红少津、脉象细数等)的,那铁皮石斛无疑是一味良药,但如果患者在放、化疗之后表现为阳虚(畏寒怕冷、四肢不温、小便清长、大便溏泻、舌淡苔白、脉迟无力)或气虚(神疲乏力、胃纳不开、饮食不化、不饥不食、四肢无力、短气自汗、舌淡苔薄、脉弱)的也用铁皮石斛来滋补,这不但不会给身体带来好处,反而会更加损伤人体的阳气,使疾病加重。就好比一个燃烧着的炉子,如果火势衰弱了不去补充柴火,反而去浇上一桶水,当然只会把火给浇灭了,所以我们千万不能忽视乱用补品可能带来的危害。

四、阳虚

阳虚是人体元阳亏耗而出现的一种虚证。元阳对人体有什么作用?我们来看一下自然界中的太阳就可以理解元阳对人体生命活动的重要性。元阳充足,则人就充满活力,元阳亏损,人体各种生命活动也会衰退直至死亡。所以明朝医家张景岳认为"天之大宝,只此一丸红日;人之大宝,只此一息真阳"。元阳和人体其他物质还有一个区别,它有一个周期性的变化过程。人体的阳气和太阳一样,在人体中有每日和每年的变化更替,白天阳气外出,实现人体的各种活动,夜晚阳气归藏,使人逐渐休息而进入睡眠状态。此外,阳气还随着四季的更替,在体内存在着春生、夏长、秋收、冬藏的周期性变化。春天阳气外出到肌表,血管扩张,人体新陈代谢也随之增强,并在夏天达到最旺盛的状态;秋天阳气收敛到肾脏,血管收缩,人体新陈代谢也随之减弱,并在冬天达到最虚弱的状态。阳气的这种周期性变化,保证了人体能随时和外界环境相适应,并能在各种气候下维持人体内环境和体温的稳定。

元阳亏损会导致哪些症状呢?设想一下冬季时我们有什么感觉?对,是阴冷,还有树木凋谢、一片萧瑟,所以元阳亏损,最突出的表现就是人体热量不足——畏寒怕冷。此外,由于元阳是人体生命活动所需要能量的根源所在,所以元阳亏损还有一个重要表现就是人体新陈代谢的衰退和减弱,出现如心跳变慢、血压降低、基础体温低、少汗或无汗、消化功能减退、反胃呃逆等症状。元阳的亏损,一则先天禀赋不足,二则后天损耗过度,如房劳、起居、劳累、过食冷物以及药物损伤。尤其是药物损伤,更为多见,现在很多的医生一看到肿瘤、肝炎、肾炎等病名,不管患者表现出来的症状是什么,一概给予清热解毒的寒凉药物,并且一用就是经年累月,导致人体阳气在寒凉药物作用下日益受损,直至衰竭。很多患者在这种治疗之下,身体日益衰弱,直至生命垂危,不知这到底是真的病重还是由于错误治疗而导致疾病日益严重?

我曾治疗过一个呃逆患者,患者因为胃癌而做了胃切除手术,术后又进行了化疗,为了尽可能减少癌症的复发,患者术后一直在一位老中医那里吃中药调理。中药吃了几个月后出现了一个新问题,那就是呃逆不止,往往一连十多分钟不能停止,中药越吃呃逆越厉害,后来患者只好将中药给停了,但呃逆却无法好转,试过针灸和其他各种土方都没有明显效果,后来经人介绍来我这里就诊。患者精神不振、语音低微、畏寒怕冷,从衣着上看就和别人差一个季节,在就诊的过程中不断呃逆,舌淡白、苔薄,脉象沉细而微弱,很明显是一个元阳亏损而引起的呃逆,可再取过原先服用的方子一看,却仍然是大量的清热解毒药(如香茶菜、蛇舌草、藤梨根、山海螺、黄连之类），如此用药,呃逆如何能好？于是我根据患者表现出来的阳虚的本质,给开了一张温阳止呃的方子:黄芪30克,党参30克,附子12克,干姜9克,代赭石15克,丁香10克,旋覆花15克(纱布包煎),柿蒂10克,大枣30克,炒甘草9克。上药浓煎45分钟,约煎成大半碗,每次服一口,过5分钟,再喝一口,如此将药喝完。上方共用5剂,患者来述呃逆基本没有了。后来因为大多数医生告诉她肿瘤不能吃热药,患者转去服用原先的寒凉药物,导致呃逆复发。我又用补阳的方法治疗,并且告诉她以后再不要去吃那些凉药了。我说,那些药既然会使你呃逆发作,就证明根本不适合你的身体,你为什么还要去吃呢？患者说,那些药是治肿瘤的,我想吃一点对肿瘤有好处。我说,即使那些药真的对肿瘤有用,可是它会损害你的身体,就好比一个驼子去治病,医生一脚把他的驼背给踩直了,可是驼子的命也没有了,你说是驼背重要还是生命更重要？中医有句古话叫"留人治病",意思就是说,生命是治疗疾病的前提条件,如果生命都不存在了,那病治好了还有什么意义？

上面讲述了人体物质亏耗而引起的虚证,下面我们接着来探讨疾病中的实证。实和虚正好相反,虚证是人体物质亏耗引起的,实证则是各种内外界因素导致的脏腑功能紊乱,由于不存在物质亏损,所以称为实证。前面讲的六淫、疫疠、七情等原因引起的疾病,都可以归纳在实证的范围之内,在这里,我主要要介绍的是各脏腑由于自身功能失调而导致的实证。

一、心与小肠的实证

心火亢盛。心火亢盛属于内火的一种,其症状特点是心脏功能紊乱和火热内盛。心在中医上主要功能是主神志和血脉,所以心火亢盛的主要表现有心胸烦热、烦躁不安、夜寐不安、面红目赤、口渴喜冷饮、口舌生疮、大便干结、小便黄赤、肌肤疮疡、红肿热痛、舌红苔黄、脉数而有力,严重者会出现狂躁谵语、打人毁物、吐血衄血等症状。在谈脏腑时我们讲过,心和小肠之间有经络联系,心火亢盛也会引起小肠功能的异常。小肠的功能是什么?是分清泌浊,而这个分清泌浊的功能和人的小便有密切关系,所以心火亢盛,常会影响到小肠的功能状态,导致小便赤涩灼痛,这种情况在中医上也称为"心热下移小肠"。

心脉痹阻。心脉痹阻是指各种原因引起心脏脉络阻塞不通,导致心脏缺血缺氧,以心区疼痛为主要特征的一种病症。引起心脉痹阻的原因常见的有瘀血、痰浊、气滞和寒邪,不同的原因引起的心脉痹阻往往会表现出不同的疼痛特征,我们可以根据不同的疼痛特征以及其他相关症状来分析和判断心脉痹阻的根源,找出真正的病因。如瘀血引起的心脉痹阻往往表现为心区针刺样疼痛,并伴有口唇、舌色紫黯或有瘀斑瘀点、脉象涩等症状;痰浊引起的心脉痹阻往往表现为心区闷痛,并伴有体胖痰多、胸闷不舒、头身沉重、舌苔白腻、脉象沉滑等症状;气滞引起的心脉痹阻往往表现为心区胀痛或是攻窜作痛,生气或情绪郁闷时加重,心情舒畅时减轻,脉象弦而有力等症状;寒邪引起的心脉痹阻往往表现为剧痛,常常胸痛彻背、背痛彻胸,难以忍受,并且发病突然,遇热疼痛可减轻,可伴有四肢不温、畏寒肢冷、脉象沉紧等症状。

心脉痹阻的证候类似于西医上的冠心病、心绞痛以及心肌梗死。血管阻塞不通只是一种表象,它可以由瘀血、痰浊、气滞和寒邪四种原因导致,如果我们能根据疾病表现出来的迹象很好地判断它的本质,并给予针对性的治疗,就能从根本上解决血管阻塞的问题。由此看来,在很多的地方,传统的思维方式可能更适合生命科学的"动"和"变"的特征,也更容易从整体上去把握疾病的本质。

痰迷心窍。心在中医上是人体神志的主宰,痰迷心窍指的就是体内痰浊积聚影响心对神志的主宰作用而出现的精神抑郁、神志痴呆、表情淡漠、喃喃自语、不辨亲疏等症状的一种疾病,也称为"癫证"。

痰火扰心。痰火是指痰浊和内火夹杂在一起而形成的一种致病因素。内火的特性就是热和亢奋,所以痰火扰心和痰迷心窍相比,它造成的神志异常往往具有狂躁和发热的特性,如高热伴有神志不清或是面红目赤、狂躁不安、夜不能寐、呼吸气粗、胡言乱语等。痰火的产生,往往有内外之别:内者,多因精神刺激过度导致火热内生(在讲情志致病时提到,五志过极皆能化火),火热煎熬人体津液而成为痰火;外者,多因感受火热邪气,火热邪气侵入人体,引动体内积聚的痰浊(如素体肥胖、脾弱多湿的人群)而形成痰火。

二、肝与胆的实证

肝气郁结。肝气郁结我们曾多次提到,就是肝的疏泄作用出现障碍的一种病症,多由情志不畅所引起。肝气郁结的主要表现是情绪抑郁,胸胁部或是少腹(腹的两侧称少腹)部胀闷窜痛,多太息,妇女可见乳房胀痛、月经不调等症状。

治疗妇女乳房胀痛,逍遥丸具有很好的效果,现在几乎变成妇女乳房小叶增生的专用药了,其实逍遥丸的真正作用是治疗肝气郁结。因为女性容易受情绪影响,或是多愁善感,或是郁闷不舒,从而导致肝气不能正常疏泄,产生乳房小叶增生等疾病,逍遥丸能疏通肝气,因此能治疗乳房小叶增生而引起的胀痛。了解了这一点,我们就知道逍遥丸并不是专治妇女乳房胀痛的药物,而是治疗肝气郁结的药物。也就是说,只要符合肝气郁结的症状(如上面提到的情绪抑郁,胸胁部或是少腹部胀闷窜痛,多太息,等等),就可以用逍遥丸来治疗,而不是说逍遥丸只能用于治疗妇女的乳房小叶增生。平时遇到肝气郁结的男性病人,我让他们去吃逍遥丸,他们往往会很奇怪,逍遥丸不是女人吃的吗?所以我在这里解释一下,让更多的人明白逍遥丸的实际功效和用途,从而纠正大家以往对逍遥丸的片面认识。

肝火上炎。所谓肝火,就是在肝的疏泄功能失调的基础上又出现内火的症状。所以肝火的主要表现就是在肝气郁结的基础上出现如面红目赤、口苦口干、急躁易怒、头胀耳鸣、舌红苔黄、脉象弦数等内热的症状。我们平时常把发怒称为"大动肝火",由此可见,肝火的产生和情绪有很大的关系。

肝胆湿热。湿邪与热邪混杂在一起，我们称为"湿热"。肝胆湿热，就是指湿热邪气影响到肝胆的正常功能而出现的一系列病症。肝胆湿热最主要的症状有两个。第一是面目、肌肤以及小便颜色发黄，这是因为湿热邪气影响到胆汁的正常排泄和输布所造成的。湿热为什么会影响胆汁的排泄和输布呢？我们给水加热，水会沸腾，同理，热邪影响到胆，也会使胆汁沸溢到管道之外，从而引起面目、肌肤以及小便颜色发黄等症状。第二是右胁肋部胀痛、恶心泛恶、纳呆（不想吃东西或见了食物没胃口，中医称为纳呆）。右胁肋部是肝胆所处的位置，湿热邪气侵犯肝胆，肝气不能正常疏泄，所以出现右胁肋的胀痛。在前面我们曾讲过，肝胆属木，而脾胃属土，木能克土，所以肝的疏泄功能失调往往会影响脾的运化以及胃的通降。脾的运化障碍，就会出现纳呆，胃的通降障碍，就会出现恶心、泛恶。

寒滞肝脉。寒滞肝脉的主要表现是少腹牵引睾丸坠胀冷痛，甚至阴囊收缩引痛，往往遇冷加重，遇热减轻，脉象多为沉弦。寒的特性就是收缩，所以寒邪引起的疾病多以各种收缩牵引的症状为特色，而少腹、睾丸、阴囊等部位正是肝脏经络分布的区域，所以当寒邪侵犯肝脏时，会出现这些部位的收缩牵引以及冷痛不适的症状。

三、脾与胃的实证

湿困脾胃。久居潮湿之地或是平素饮水过多导致水湿在体内过度积聚，影响脾胃功能而产生食少便溏、脘腹痞闷胀痛、恶心不欲食、舌苔白腻等症状的，我们就称为"湿困脾胃"。

讲到脾胃病，现代西医学把胃幽门螺旋杆菌看成是引起胃炎的一个重要因素，并由此采用杀菌治疗的方法，对此，我提出一些不同的看法。我们能在胃炎患者身上找到大量幽门螺旋杆菌，但这是否意味着幽门螺旋杆菌就是引起胃炎的主要因素呢，通过杀菌的方法是否能彻底杀灭胃部的幽门螺旋杆菌呢？我们曾经讲过，在发臭的池水中可以检测到大量的腐败菌,可是引起池水发臭的根本原因是这个腐败菌吗,通过杀灭腐败菌的方法能使水质得到根本的改善吗?不能!所以我们应该从更高的高度来探讨疾病发生的真正根源。我们都知道,池水中腐败菌大量繁殖的根源是水的流动性被破坏后形成了适合腐败菌生长繁殖的环境。因此,我们完全可以这么认为,胃局部的动态环境遭到破坏才是幽门螺旋杆菌在胃中大量繁殖的根源!而只有恢复胃部正常的动态环境,才能从源头上杜绝幽门螺旋杆菌的生长和繁殖!

胃的动态环境有哪些方面?我认为主要有以下几个因素。一是胃的蠕动情况。胃的正常蠕动是保证食物能充分磨碎并及时输送到小肠的基本条件。如果胃蠕动能力不足(如气虚或阳虚就会造成这个结果),则食物就不能及时从胃部排空,饮食在胃部停留时间过长,就会腐烂发酵,为幽门螺旋杆菌提供适宜的繁殖环境。二是胃部血液循环情况。血液在提供给胃各种营养物质的同时,也会带走胃工作时产生的各种代谢废物,因此,胃部的血液循环就好比是流动的活水,使胃能保持一个相对稳定和洁净的环境。如果胃部血液循环障碍(如瘀血、气滞就会造成这种结果),胃在完成自身功能时产生的代谢废物就无法及时运走,从而使胃部形成适合幽门螺旋杆菌生长的环境。三是胃部的杂质积聚情况。如上面讲到的水湿如果过多地在胃部积聚,就会在胃部形成一个过于潮湿的环境,而这正是适合幽门螺旋杆菌等微生物生长的有利条件。我们只有解决了上述三个引起胃部动态环境破坏的问题,才能从根本上消除胃幽门螺旋杆菌,从而治愈胃炎。

食滞胃脘。暴饮暴食、饮食不节,超过了脾胃的消化能力,就会导致饮食在胃脘停滞积聚,产生各种不适。食滞胃脘的主要表现为胃脘胀闷甚至疼痛不适、厌食,时常嗳酸腐气或呕吐酸腐食物,吐后胃脘胀闷疼痛可以减轻,大便酸腐臭秽,泻后或放屁后胃脘胀闷疼痛也可以减轻,舌苔厚腻。对饮食积滞引起的疾病,中医根据积滞的不同部位而有吐、消、下三种方法。吐法,就是通过呕吐使积滞在体内的饮食排出体外的方法,这种方法适合于饮食积滞在胃的上脘或胸膈以上部位;消法就是运用消食化积的药物使停滞在体内的饮食得以消化的方法,这种方法适用于饮食停滞在胃的中脘部位;下法,就是通过通大便使停滞在体内的饮食从肠道排出体外的方法,这种方法适合于饮食停滞在胃的下脘或肠道等部位。那怎么样来判断饮食停滞的部位呢?我们可以从症状上来进行推断和分析。饮食停滞在胃的上脘或胸膈以上的,常表现为胸膈胀闷、恶心欲吐、时时嗳酸腐气等症状;饮食停滞在胃的中脘部的,常表现为胃脘胀闷、不思饮食或厌食、胃中疼痛等症状;饮食停滞在下脘部或是肠道的,常表现为胃脘饱胀、大便溏泻、大便中夹杂酸腐臭秽物质、泻后胃脘疼痛可以减轻等症状。在吐、消、下三法中,消法是运用得最多的一种方法,我们可以根据积滞的食物类型来选择合适的药物。如山楂擅长消肉食引起的积滞,神曲擅长消酒水引起的积滞,谷芽、麦芽擅长消谷面引起的积滞,肉桂、麝香擅长消瓜果冷饮引起的积滞,等等。

寒邪犯胃。过食生冷或贪凉取冷、露腹夜卧都会导致寒邪犯胃。寒的特性是收引,所以胃受到寒邪的影响后,常会引起胃部肌肉收缩痉挛,从而出现胃部冷痛,疼痛剧烈时可使人身体蜷缩。

胃火亢盛。胃火和心火、肝火道理一样,也是内火的一种,以胃的功能过度亢进和内热为主要特征,其表现有:胃脘灼痛、多食易饥、口渴喜冷饮、牙龈肿痛溃烂、齿衄口臭、夜间磨牙不止、大便干结、小便黄赤、舌红苔黄、脉象多数而有力。

瘀阻胃络。瘀血阻滞在胃脘就会影响胃的新陈代谢和正常运转,引起胃痛的发生。在讲瘀血时我们提到,瘀血引起疾病的特征性症状是固定不移的针刺样疼痛,所以瘀阻胃络的主要表现也就是胃脘部刺痛,疼痛部位固定不移。

胃部疾病大多都有胃痛的表现,如胃寒出现冷痛,胃热出现灼痛,气滞引起胀痛,瘀血引起刺痛,胃虚引起隐痛,等等。而这些不同性质和特点的胃痛,其实是我们了解疾病本质的最好依据。

四、肺与大肠的实证

寒痰阻肺。我们在讲痰饮的时候,提到痰有寒、热之分。寒痰的主要特征是痰色白而清稀或呈泡沫状,这种痰主要是肺泡、气管、支气管的黏膜细胞分泌的黏液过多而形成。寒痰阻肺除了上述痰的特征外,还可以见到咳嗽畏寒、胃纳不佳、面目虚浮、舌淡苔白腻、脉象滑等症状。这种痰并不是细菌感染而引起的,所以使用抗生素治疗往往效果不佳,需要使用温化寒痰的药物(如干姜、细辛、姜半夏等)才能取得良好效果。

热痰壅肺。热痰的特征是痰色黄稠,有时可呈黄绿色。热痰壅塞在肺部,除了上述热痰症状,还可见咳嗽发热、呼吸气粗、大便干结、小便黄赤、面红目赤、舌红苔黄、脉象滑数等症状。如果邪热亢盛,还会引起肺部组织腐烂化脓,产生肺脓疡,这时候往往表现为高热咳嗽、咯腥臭浊痰甚至咯吐脓血。对于热痰的治疗才可以使用上面提到的清热化痰药物,如果形成了肺脓疡,除了使用清热化痰药外,还需要使用清热解毒排脓的药物,如米仁、冬瓜仁、鱼腥草、桔梗等,促进肺部脓液排出,恢复肺的正常功能。

大肠湿热。大肠湿热,多由饮食不洁、嗜酒等因素造成,湿热的特性就是既有湿邪的黏腻重浊,又具有热邪的灼热、亢进,所以湿热侵犯大肠常常可见到腹痛腹泻,里急后重,时时欲大便,大便黏滞不爽、臭秽异常,肛门灼热甚至有火辣感,舌红苔黄腻,脉象滑数等症状。西医上的急性胃肠炎大多属于这种类型。我们平时吃了不干净或是变质的东西后出现腹痛腹泻,只要吃上几片黄连素,往往就能好转,为什么黄连素能有这样的效果?饮食不洁引起的腹痛腹泻是由于不洁食物在体内腐烂发酵,形成一种湿热邪气,扰乱大肠功能。而黄连素是中药黄连中的主要成分,黄连的主要作用就是清热燥湿解毒,是治疗各种湿热病症的妙药,所以黄连素对这种病症有着较好的疗效。中医治疗大肠湿热有个名方叫"香连丸"就是黄连和木香两味药配伍而成,黄连清热燥湿,可以去大肠湿热,木香理气止痛,可以恢复大肠功能,两药并用,既可去湿热之本,又可解腹痛之标,所以可以迅速改善大肠湿热引起的腹痛腹泻、肛门灼热、里急后重、大便不爽等症状。

五、肾与膀胱的实证

肾是人体储存元阴、元阳的地方,一般只有虚证而没有实证,所以这里主要讲膀胱的实证——膀胱湿热。湿热我们已经多次提到了,如肝胆湿热、大肠湿热等,凡是湿热,都具有黏腻、灼热等相同的特性,只是由于侵犯的脏腑不同,会在病灶部位和外在表现上稍微有些差异。膀胱是人体储藏、排泄小便的主要器官,所以湿热侵犯膀胱,常常表现为小便的异常,如尿频尿急,尿道灼痛,小便黄赤短少或淋漓不畅,小便时牵引腰背、小腹或睾丸疼痛甚至尿血,舌红苔黄腻,脉象滑数等。急性尿路感染大多属于膀胱湿热的类型。

回顾一下前面讲的肝胆湿热和大肠湿热,我们可以发现,凡是中医上的湿热疾病,都和西医的微生物感染有一定联系。如肝胆湿热,西医上叫病毒性肝炎;大肠湿热,西医叫细菌性肠炎;膀胱湿热,西医叫尿路感染。从疾病的命名上就可以看出中、西医对这类疾病认识有很大的差异,西医对这类疾病的认识是以疾病的表面现象为重点,在病灶周围可以发现大量的细菌、病毒等微生物,所以西医理所当然地认为微生物感染是这类疾病的根源,这个概念现在已经是深入人心了。但如果再深入一层去想想,微生物为什么会感染人体,为什么同样的条件下有些人感染而大多数人不感染呢? 在潮湿炎热的夏天,食物往往容易变质,而在寒冷干燥的秋冬,食物相对就可以放置较长的时间而不变质。对变质的食物进行化验,同样可以发现大量的细菌,因此,对于食物的变质,我们可以很清楚地判断它的根源无非就是一个外界的环境,是外界潮湿炎热的环境给微生物提供了一个适宜的生长繁殖环境。明白了这个道理,再来看感染性疾病。我们完全可以这么认为,感染性疾病的发生无非也是一个环境问题,这个环境既可以是外界环境(由气温、湿度、地理位置、风力、气压等综合而成),也可以是人体内部的环境。外界环境的异常(如冬季温热如春、春季不温反寒、夏季过于潮湿闷热等)会导致某些特殊的微生物在特定的区域内出现大量繁殖,造成流行性疾病;人体内环境的异常(如水湿在体内过多积聚,瘀血导致血液循环不畅,等等)则可以在体内形成适合微生物生长繁殖的内环境,从而导致微生物感染个体而发病。对于这类疾病,中医认为是湿热引起的,湿热就是一个环境概念,它指出了引起这类疾病的一个环境根源,外界或体内的湿热才是造成这类感染性疾病的真正根源!

说到这里,我想起了 2003 年在我国出现的非典型性肺炎,对此,有一些个人的观点想在这里提一下。引起非典型性肺炎的微生物,现在认为是冠状病毒的一种变异体,这种病毒是去年才出现的吗?显然不是。它本来就存在于空气之中,只不过正常情况下数量极少,所以不会对人体造成影响,但如果时间、空间、气候形成了一个适宜它生长繁殖的环境,它就会大量繁殖,侵犯人体,从而造成疾病的大规模流行。因此,我认为对于一种流行性疾病,应该更重视局部的环境因素。打个比方,一盘发霉的食物,拿到沙漠中去,霉菌会在沙漠中扩散传播吗?当然不会。这一点在杭州的"非典"病例上也可以得到证实,杭州所发现的"非典"病例都是输入性病例,也就是说是在"非典"高发区受到感染,回杭州之后再发病的,但他们在杭州的家人虽然和病员有过亲密的接触,但却无一人发病。这也不难看出环境因素是传染病爆发和流行的重要条件,如果环境不适合这类细菌或病毒生长,它就无法造成大规模的感染。由此不难推断,"非典"在秋冬再次爆发的可能性几乎为零。

可以用历史来做一个证明,在古代根本没有现今严格的消毒、预防措施,也不了解疾病的发生和细菌、病毒等微生物有关,但我们好像没有发现哪个朝代出现过今年发、明年又发这样反复发作的瘟疫,而且运用中药也都能取得很好的效果,为什么会这样?我想这个道理很简单,上面我们已经讲过,任何一种流行性疾病(传染病)的发生都是某些平时数量较少而毒性较强的微生物在某一个特定的环境下(如气候反常、洪涝灾害、地震等)大量繁殖的结果,这种特定的环境是多种因素的综合,而要在时间、空间和气候上出现两次完全一样的环境因素的可能性是极小的,所以,我们完全不需要担心"非典"会再次大规模爆发。

古代并不知道传染病是微生物引起,但中药确确实实能治疗传染病,这个道理是什么?那就是因为中医是从内、外环境的角度出发来探讨这类疾病的根源,中医认为传染病的产生是"感天地之疠气"的结果,疠气是什么意思?"疠"是乖戾的意思,"气"就是气候、节气的气,我们前面讲过,这个气就是指一种温度、湿度、气压、风力等的综合信息。结合起来,疠气就是指一种不正常的自然环境,从这个意义上讲,中医所说的"疠气"的概念才真正指出了传染病的根源!既然找到了疾病的根源,那么治疗就有依据了,我们可以根据传染病表现出来的不同症状特征,通过望、闻、问、切四种手段来判断和分析这种疠气到底是由什么环境因素造成的。是寒,是湿,是热,还是湿热相合,或是寒湿相合?然后采用散寒、化湿、清热等手段来改变环境对人体造成的影响,从而达到治愈传染病的目的,这就是中医能治疗传染病的道理所在。我们没有去研究微生物的种类和特性,只要知道引起它过量繁殖环境因素是什么,通过改变这个环境因素,就从根源上遏制了它的繁殖和扩散,从而治愈它所引起的疾病。

目前,国家在"非典"的病原体研究上投入了大量的资金和人力,是否也可以从环境和微生物之间相互关系的角度来进行一些研究呢?我认为病原体的研究往往有滞后性,对突如其来或是以往没有发现过的传染病常常束手无策,而环境与微生物之间关系的研究具有前瞻性和远见性,不管微生物的种类如何,只要了解造成疾病的环境特性,我们就可以对疾病采取有效的治疗和控制手段。

第十八章
温热病杂谈

什么是温热病?

发热的原因和本质

温热病的四个层次

关于中药副作用的几点思考

温热病是指感受外邪而出现的以发热为主要症状的一类疾病。随着全球气候的变暖以及自然生态环境的破坏,这类疾病也越来越多见。现代医学认为这一类外感发热疾病大多数是由微生物感染而引起,因此对这类疾病的治疗也往往以抗菌、抗病毒为主,再辅以一些对症治疗,如物理降温、补液、纠正电解质紊乱等。如果感染人体的微生物对抗生素不敏感,就靠大量的激素使体温逐渐恢复正常,但是大量或长期地使用激素,又会带来新的问题。比如对人体免疫功能和骨骼系统的损害、激素依赖等,很多人在这样的治疗下,发烧是好了,但终生留下了严重影响生活质量的后遗症。这就提出了一个问题,遇到现有抗生素不能杀灭的微生物引起的发热,或是以前未发现过的微生物引起的发热,我们该怎么办? 除了使用激素是否还有更好的办法? 对于不明微生物引起的发热我们是否就束手无策了? 要回答这些问题,我们首先要弄清楚引起发热的根源,这样才能从中找出治疗的方法。

微生物感染人体而引起发热,它的主要机理不外乎两个。第一,微生物的内毒素扰乱人体的体温调节中枢,使人体体温调节中枢的体温调定点上移而造成发热。人体的体温调节中枢就好比是一个温度控制按钮,在正常情况下,它的调定点是 37℃ 左右。也就是说,通过体温调节中枢的控制,人体的产热和散热在 37℃ 左右达到平衡,如果微生物的内毒素扰乱了人体的体温调节中枢,使调定点上移,这时人体就会通过增加产热和减少散热的方式,使机体体温在高于 37℃ 的基础上达到新的平衡,这就产生了发热症状。第二,微生物感染人体后,血液中的白细胞就会和侵入人体的微生物进行"争斗"并大量吞噬入侵的微生物,白细胞在吞噬微生物后自身也会死亡,并被人体所分解,在分解过程中释放出大量的热量,这也是引起人体发热的主要原因。从这两个原因中我们不难看出,人体的产热和散热平衡的失调才是发热的根源所在,微生物在发病的过程中只是一个诱导因素而已,它是引起发热的一个原因而不是发热的本质。

原因和本质之间有什么差别? 我们可以举个例子来说明。比如说有人打了你一拳,你会觉得疼痛,请问疼痛的原因和本质是什么? 很简单,原因是被人打了一拳,而本质是局部软组织受伤。对于微生物感染人体而引起的温热病,中医认为微生物感染是原因,而人体产热散热平衡的失调才是本质所在,因此我们的治疗也以此为重点! 那么中医是怎样来判断体内产热散热的平衡失调情况的,又是如何来纠正这个平衡失调的? 下面就让我们来重点探讨这几个问题。

前面我们讲过,中医对疾病的认识是建立在对人体内在动态平衡的研究基础上的,如果人体内部各器官脏腑能处于一种动态平衡的状态,那么人体就是健康的,反之,如果体内的这种动态平衡遭到破坏,那么人体就会出现各种不适症状,这时人体就处于疾病状态。所以疾病所表现出来的各种症状实际上和体内的动态平衡之间有着密切而直接的联系,而我们可以根据这个联系,以疾病表现出来的症状和体征为依据,推断出体内平衡破坏的环节和程度。

对温热病来说,运用中医的思路要找出其本质(也就是机体产热散热平衡的失调情况)是很简单的。我们只要对它表现出来的各种征象进行研究和分析就可以得到有关机体产热和散热的平衡情况。比如说,温热病表现为发热恶寒、无汗、头痛、关节痛、脉象浮紧或浮数的,可以推断它的本质是外邪引起人体汗腺闭塞、散热不足而使体温升高。对这类发热,只要采用发汗的方法使汗腺分泌增加、加快散热,就能恢复正常的体温。如果温热病表现为发热不恶寒、汗大出、口渴喜冷饮、脉象洪大的,可以判断它的本质是外邪引起人体代谢亢进,产热大量增加,超过散热水平,从而引起体温升高。这时就不能再用发汗的方法了,而是要用清热的方法使机体的代谢亢进得到抑制、减少体内热量的产生,逐渐使体温恢复正常。

虽然没有仪器可以检测到微生物,但中医运用自己的思路和方法却能有效治疗微生物感染所造成的疾病,这就是因为中医是从人体内在的动态平衡角度来分析和判断疾病的本质的。从这种思路出发,无须知道微生物的种类,只要把握住了人体内在平衡失调的环节和程度,就把握住了疾病的真正根源和本质。就好比被人打伤产生疼痛,只要使受伤的软组织得到恢复,疼痛也就会随之消失,至于打你的人是谁,是高是矮,是胖是瘦,是男是女,实际上都是无关紧要的。现在我们就来看看,微生物感染人体造成的平衡失调到底有哪些类型,每种类型又会出现哪些症状,弄清楚这两个问题,我们也就弄清楚了温热病。

中医认为,温热病对人体内在平衡造成的破坏可以大致分为四种类型,这四种类型也代表了温热病由浅到深的四个层次。

第一个层次，中医称为"卫分证"。"卫"是防卫的意思，"分"是部位的意思，"卫分"，也就是指人体抵御外邪的部位。人体抵御外邪的第一道防线在肌肤，肌肤可以阻挡外界邪气进入体内，同时还通过汗孔的开合调节着人体的产热和散热平衡。卫分证就是指外邪侵入人体，导致肌表的防御和散热功能失调而引起的一种温热病类型。这时，人体内在平衡的破坏主要在于散热障碍和肌表气血失和，所以表现出来的症状主要以发热恶寒、头身疼痛、无汗或汗出不畅为特征。这时邪气还停留在肌表位置，尚未影响到人体的脏腑功能和新陈代谢，疾病的重点在于邪气一方，所以在症状上还会表现出邪气自身的特性。如寒邪会表现出收引、凝滞的特性，出现恶寒重、发热轻、骨节疼痛、头疼腰痛、无汗、脉象浮紧等症状；热邪会表现出灼热、伤津的特性，出现发热重、微恶寒、头痛口渴、咽喉肿痛、舌边尖红、脉象浮数等症状；湿邪会表现出重浊、黏腻的特性，出现发热恶寒、头痛而沉重、口腻纳差、骨节疼痛而烦、面目浮肿、舌苔厚腻等症状。对于这个层次的温热病，其本质无非就是汗孔闭塞和肌表气血运行不畅，只要能解决这两个问题，所有症状也就会随之消失。那如何来解决这两个问题呢？根据邪气的性质，如果是寒邪引起的，那就散寒发汗；如果是热邪引起的，那就清热发汗；如果是湿邪引起的，那就祛湿发汗。这不就解决了吗？是不是很简单？中医不研究引起感染的微生物的种类，但照样可以迅速有效地治愈温热病。

第二个层次，中医称为"气分证"。气是元阴和元阳相互作用而产生的一种物质的运动，这种物质的运动是人体新陈代谢和脏腑运转的动力来源，也是人体热量的主要来源，所以中医称"气主煦之"。如果邪气扰乱了气的功能，使气运动加快，那么就会导致人体新陈代谢亢进，产热大量增加，这就形成了温热病的"气分证"。所以气分证主要以新陈代谢亢进、体内热量产生过多为主要特点，主要表现有：发热不恶寒反恶热、大汗出而热不退、心烦口渴、面红目赤、头痛如劈、咳吐黄稠痰、呼吸气粗、大便臭秽或下利纯青黑水、小便黄赤短少或淋漓涩痛、舌红苔黄、脉象洪大等。温热病到了这个层次，邪气的性质已经不重要了，最重要的是人体新陈代谢出现的异常亢进，所以对这个层次的温热病，在治疗时应该以平复亢进的新陈代谢为重点。常识告诉我们，热可以使物质运动加快，而冷则可以使物质运动变慢，所以要平复亢进的新陈代谢，就需要使用寒凉的清热泻火药，如黄连、黄芩、黄柏、栀子、石膏等。但寒凉药的特性是抑制人体新陈代谢和物质运动，就像冬季气候寒冷，万物的生机就会受到抑制，所以寒凉药如果使用不当，也会给人体造成很大的副作用，如损伤人体阳气、损伤脾胃的运化功能等。

讲到这里，不能不提有关中药的副作用的问题，对这个问题我认为一直以来都存在两个误区。一是认为中药没有副作用，长期吃对人体不会有什么影响。在大多数老百姓眼里，中药是吃不坏的，所以即使不对证，也没多大害处。二是前一段时间，有关中药木通造成人体肾功能损伤的事例被大张旗鼓地宣传。其实这两种观点都是对中药的一种错误认识。为什么这么说呢？中药治病，就是通过药物的不同药性使人体被破坏的内在平衡重新得到恢复。比如温热药可以使人体新陈代谢旺盛、脏腑功能增强，所以可以治疗各种因新陈代谢衰退、脏腑功能虚弱而造成的虚寒性疾病；而寒凉药则可以抑制人体新陈代谢、减弱脏腑功能，所以可以用来治疗因人体新陈代谢亢进、脏腑功能过强而引起的实热性疾病；等等。但如果是实热病，却使用温热药来治疗，那就无异于火上浇油；如果是虚寒病，却使用寒凉药来治疗，那又成了雪上加霜；或者人体本来就处在健康平衡状态，却长期服用寒性或热性药物，则又会破坏人体原有的平衡，导致寒证或热证产生。不恰当地用药会对人体健康产生影响，这种影响其实就是中药的副作用，俗话说"是药三分毒"，说的就是这个道理。从这个意义上说，不仅仅是现在提得较多的木通，任何一味中药如果使用不当，都存在着副作用。

那么第二种观点又错在哪里呢？有一个所谓验证木通损伤肾脏的

实验,实验方法是给小鼠喂食木通煎成的药汁,连续喂上 3 个月,然后将小鼠杀死,观察它肾脏的变化,最后的结论是木通可以导致肾脏损伤。我觉得这个实验已经完全脱离了实际意义,照这种方法,任何药物都会对脏腑造成损伤,为什么这么说呢?任何药物都有它的偏性(或叫特性),这个偏性是用来纠正人体失调的内在平衡的,如果药物没有偏性,它也就不具有治疗作用。药物的偏性使用得当就是治病的良药,如果使用不当,就会对人体造成伤害。因此,副作用的大小不在药物,而在于使用药物的医生,从这个角度去认识中药,这才是客观和正确的。打个很简单的比方,食物是好东西,它是人体营养的来源,但如果不加节制地暴饮暴食,那就会引起脾胃损伤、饮食积滞,这应该是个显而易见的问题。木通会对肾功能造成损伤,但是这种损伤是怎样产生的?那是在不恰当地使用木通的情况下产生的!木通是一味用来清热利尿的药物,其药性寒凉,能去体内的热邪和湿邪,主要用于以尿频、尿急、尿痛,小便黄赤灼热,口舌生疮,心烦不寐,舌红苔黄腻,脉象滑数等具有湿与热两个特性的膀胱湿热证或心热下移小肠证。这里要说明的是,膀胱湿热证或是心热下移小肠证并不是简单地等同于西医的尿路感染,而是要在症状上表现出上述湿与热的特征的才适合于用木通来治疗。如果没有这些湿热的特征表现,或是反而表现为排尿无力、淋漓不畅、畏寒怕冷、四肢不温、腰膝酸软、小便清长、下肢浮肿等阳虚症状的,只是因为西医诊断为尿路感染或肾炎就想当然地使用木通来治疗,最后当然会导致肾功能的损伤。

第三个层次,中医称为"营分证"。"营",是营养、滋润的意思,在人体内具有营养、滋润作用的主要是元阴、津液、血这三种液态物质。温热病的第二个层次(也就是气分证)主要是以人体新陈代谢过度亢进为特征,如果这种新陈代谢的亢进持续存在,不能得到有效的控制,那么它对人体的液态物质就会产生两方面的影响:一是导致血液运行加快,二是导致元阴和津液的过度消耗。这就好比是对一锅冷水进行加热,除了水分子运动加快而产生沸腾之外,还能使锅里的水逐渐蒸发而减少。当机体在外邪的影响下出现了以血液运行过快和阴液过度消耗为特征的平衡失调时,就称之为"营分证"。血液运行亢进所带来的后果就是人体的动脉过度充血,从而出现斑疹隐隐、舌体红绛等症状,另外由于心有主血脉的作用,血液运行亢进也会扰乱心脏的机能,导致心烦不寐、心悸心慌等症状。营分证除了血液运行亢进的表现之外,还表现为元阴和津液的亏耗。元阴亏耗,对元阳的制约作用就会相对减弱,所以常表现出低热不退、夜热早凉(体温晚上高,白天低)、手足蠕动、脉象细数等虚热症状;津液亏耗则主要表现为口干咽燥、肢体干瘦、舌上少津等细胞脱水的症状。对这个层次温热病的治疗,一方面要去除体内的余热,抑制血液的运行亢进,另一方面还要重点补养被热邪损耗的滋养物质。

中医上有一个方子叫"清营汤",就是主要用来治疗这个层次的温热病的。它的药物组成为:犀角9克,生地15克,银花9克,连翘6克,玄参9克,黄连4.5克,淡竹叶3克,丹参6克,麦冬9克。这个方子由两类药物构成:一是清热药,如银花、连翘、淡竹叶、黄连、犀角等;二是滋养药,如生地、玄参、麦冬、丹参。而且滋养药的用量明显大于清热药,这就说明,温热病的营分证在证候的特点上是以阴液的亏耗为重点。在清热药中,我们重点来看两味药,一是犀角,二是黄连。犀角,在原方中所用剂量为9克,在剂量上仅次于最多的生地,所以犀角在方中的重要性可见一斑。犀角的主要作用,中医称为"凉血"(关于犀角的功用,在下面的血分证中还有详细介绍,可以互相参阅),从字面意思看,凉血当然就是指使血液的温度下降。温度下降之后能对血液的运行造成什么影响?当然是运行速度减慢,细胞运动减弱。所以"凉血"从本质上来讲就是能抑制血液过于亢进的活动性,这也就是"清营汤"要重用犀角的道理所在。黄连大家比较熟悉,尤其是它的苦味非常出名,有个成语叫"哑巴吃黄连,有苦说不出",就形象地描述了黄连味苦的特性。苦味能清火又能入心脏（在下一章中有详细介绍），所以中医上把黄连作为清心火的要药。"清营汤"中使用黄连就是通过黄连来改善营分证中由于心脏机能亢进而引起的心烦不寐、心悸心慌等症状，并且可以辅助犀角起到抑制血液运行亢进的作用。

方子中还有四味滋养药。其中丹参主要作用是补血凉血，古人称"一味丹参饮，功同四物汤"。"四物汤"是中医上著名的补血方剂，丹参能和"四物汤"相提并论，说明丹参有很好的补血作用，加上丹参又具有凉血作用，所以在营分证上使用既能补充血液中被消耗的水分，又能使血液运行的亢进状态得到一定的抑制。生地、玄参、麦冬这三味药组合在一起称为"增液汤"，一看这个方名就知道它的功效是滋养人体的阴液了，因而可以使人体亏耗的元阴和津液得到充分的补养。这四味滋养药再配合前面的清热药既可以使人体亢进的功能得到抑制，又能使耗损的阴液得到滋养，从而达到有效治疗营分证的目的。

第四个层次，中医称为"血分证"。这是温热病最深的一个层次，温热病在卫、气、营三个层次没有得到有效或及时的治疗，机体亢进的新陈代谢与物质运动不能得到很好的抑制，那么温热病就会转入到"血分"的层次。在营分证中我们已经讲到，热能使血液流动速度加快，也能使血液中各种细胞成分的运动加快，只是在营分证中，血液的这种运行亢进还处于较轻的阶段，仅仅是以动脉充血为主要特征。但如果血液在邪热的作用下运行进一步亢进，血液中的各种细胞成分就无法平静地在脉管中运行，而是溢出到血管之外，使肌肤表面形成紫黑斑疹或引起尿血、便血、衄血、吐血等症状。这种因为血液运行亢进而导致的出血在中医上称为"血热妄行"。同时，血液在热邪的煎熬下水分逐渐减少，血液越来越黏稠，这就会导致血液的瘀滞。所以温热病到这个层次，对血液的影响往往表现为出血和血瘀并存，而此时的治疗也需要从抑制血液的运动亢进和改善血液因黏稠度增加而形成的瘀滞这两方面入手。这就是清代名医叶天士提出的"入血就恐耗血动血，直须凉血散血"的治疗原则。

此外，我们知道人体的血液状态和心脏功能之间存在着密不可分的关系，所以温热病到血分这个层次上，除了对血液造成出血和血瘀这两种影响外，必然还会对心脏的机能也造成影响。而心脏功能障碍势必会导致人的神志异常，如出现烦热躁扰、昏迷谵妄、狂言乱语、手脚抽搐、角弓反张等症状。神志异常和上面的血热妄行构成了血分证的证候特征，这也是血分证所揭示的人体内在平衡被破坏的本质。温热病到了血分层次，其重点是在于血热血瘀以及心神失常，如果不解决这两个问题，就无法恢复人体被破坏的内在平衡，也就无法迅速有效地治愈疾病。

治疗血分证所造成的血热、血瘀以及神志失常，中医上有一味很重要的药物，那就是犀角。犀角，即犀牛角，唐代《药性本草》认为犀角具有"镇心神，解大热，散风毒"的作用，可以用来治疗"热如火，烦闷，毒入心中，狂言乱语"等症。犀角之所以具有这些功效，全靠犀角本身所具有寒凉的特性。中医认为每种药物都具有自身的寒热性能，比如我们吃薄荷、马兰头，会有清凉的感觉，吃生姜、胡椒会有温热的感觉，这就是药物寒热性能的具体体现。药物的寒热性能对疾病的治疗有着重要意义，寒性药可以减缓人体新陈代谢，抑制脏腑功能活动；而热性药正好相反，可以加快人体的新陈代谢，促进脏腑的功能活动。现在有科学家提出通过冷冻的办法把患有现代医学无法治疗的疾病的人体保存起来，到医学发展到可以治疗时再将人体解冻进行治疗，这种设想就是利用了寒对人体新陈代谢以及脏腑功能的抑制作用。对于中医来说，药物的寒热特性在疾病治疗上具有重要的意义。

我曾听父亲讲过关于犀角的事。父亲说，他小时候，家里有一个犀角做的小碗，这个碗有一个很神奇的地方，那就是在炎热的夏天，放在这个碗里的食物过上两三天都不会馊腐。当时我也觉得很神奇，一个小碗，竟然可以起到现在的冰箱的作用，真是不可思议，现在想来，这就是犀角具有的寒凉特性的一种反映吧。犀角这种很强的寒凉性能决定了它能够起到凉血清心的效果，故而成为治疗温热病血分证的一味重要药物。但由于犀牛是受保护动物，犀角已被禁止作为药物来使用，现在多用水牛角来代替。但我在翻阅历代"本草"时也发现，水牛角药性比较平和，虽然有去热解毒的功效，但缺乏犀角这样强烈的寒凉性能，所以无法达到凉血清心的效果，这在历代"本草"关于水牛角的主治记载上可以得到证实。如《名医别录》认为水牛角可以治"时气寒热头痛"，《日华本草》认为水牛角可以治"热毒风及壮热"等。这些病症无非相当于温热病的卫分证或气分证，而要在血分证上使用，则水牛角似乎有力不从心的感觉，那么有没有更好的药物来替代犀角呢？去年我因为要点校《握灵本草》，又把《本草纲目》从头到尾通读了一遍。这次通读，我发现了一味功用更接近于犀角的药物——玳瑁。玳瑁生于海中，属海龟科，一般长度为 0.6 米左右，大者可达到 1.6 米，头顶有两对前额鳞，上颌钩曲，背上的角质板呈覆瓦状排列，并随着年龄的增长逐渐趋向平铺状，表面光滑，具有褐色和淡黄色相间的花纹，性强暴，以鱼虾海藻等为食，中药上所用的为其背甲。李时珍认为本药"解毒清热之功，同于犀角"，可以"镇心神"，治疗"伤寒热结狂言"。根据这个发现，我在临床上常用玳瑁、银花炭、莲芯、连翘四味药组合，取名为"代犀散"，用于血分证的治疗，效果明显要优于水牛角，可供大家参考。

药物选择好了，还有一个使用的问题。对于犀角和玳瑁的使用，古人都强调"生用，磨汁服"，这个使用方法和药物的疗效有很大关系。犀角和玳瑁能治疗温热病的血分证就是因为它具有特殊的寒凉特性，如果丧失了这个特性，它就不再具有凉血清心的效果，所以要想犀角或玳瑁在血分证的治疗上发挥作用，就需要保全它这个"寒"的特性。如何来保全呢？古人提出了"生用，磨汁服"的使用方法，如果你不注意这个方法，还是按照煎中药的常规，放到水里一煮，那寒性就被破坏了，它原来的凉血清心的作用当然也就减弱或丧失了。所以，我们在学习中医时不单单要学习药物的性能主治，还要学习和留心药物的使用方法，明明是一个对证的药物，但如果使用不得法，也会导致药物效果的下降或丧失。

经过对温热病四个层次的探讨，我们发现中医对疾病的认识始终是以人体内在的动态平衡为出发点，温热病的卫分、气分、营分、血分四个层次就是代表了四种不同的平衡破坏类型，要采用相应的解表发汗、清气散热、清营透热、凉血散瘀、清心醒神等治疗方法。

很多人认为中医不科学、不客观，其实就是因为没有真正地走进中医，一看到中医的阴、阳、虚、实就觉得不可捉摸、不着边际，但一旦真正走进这个天地，深入地了解了阴、阳、虚、实的含义，你就会发现，中医是一门非常严谨和客观的医学，它处处以人为本，对疾病的诊断和治疗有着严密的分析、推理、论证过程。就拿温热病来说吧，不同的层次有不同的症状特征，不同的症状反映和揭示出体内不同的病变机理，我们就是通过症状和内在机理之间的关系来作诊断的。这个诊断过程虽然没有仪器介入，但却是条理分明、有据可依的，你能说它不科学吗？相反，我倒是觉得这种诊断方法更能让我们随时了解机体的内在情况，从而更能对疾病作出正确而客观的判断。打个比方，口渴了便会想到去喝水，口渴这种感觉事实上就客观反映了机体缺水这样一个内在机理，而化验检查却根本无法发现口渴的本质所在，那么从口渴推断到缺水这个过程客观吗？客观！科学吗？科学！正确吗？正确！中医对疾病的诊断就类似于这个过程，而且比它更为详细和严密。中医对疾病的诊断可靠吗？当然可靠！中医对疾病的认识玄而又玄吗？当然不是！既然这样，你还有什么理由不相信古人留给我们的这门宝贵的医学财富？

下篇

找寻治病的良方

第十九章　　　　　中药是如何治病的

第二十章　　　　　汤头揭秘

第二十一章　　　　治病八法之汗法

第二十二章　　　　吐法的妙用

第二十三章　　　　下法的选择

第二十四章　　　　排忧解难之和法

第二十五章　　　　温法和清法

第二十六章　　　　消法探幽

第二十七章　　　　补法概要

第十九章
中药是如何治病的

神农尝百草与中药起源

中药的四气与五味

五味与五脏的关系

归经理论

中药的升降沉浮

中药炮制的作用和意义

　　前面的章节详细探讨了人体脏腑的奥秘以及疾病的相关知识,从本章起,我们要来探讨与疾病治疗有关的内容。要治病,就离不开药物,中医用来治病的药物,当然就是中药。中药大多取自于天然的植物、动物、矿物,其中尤以植物为多,所以在古代,中药也被称为"本草"。

　　关于中药的发现和运用,现在一般都认为起源于神农氏。在汉代的《淮南子·修务训》中有这么一段记载:

古者,民茹草饮水,采树木之实,食蠃蟓之肉。时多疾病毒伤之害,于是神农乃始教民播种五谷,相土地宜,燥湿肥墝高下,尝百草之滋味,水泉之甘苦,令民知所辟(通"避",远离的意思)就(靠近的意思),当此之时,一日而遇七十毒。

民间更是广泛流传着"神农尝百草"的传说。据说神农一生下来就是个水晶肚子,五脏六腑全都能看得一清二楚。那时候,人们经常因为乱吃东西而生病甚至丧命,神农决心尝遍所有的东西,好吃的放在身边左边的袋子里,给人吃,不好吃的就放在身子右边的袋子里,作药用。第一次,神农尝了一片小嫩叶。这叶片一落进肚里,就上上下下地把里面各器官擦洗得清清爽爽,像巡查似的,神农把它叫作"查",就是后人所称的"茶"。神农将它放进左边袋子里。第二次,神农尝了朵蝴蝶样的淡红小花,甜津津的,香味扑鼻,这是甘草。他把它放进了右边袋子里。就这样,神农辛苦地尝遍百草,每次中毒,都靠茶来解救。后来,他左边的袋子里花草根叶有四万七千种,右边有三十九万八千种。但有一天,神农尝到了"断肠草",这种毒草太厉害了,他还来不及吃茶解毒就死了,后世为了纪念神农为百姓作出的贡献,所以都尊神农为中药起源的鼻祖。

神农尝百草的故事虽然有些神话色彩,那也不是完全没有可信度。吃含有薄荷的糖果,咽喉会有清凉的感觉,而吃生姜、花椒,则胃部会有温热的感觉,这就是说,对某些食物我们可以感觉到它作用的部位和性能,如上面说的薄荷具有清凉的作用,生姜、花椒具有温热的作用。对不同食物带来的不同的感觉完全可以在治疗疾病时有意识地加以运用,如咽喉灼痛时,就可以利用薄荷的清凉作用来治疗,胃部冷痛时,可用生姜或花椒的温热作用来治疗。这说明如果一个人有着比常人更敏感的体质(传说中的神农可能就是这样一个人),那他就有可能感觉到所吃的各种食物的性能和它所作用的部位(脏腑),这样他就可以有意识地去主动食用各种动、植物，并且把自身的感受记录下来，这就成了最原始的药物知识。当人们生病时，就可以根据平时记录下来的功效，有意识地选择某些合适的动、植物进行治疗，并在治疗过程中根据疾病的变化和病人的感受来不断地积累和丰富药物知识，这样日积月累就形成了现在丰富多彩的中药理论。以上是关于中药起源的一点设想，那么中药是如何治病的呢。

中药能治疗各种疾病，主要依靠其所具有的偏性，这个偏性是恢复人体内在平衡、治愈疾病的关键所在。中药的偏性主要体现在两个方面，一是药物的"气"，二是药物的"味"。什么是中药的"气"呢？这个"气"指的就是中药所具有的寒、热、温、凉四种不同的特性。如薄荷给人清凉的感觉，所以它的气就是凉，生姜给人温热的感觉，所以它的气就是温。不同的药物都具有不同的气，其中寒和凉属于同一性质，温和热属于同一性质，只是在程度上有差异，凉之甚者为寒，所以有时也把凉称为"微寒"，而温之极者为热，所以有时也把热称为"大温"。中药所具有的寒、热、温、凉这四种不同的特性称为"四气"，也称为"四性"。在这四气之外，有些中药性质平和，既不过热，也不过寒，这类药中医也称之为"平性"药。但每一种平性药，其实还是具有偏温或偏凉的特性的，所以中医对药物的性能的描述，还是习惯称为四气，而不称作五气。

中药所具有的四气对疾病的治疗有什么意义呢？我们知道，人是一种恒温动物，所以，在正常情况下人体需要通过产热和散热之间的平衡调节来保持体温的恒定。当内外界因素扰乱人体内在平衡，导致疾病发生后，人体的产热和散热的平衡往往也会遭到破坏，如果产热多于散热，那就会出现发热、功能亢进等症状，而如果散热多于产热，那又会出现畏寒、功能衰退等症状，这也意味着疾病往往可以分为两大类，那就是热证和寒证。中药所具有的四气就是用来纠正疾病状态下人体的寒热失衡情况的。寒凉药可以抑制人体的新陈代谢，减慢脏腑器官的活动和血液循环，所以用来治热证；温热药可以增强人体的新陈代谢，加快脏腑器官的活动和血液循环,所以用来治疗寒证。中医最早的药物学专著《神农本草经》上说"疗寒以热药,疗热以寒药",说的就是药物四气对寒热证的治疗作用。在学习和认识中药时,首先要理解和掌握的也就是四气,只有了解了药物的基本特性,我们才能更好地使用这些药物。比如对于寒邪侵犯人体、凝固血液导致的血瘀和热邪侵犯人体、煎熬血液导致的血瘀,在选用活血化瘀药时就需要考虑药物所具有的寒热性能。对于寒邪引起的血瘀,就要选择性能温热的活血药,如红花、桂枝、艾叶等;对于热邪引起的血瘀,就需要选择性能寒凉的活血药,如赤芍、丹皮、丹参等。如果选反了,不但起不到活血作用,反而会导致病情加重。明明是血瘀证,为什么活血药用下去没效果? 这就是没有重视药物寒、热、温、凉的气的缘故! 这就是中药四气的作用和意义。

下面我们来讲中药的"味"。味就是味道,也就是味蕾对中药的感觉,一般来说,主要有酸、苦、甘、辛、咸五种,所以也称为"五味"。其中有些药物没有特殊的味道,中医称之为淡味,由于其味道不显,因而中医常把淡味并附于甘味。还有些药物具有涩味,由于涩与酸常并存而类似,所以中医又把涩味并附到酸味之中,在习惯上仍然称为"五味"。

中药所具有的五味又有什么作用和意义呢? 不知道大家有没有吃过芥末? 芥末辛辣,吃时往往会有明显的"通鼻窍"感觉,这就说明辛味具有开通、发散的作用。我们在日常生活中也常会用到辛味的发散和开通作用,比如说平时受点风寒,鼻塞流涕,头痛恶寒,这时熬上一碗姜汤,乘热喝下,再盖上被子出一身汗,人就会感觉轻松很多,这就是利用了生姜气温味辛的特性来发散风寒。除了辛味的开通、发散作用,中医在实践中发现,酸味具有收敛、涩滞的作用,苦味药具有泻火、燥湿的作用,甘味药具有补益、和缓的作用,咸味药具有泻下、软坚的作用,淡味药具有利水渗湿的作用。根据这个理论,我们可以从药物的味道上来推测和发现药物的作用。如酸枣仁、五味子、山茱萸这些药物都具有酸味，所以能起到收敛止汗的功效；如黄芩、黄连、黄柏这些药物都具有苦味，所以能起到清热燥湿的功效；如黄芪、党参、熟地、枸杞子这些药都具有甘味，所以能起到补益身体的功效；如芒硝、牡蛎、食盐这些药物都具有咸味，所以能起到泻下通便或是软坚散结的功效；茯苓、薏苡仁这些药物都具有淡味，所以能起到利水渗湿的功效；等等。

中医认为，五味除了各自具有不同的功效之外，还和人体的五脏有着密切的关系。具体来说，酸味可以入肝，苦味可以入心，甘味可以入脾，辛味可以入肺，咸味可以入肾。五味和五脏的关系，是中医的一大发明创造，牢记五味入五脏的关系，对治疗疾病有很大的帮助。

我一个朋友去年10月天气渐冷的时候出现右胁部疼痛，夜间尤甚，人略有疲乏感，舌淡红苔薄白，脉象细弱，我诊断为气虚肝郁，给予补气解郁药3帖，本以为十拿九稳，不料3帖药吃完，症状没有任何好转。既然药物无效，那当然是辨证上存在问题了，于是我再仔细对这些症状作了一个分析，右胁部疼痛，病位应该在肝，疼痛的性质患者自述不是胀痛也不是刺痛，那应该可以排除气滞（郁）和血瘀，脉象虚弱，疾病的性质应该为虚证，综合起来，疾病的根源应该在于肝虚。再则，肝属木，而10月正是秋季，秋属金，金能克木，所以发病。想到这里，我豁然开朗，这回可找到病根了，那肝虚该如何治疗呢？运用酸能入肝的原理，我拟了一张方子，药物组成为：山茱萸15克，五味子10克，酸枣仁15克，桂枝3克，当归12克，白芍10克，柴胡3克，麦芽3克。这张方子吃到第二天，我朋友就打电话给我说，这次的药真灵，现在胁部已经基本不痛了。

再举个例子，中医上有个补肾的方子叫"青娥丸"，记载于宋代的《太平惠民和剂局方》，主要由核桃仁、补骨脂、杜仲三味药组成，主要功用是温阳补肾，主治肾气虚弱引起的各种腰痛。原书注明该药的服法是"温酒、盐汤下"，用酒是取其活血的功效，用盐汤则就是利用咸能入肾的作用,以增强核桃仁、补骨脂、杜仲等药物的补肾作用。我在临床上遇到肾虚腰痛的患者,如有嫌煎中药麻烦的,我就叫他们回去买上一些核桃肉,用淡盐水炒过,每天吃 3～5 颗,连续服用一个月,也都能取得比较好的效果。所以五味入五脏的理论在临床上是经得住考验的,如果运用得当,会给治疗带来意想不到的效果。

中药还有一个特性,那就是"归经"。"归",是归属、专任的意思,"经",就是指人体的经络和它所属的脏腑。"归经"也就是指不同的药物能对某一经络及其所属的脏腑起到特殊的治疗作用。中药为什么会具有这个作用? 在前面我们曾提到过,人体的生命原物质(元阴与元阳)相互作用产生气,气携带有生命原物质相互作用而产生的效能,这个效能通过经络传递到脏腑,就产生了脏腑的各种生理活动。所以经络的实质,我认为就是气将其携带的效能向靶器官传递的一个路径。是否可以这么设想,如果中药能增强或减弱气在某个路径上的传递,那么,它就能实现对某一脏腑功能的改变,这也就是"归经"! 如果把五味与五脏的关系和归经理论相结合,那么五味能入五脏就意味着五味可以对气在不同的路径上的传导产生影响。如酸味入肝,是因为酸味可以影响气所携带的效能向肝脏传递;苦味入心,是因为苦味可以影响气所携带的效能向心脏传递;甘味入脾,是因为甘味可以影响气所携带的效能向脾传递;辛味入肺,是因为辛味可以影响气所携带的效能向肺传递;咸味入肾,是因为咸味可以影响气所携带的效能向肾传递。

现在对中药的研究,往往只看到有效成分、药理作用,而事实上,中药能起到治疗疾病作用的关键,却是在于中药所具有的自然特性上。这个自然特性包括中药的四气、五味以及归经,中药能纠正人体被破坏的内在平衡,也全靠这个自然特性。如前面讲的寒凉药可以治疗热证、温热药可以治疗寒证,辛味可以发散、酸味可以收敛、甘味可以补中、苦味可以泻火、咸味可以软坚,辛味可以入肺、酸味可以入肝、甘味可以入脾、苦味可以入心、咸味可以入肾,等等。如果忽略了这个自然特性,我们就不可能从本质上去认识和理解中药的作用，甚至会出现很多的偏差。比如说牡蛎这味药，其主要成分无非就是碳酸钙，从药理上研究除了能中和胃酸外没有任何作用，中医却认为牡蛎具有益阴潜阳、软坚散结、镇惊安神、收敛固脱的作用，这些能在实验室中发现吗？不能！这些作用有效吗？临床证实非常有效！那中医是如何发现这些作用的？那就是通过对药物自然特性的认识！中医认为牡蛎生于水中，具有阴寒之气，所以能益阴潜阳；牡蛎质地重坠，所以能镇惊安神；牡蛎味咸而涩口，所以能软坚散结、收敛固脱。正是因为古人注意到了药物所具有的自然特性以及这个特性对人体内在平衡的作用，才有了今天丰富多彩、疗效确切的中药。所以认识中药不能只盯在几个有效成分上，而要去思考它的自然特性，思考它的四气、五味以及归经，这样才能很好地使用这些中药，真正发挥中药神奇的功效。

金元时期四大名医之一、中医寒凉派的创始人刘完素对药物的自然特性有一段非常精辟的论述，从中我们可以得到很多的启发。他是这么说的：

夫物各有性（就是指物体的自然特性），制而用之，变而通之，施于品剂，其功用岂有穷哉。如是，有因其性而为用者，有因其所胜而为制者，有气同则相求者，有气相克则相制者，有气有余而补不足者，有气相感则以意使者。……蛇之性上窜而引药，蝉之性外脱而退翳，虻（虻虫，一种以刺吸牛等牲畜血液为生的昆虫，类似于蝇而稍大）饮血而用于治血，鼠善穿而用以治漏，所谓因其性而为用者如此（利用药物的生理特性）。弩牙（弩上钩弓弦的机栝）速产（指弩牙可以用来催产），以机发而不括也；杵糠（杵是捣物用的棒槌，杵糠指用棒槌捣糠后粘附在棒端的糠屑）下噎（噎嗝，一种咽喉梗塞、饮食难进的疾病，类似于现在的食道癌）以杵筑下也，所谓因其用而为使者如此（利用药物的使用特性）。浮萍不沉水，可以胜酒；独活不摇风，可以治风，所谓因其所胜而为制也如此（利用药物表现出来的自然克制特性）。麻，木谷而治风；豆，水谷而治水，所谓气相同则相求者如此（利用药物的五行属性）。牛，土畜，乳可以止渴疾；豕，水畜，心可以镇恍惚，所谓因其气相克则相制也如此（利用药物的五行克制特性）。熊肉振羸（羸，指羸弱，身体瘦弱无力的意思），兔肝明视，所谓因其气有余补不足也如此（利用药物的禀赋特性）。鲤之治水，鹜之利水，所谓因其气相感则以意使者如此（利用药物的生活属性）。……所以如此之类，不可胜举。故天地赋形，不离阴阳；形色自然，皆有法象。毛羽之类，生于阳而属于阴；鳞甲之类，生于阴而属于阳。空青法木，色青而主肝；丹砂法火，色赤而主心，云母法金，色白而主肺；磁石法水，色黑而主肾；黄石脂法土，色黄而主脾（这就是五色配五脏的具体运用）。故触类而长之，莫不有自然之理也。欲为医者，上知天文，下知地理，中知人事，三者俱明，然后可以语人之疾病。不然，则如无目夜游，无足登涉，动致颠殒，而欲愈疾者，未之有也。

由此可见，观察和探索药物的自然特性，对认识药物的功效有着非常重要的作用。

中药的自然特性为什么能对疾病起到明显的治疗作用呢？我们知道，中药所用的药物，大多来自于天然的动、植物及矿物，这些药物都是在自然环境中孕育产生的，它们在和自然界的气候、地理环境等综合因素对抗、适应的过程中，势必会在体内形成一种能对抗和适应外界因素的物质（就好比人生活在自然界中，时刻要抵御外界的微生物对人体造成侵犯和破坏，所以在人体内就会形成一种能抵御微生物入侵的防御物质，如免疫球蛋白、白细胞、淋巴细胞等），所以在不同的自然因素下形成的药物，它体内所产生的物质是完全不同的。不同的物质能对人体的内在平衡产生不同的影响，这就构成了中药变化万千的作用和功效。如生长在炎热干旱地带的植物（如芦荟、仙人掌等），往往会在体内产生具有清凉滋润特性的物质，用以对抗外界的炎热和干旱，这种具有清凉滋润特性的物质,对人体内在平衡的影响就是抑制人体新陈代谢、减缓脏腑的活动、减慢血液循环等,所以可以用来治疗人体机能亢进而引起的火热病。如生长在高寒地带的植物(如雪莲、人参等),往往会在体内产生具有温热特性的物质来对抗外界的寒冷,这种具有温热特性的物质,对人体内在平衡的影响就是促进人体的新陈代谢、增强脏腑活动、加快血液循环等,所以可以用来治疗人体机能衰退而引起的虚寒病。现在我们已经知道,药物的自然特性其实就是药物在和自然因素相适应和对抗的过程中产生的某种物质的具体体现,这种物质是客观存在的,所以我们完全可以信赖它、肯定它,并在疾病的治疗中大胆地使用它。

中药除了四气、五味、归经之外,还有一个升降沉浮的特性。所谓升降沉浮,是指药物对人体的作用有着各自不同的趋向性。升,就是上升;降,就是下降;沉,就是下沉、潜纳;浮,就是外浮、发散。由于升和浮、降和沉这两类趋向性有一定的相似性,很难完全区分开,所以常合称为"升浮"和"沉降"。中药为什么会具有这个升浮或沉降的特性呢?我们还是要从中药所蕴涵的自然特性上去找寻答案。在前面讲到,中药具有寒、热、温、凉四气,而物理学知识告诉我们,热往往会使分子向上运动,所以温热药作用于人体,会导致人体内的各种物质分子产生向上、向外的运动,从而表现出升浮的性能。而寒凉药作用于人体,则会导致人体物质分子产生向下、向内的运动,从而表现出沉降的性能。这就是中药四气和升降沉浮之间的关系。

中药的五味是否也会对药物的升降沉浮性能产生影响呢?会。前面提到,辛能散,酸能收,苦能泻,甘能补,咸能软,另外还有淡味能渗湿。这六种味道所起到的作用可以分为两大类:一类对人体能起到兴奋、增强作用,如辛味的发散、甘味的补益、淡味的渗湿等,这类药体现出来的特性就是升浮;另一类对人体能起到抑制、减弱作用,如酸味的收敛、苦味的泻火以及咸味的泻下软坚等,这类药体现出来的特性就是沉降。所以在《内经》上说"辛甘发散为阳,酸苦涌泄为阴,咸味涌泄为阴,淡味渗泄为阳"。阳的特性是升浮,阴的特性当然就是沉降,这就是五味对药物升降沉浮的影响。

具有升浮特性的药物对人体的作用具有向上、向外的趋向性,所以能起到提升阳气、发表散寒、催吐等作用;而具有沉降特性的药物对人体的作用具有向下、向内的趋向性,所以能起到潜阳降逆、镇惊泻火、渗湿利尿、泻下通便等作用。中药的四气、五味综合起来,就是李时珍所说的"酸咸无升,辛甘无降,寒无浮,热无沉"。

除了中药的四气和五味,还有一个因素可以影响到药物的升降沉浮特性,那就是药物的质地。质地轻的药物(如植物的花、叶)往往具有升浮的特性,而质地重的药物(如矿物类,甲壳类,果实)往往具有沉降的特性。药物的这个轻浮重降的特性,对临床用药有很大的指导意义。比如说,治疗头面、肌表、上焦等部位的疾病,就需要选择质地轻扬的药物,利用它升浮的特性,使药物能上趋外达,以发挥良好的作用。中医有句话叫"治上焦如羽,非轻不举",指的就是这个意思。再比如治疗腰腹、下肢、下焦等部位的疾病,就需要选择质地重坠的药物,利用它沉降的特性,使药物能下沉潜镇,以发挥应有的作用。中医有句话叫"治下焦如权(秤砣),非重不沉",讲的就是这个道理。如果不注意中药的这个升浮、沉降的特性,治疗上焦病,你选择质地重坠的沉降药,治疗下焦病,你却去选择质地轻扬的升浮药,这就好比你想在水面游泳时,偏要在你身上绑上一块大石头,而你想潜到水底时,偏要给你套上救生圈,你说这是一种什么样的滋味?所以,我们在使用中药时千万不能忽视这个升降沉浮的性能。

中医上有很多著名的方剂都是利用了药物的升浮或沉降特性创造出来的。这里我们探讨的两个方子可以说是大名鼎鼎,一个是金元时期四大名医之一的李东垣的"补中益气汤",一个是近代名医张锡纯的"镇肝熄风汤"。这两个方子有一个共同点,那就是都是利用药物的升降性能来调节人体内部气血的升降失常。气是人体内物质的一种运动,这种运动既有上升也有下降,气的升降运动平衡,才能保证机体正常的生理功能,而当气的升降功能失调,就会造成各种疾病。那如何来纠正气的升降失常?这就需要使用升浮或是沉降的药物。补中益气汤的主要成分是黄芪、党参、白术、甘草、当归、陈皮、升麻、柴胡,主治气虚下陷(气不足而导致的上升运动不足)导致的食少纳差、大便稀溏、脏腑下垂、眩晕乏力、劳热神疲、脱肛等症。这个方子的巧妙之处在于以黄芪、党参、白术、甘草等补气药为根本,补充人体亏损的气,然后又加入了柴胡、升麻两味升浮药,使整个药方产生一种升浮的动力,促进和加强气了的上升运动,因此可以治疗气虚下陷引起的各种疾病。如果去掉柴胡和升麻,全方的升浮作用就会下降或消失,对气陷的治疗效果也就会下降。镇肝熄风汤的主要成分是生白芍、天冬、玄参、茵陈、甘草、川楝子、麦芽、龟板、代赭石、生龙骨、生牡蛎、牛膝,主治气血上逆头部(气的上升运动太强)而引起的头目眩晕、目胀耳鸣、脑部热痛、心中烦热、面色如醉以及中风手足不遂、口角歪斜、语言謇涩等症。这个方子运用大量的质地重坠的药物,如龟板、生龙骨、生牡蛎、代赭石等,使整个药方能产生一种强烈的沉降效果,更妙的是加入了牛膝这味特殊的沉降药。金元时期四大名医之一的朱丹溪称"牛膝能引诸药下行",所以在牛膝的引导下,更增强了镇肝熄风汤的沉降效果,从而可以迅速改善气血上升过度而引起的诸般疾病。

药物升降沉浮的特性,在达到特殊的治疗效果同时,也带来一个问题。比如说黄芩是一味清热解毒药,气寒味苦,从药物本身的升降特性来说,偏重于沉降,那当我们头面部有火热证时,黄芩的这个沉降特性使得它不能很好地治疗头部的热证,那该怎么办呢?怎样才能既保全黄芩本身的寒凉性能,又能使黄芩获得一种升浮的特性呢?这就要对药物进行一些处理,来改变药物原来的升降特性,这种处理在中医上也称为"炮制"。李时珍在《本草纲目》中提到两种改变药物升降特性的方法,他说:"升者引之以咸寒,则沉而直达下焦;沉者引之以酒,则浮而上至颠顶。"根据这个思路,就能很好地解决黄芩的升降问题,只要对黄芩进行酒炒,就能使黄芩既保留原来的寒凉性能,又获得升浮的特性,从而可以更好地用来治疗人体上部的热证。同样的道理,如果把温热的药物用盐水炒过,那就能使它具有一种沉降的特性,比如说杜仲、益智仁、补骨脂等药用盐水炒过,药性就能沉降到下焦,从而更好地发挥补肾温阳的作用。除此之外,用醋炒药物,能增强药物的收敛、止痛作用;用姜汁炒药物,则能增强药物的发散性能;等等。这是利用炮制来改变药物升降沉浮特性的几种常用方法。对药物进行炮制,除了能改变药物的升降沉浮特性之外,还有以下作用。

第一,降低或消除药物的毒性或副作用。如半夏、天南星用姜汁制,大戟、甘遂用醋制后可以降低毒性;何首乌用酒蒸后可以去除致泻的副作用;等等。

第二,改变药物的性能。除了上面讲到的对药物升降性能的改变之外,还可以改变药物的其他性能。如生地的作用是凉血清热,如制成熟地后作用就变为滋阴补血;米仁生用可以利湿消肿,炒熟用则变为健脾助运;大黄生用主要用于泻下通便,用酒制后作用变为活血化瘀;当归的主要作用是补血活血,炒成炭后可以用来止血;等等。

药物炒成炭后为什么会具有止血作用呢?关于这一点,中医的解释是"血见黑则止",这句话该怎么理解呢?为什么黑色具有止血作用呢?这需要从五色和五行的关系中去寻找答案。炭为黑色,黑属水,而血为红色,红属火,水能克火,所以黑色的炭就有止血作用。对于中医的这个"血见黑则止"的理论,很多人都觉得很难理解,他们认为药物炒成炭之后,有效成分都破坏掉了,哪里还能有什么止血作用?但我认为,绝对不能只考虑中药的有效成分,而是要从药物的自然特性、天地造化上去思考和研究。在防毒面具、净水装置上常用到活性炭,这就是利用了活性炭吸附性强特性,它能吸附空气或水中的大颗粒物质。因此,我们可以认为,药物炒成炭后也能吸附血液中各种细胞成分,从而达到止血的作用。如果对中药的认识就局限在有效成分上，那我们就不可能全面地认识中药。举个简单的例子，同一品种的两只鸡，一只关在鸡笼里，喂它吃饲料，一只放在山上，让它自己去觅食，养上 3 个月后杀来吃，这两只鸡的味道一样吗？不一样。哪只味道好？当然是后面这只。这就是天地造化的奥妙，不是单单一个有效成分就可以解释得了的，所以对中药的认识，一定要从天地造化上去参悟、去思索，这样才能真正领悟和感受到中药的无穷奥妙。

第三，增强药物的疗效。如玄胡用醋制后可以增强止痛作用，紫菀、款冬花用蜜炙后可以增强润肺止嗽的作用，当归用酒炒后可以增强活血作用，等等。

第四，引药入经。这种炮制方法往往是利用五味入五脏的关系，用不同味道的液体对药物进行炒制，使药物能更好地作用于某一脏腑。如利用咸能入肾的原理，用盐水来炒制知母、黄柏、杜仲、补骨脂等药，使这些药物能更好地作用于肾脏；利用酸能入肝的原理，用醋来炒制柴胡、青皮、鳖甲等药物，使这些药物能更好地作用于肝脏；利用甘能入脾的原理，用蜂蜜来炙甘草、黄芪等药物，使这些药物更好能更好地发挥补脾的作用；等等。

每味药物都有着自己的自然特性，当两味药配合在一起使用时，它们之间就可能产生各种变化。有些变化是对治疗有益的，如增强疗效、降低毒性等，这些就需要加以利用；而有些变化对治疗是有害的，如降低疗效、增加毒性或产生副作用等，这些就需要加以避免。中医通过观察和总结，认为药物之间的配伍有七种主要的类型：

单行。"单"，就是单独，单行也就是指不需要其他药物辅助，单独使用某一味药物就能发挥其治疗作用。比如说，人体元气溃散、大汗淋漓、面色苍白，甚至大小便失禁、神志不清，这个时候就可以单用一味人参，浓煎后服下，称为"独参汤"，能迅速起到补气固脱的效果。

相须。两种药物作用类似，一起合用可以彼此增强疗效的，称为

"相须"。如知母与黄柏同用,可以使滋阴降火的功效得到明显的增强;黄芪和党参同用,可以使补气固表的作用明显增强;藿香和佩兰同用可以增强化湿的功效;等等。

相使。使是佐使、辅助的意思,当两味药同时使用,一味药为主,一味药为辅,辅药可以增强主药作用的,称为"相使"。如"黄芪使茯苓",同用后可以增强补气利尿的作用。

相畏。一种药物的毒性和烈性受到另一种药物的抑制,称之为"相畏"。如半夏的毒性能受到生姜的抑制,我们就称"半夏畏生姜"。

相杀。一种药物能消除另一种药物的中毒反应称为"相杀"。如服用巴豆中毒,用绿豆可以解除,我们就称"绿豆杀巴豆"。

相恶。一种药物能破坏另一种药物功效的,称之为"相恶"。如莱菔子能破坏人参的补气作用,所以我们称"人参恶莱菔子"。

相反。两药同时使用,会产生毒、副作用的,称为"相反"。如乌头和半夏同用、甘草和甘遂同用等都会导致不良反应的出现,所以我们称"乌头反半夏""甘草反甘遂"。这种相反的关系在中药的配合使用中属于配伍禁忌,最好不要同时使用。

在中医的实践过程中,配伍禁忌共总结为"十八反"和"十九畏",可供我们参考。"十八反"是贝母、半夏、白芨、白蔹、栝楼反乌头,细辛、芍药、人参、沙参、丹参、苦参、玄参反藜芦,大戟、甘遂、芫花、海藻反甘草。"十九畏"是硫磺畏朴硝,水银畏砒霜,狼毒畏密陀僧,巴豆畏牵牛,丁香畏郁金,牙硝畏荆三棱,川乌、草乌畏犀角,人参畏五灵脂,官桂畏赤石脂。这里的"畏"也是指两种药物配伍会产生毒副作用的意思,不同于上面"相畏"的"畏"。"十八反"和"十九畏"是中医在实践中积累的药物配伍禁忌,但在临床中有很多"十八反""十九畏"同用的方剂,如"海藻玉壶丸"中就有海藻和甘草同用,所以这些配伍禁忌并非是完全不能一起使用的,还需要在实践中加以注意。

通过上面的内容,我们大致了解了中药治病的机理和奥妙,但是单味药的作用毕竟比较单一，而且有很大的局限性，有些药还有一定的毒性，要利用这些药物来治疗复杂多变的疾病，就需要将这些药物进行合理的配伍，使各种药物的特性能结合为一个新的整体，从而使药物的治疗作用能发挥到最大、药物本身的毒副作用降低到最小。这种按照一定规律和原则配合在一起的中药组合称为"方剂"，在民间也称为"汤头"。

第二十章

汤头揭秘

"汤头"的组成原则

剂型和功效

如何煎制中药

中药的服用方法

忌口杂谈

汤头,在中医学上也称为方剂,是多种中药的有机组合,它的最终目的就是纠正人体内在的平衡失调。

我们知道,每一种疾病对人体平衡造成的破坏都是多方面、多环节的,比如说风寒邪气侵袭人体,既能造成人体汗孔开合障碍,又会导致血脉收缩、鼻窍闭塞、肺气不宣等病理变化,在对药物进行配伍组成汤头的时候,就需要考虑这些病理变化的主次轻重,并在汤头中加以体现,这样才能在疾病的治疗中取得良好的疗效。在《内经》中就已经提到了汤头的组成原则,其中说"主病之药为君,佐君之药为臣,应臣之药为使"，这个原则在后世医家的补充和完善下，逐渐形成了现在的"君、臣、佐、使"的组成原则。下面我们就来看看，君、臣、佐、使在汤头中到底是什么含义。

君药。君是一个国家的主宰，在汤头中，君药就是对疾病起主要治疗作用的药物，它是一个方子的灵魂所在。一个方子如果没有君药，就好比一支队伍没有首领，势必无法在战场上取得胜绩，所以君药对一个汤头来说，其作用和地位是无可替代的。在一个方子中，君药往往体现在剂量最大上，李东垣就说："君药分量最多，臣药次之，佐使药又次之，不可令臣过于君。"君药剂量最大，其意义在于能使君药的药性得到充分的发挥，不至于受到其他药物的影响和牵制，就这就好比做菜，主料和副料之间的分量关系一定不能颠倒，这样才能保证主料的色、香、味能得到充分的体现。

臣药。臣是君的辅佐，所以臣药也就是对君药能起到辅助作用的药物。在这里"助"有两方面的含义，一是辅助和加强君药对疾病的主要环节起到治疗作用，二是对疾病的次要环节或兼证起到一定的治疗作用。

佐药有三个含义。一是佐助，就是配合君药和臣药，加强对疾病的治疗作用。二是佐制，就是消除君药、臣药的毒性，或者是制约君药、臣药的峻烈之性。如治疗湿痰咳嗽的"二陈汤"，由半夏、橘红、茯苓、甘草、生姜、乌梅组成，其中生姜就是佐药，它既可以佐助半夏和橘红起到温化寒痰作用，又能佐制半夏的毒性和烈性，以减少半夏对人体产生的副作用。三是反佐。在临床上有时会遇到这样的情况，明明是寒证，但是当使用热药进行治疗时，病人却会对药物产生格拒反应。这是因为病邪深重，盘踞在人体脏腑之中，当它发现进入体内的药物是针对它而来，就会产生一种抵抗，以抵制对证的药物顺利进入体内。对这样的病症，我们就需要对药物的性能进行一些伪装，使它表面上具有一种和疾病性质相类似的特性，从而迷惑病邪，使药物能顺利进入到体内，发挥应有的治疗作用,这种方法,在中医上就称为"反佐"。比如说,寒证本来应该用热药进行治疗,但如果寒邪较重,它就会对热药产生格拒,使热药无法发挥应有的作用,这时就可以通过"反佐"的方法(如在大量热药中加入少量的寒凉药)来进行治疗。

张仲景的《伤寒论》中有这么一段记载:

少阴病,下利,白通汤(附子、干姜、葱白)主之。少阴病,下利脉微者,与白通汤,利不止,厥逆无脉,干呕烦者,白通加猪胆汁汤主之。

少阴病的下利(大便泻泄)主要是寒邪损伤肾中所藏的元阳而造成的一种疾病,所以张仲景用白通汤来治疗,其中干姜、附子可以温补元阳,葱白可以驱除寒邪,是治疗少阴病下利的对证方剂。但有些人服用白通汤后反而会出现下利不止、厥逆无脉、干呕烦躁等症状,这又是什么原因呢?这就是因为寒邪较重或人体元阳损伤严重而出现了"格拒"现象,对待这类病人,张仲景提出了用"白通加猪胆汁汤"的方法来进行治疗。"白通加猪胆汁汤"就是在白通汤温阳散寒的基础上,加入了猪胆汁一味寒凉药物,使整个方子具有了一种寒凉的假象,而盘踞在体内的寒邪受到这个假象的迷惑,就不会对进入体内的热药产生排斥和抵制,这就能有效消除病邪对药物的格拒现象,使白通汤的温阳散寒功效得以顺利实现。这就是反佐方法的具体运用。

使药。使药也有两方面的含义,一是引经,二是调和。在上一章中讲过,中药具有归经的特性,也就是不同的药物可以对不同的经络或脏腑产生特殊的治疗作用,我们在治疗疾病时就可以根据中药归经的特性,选择某些归经作用比较突出的药物来引导其他药物更好地作用于病变经络和脏腑,这在中医上就称为"引经"。比如头痛,太阳穴头痛属少阳经,可以在药方中加入对少阳经有突出作用的柴胡做引经药;巅顶头痛属厥阴经,可以加入对厥阴经有突出作用的吴茱萸做引经药;后脑勺疼痛,牵连颈项部的属于太阳经,可加入对太阳经有突出作用的羌活;前额头痛属阳明经,可加入对阳明经有突出作用的白芷;头痛牵连齿颊部的属少阴经,可加入对少阴经有突出作用的细辛;头痛而伴有腹泻的属太阴经,可加入对太阴经有突出作用的苍术;等等。通过这些引经药的引导作用,往往能增强药物对病变经络和脏腑的作用效果,而这些引经药物在整个方剂中就是使药。

使药的另一个含义是调和诸药,"调和"也包含了两层含义,一是调和药性,二是调和药味。调和药性的作用在于使各种药物的不同特性能够协调和统一,综合为一个整体,这样才能在治疗中发挥每一味药物的最大功效。调和作用在汤头中的重要性可以用一个比喻来说明。如果可以把疾病看作是侵入人体的敌人,汤头就是消灭敌人的军队,组成汤头的各种药物就是士兵,想要军队有很好的战斗力,首先就要保证军队内部的团结和合作,所以调和药性对一个药方来说,是保证整个药方能发挥最大疗效的基础。调和药味又是什么意思呢?凡是喝过中药的人都会有这样一种体会,那就是中药大多很苦、很难喝,所以有句话叫"良药苦口",但苦味也会带来很多负面影响,如病人不愿意喝、引起胃的恶心呕吐反应等。这时我们就需要对药方进行矫味,利用一些有甜味的药物来降低中药的苦味,从而减少苦味对治疗带来的不利影响。

在中药中有一味药物既可调和药性又有调和药味的作用,那就是甘草。甘草有个别名叫"国老",李时珍在《本草纲目》中称甘草"能调和诸药之性,故称国老",因为味甜,所以称"甘草"。甘草的这个特性,往往被用作为一个方剂的使药。看看历代的方剂,甘草的使用频率无疑是最高的。

以上君、臣、佐、使四类药物的合理搭配就形成了一个既突出重点又协调统一的方剂,这样的方剂就好比是一支训练有素、纪律严明、指挥得当的军队,在和疾病的斗争中,自然是无往而不胜的。

有了好的军队,如果没有好的战术安排,还是无法在战场上取得好的战绩。如果想要在战场上百战百胜，那就需要随时根据敌人的强弱盛衰来决定战略方针。在《孙子兵法》中有一段关于作战方针的文字：

用兵之法，十则围之，五则攻之，倍则分之，敌则能战之，少则能逃之，不若则能避之。故小敌之坚，大敌之擒也。

这段话的意思是：用兵的方法应该是这样的，有十倍于敌人的兵力就包围歼灭敌人，有五倍于敌人的兵力就猛烈进攻敌人，有一倍于敌人的兵力就分割消灭敌人，有与敌相当的兵力则可以考虑抗击的方法，比敌人兵力少时可以考虑逃脱的方法，而和敌人相差较大时就应该考虑避免和敌人正面争锋，如果自己力量薄弱却一定要和敌人顽强硬拼的话，那就会被强敌所俘获。根据疾病的不同性质来制定不同的用药方针对治疗的效果来说，同样是非常重要的。如果把疾病看成是人体正气和外界邪气的一场战争，而正邪双方的力量对比情况就决定了在治疗中所应该采取的手段。比如说有些疾病需要急攻，而有些疾病却需要缓攻，有些疾病又需要守中带攻，有些疾病还需要纯守不攻，那么中药方剂靠什么来实现这个"攻"或"守"的目的呢？这就要利用中药方剂的不同剂型来实现。在中药方剂中，常见的剂型有汤剂、散剂和丸剂。

汤剂是最常用的一种剂型，也是我们最为熟悉的一种剂型，就是将配好的中药用水或黄酒进行浸泡和煎煮，然后去除药渣，取汁服用的一种中药剂型。平时说的吃中药主要就是指中医上的汤剂。这个汤剂在治疗中能起到什么样的作用和效果呢？中医有句话叫"汤者，荡也"，荡就是扫荡、荡涤的意思，这就表明中药汤剂具有扫荡和荡涤病邪的作用。汤剂的这种特性和它自身的剂型特点有着直接的关系，通过水或黄酒的溶剂作用，中药中的有效成分能充分溶解到水或黄酒中，当药汁进入胃以后，可以迅速吸收入血液循环，从而在短时间内起到对人体病变脏腑的治疗作用。所以汤剂最大的特点就是药力大、易吸收以及见效快,适合于各种类型疾病的治疗,尤其是适用于对急症和重症疾病的治疗。重症和急症的发生,无非是两个原因,一是邪气炽盛,二是正气衰微。这就好比两军交战,敌过于强盛而我过于衰弱,这时只有用重兵才能解危救困,有望获得战争的胜利,而汤剂就相当于"重兵"。比如说,遇到热邪亢盛导致人体出现高热、大汗、口渴、便秘等"阳明腑实证",就要用"大承气汤"这样的汤剂,只有具有荡涤特性的汤剂才能迅速清除体内闭结的邪热。再比如,中医治疗大出血或久病重病之后元气外脱,出现大汗淋漓、面色苍白、神志昏迷等"亡阳证",就需要使用"独参汤"这一类的汤剂,只有具有势大力宏的特性的汤剂才能救危难于顷刻。

散剂是指将配好的药物研碎,使之成为混合均匀的干燥粉末,既可以外用,也可以内服的一种剂型。外用的散剂主要用于调敷患处或是吹掺疮面,可以起到止血生肌、腐蚀赘疣、化瘀消痈等作用,如治疗咽喉红肿的冰硼散,治疗肌肤溃烂不能愈合的生肌散,等等。在这里我们要重点探讨的是内服散剂的性能特点。内服散剂根据药物研末后的粗细程度,在服用上也有两种不同的方法,药末极细的,可以直接用开水冲服,而药末较粗的,可以用水煎煮后取汁服用。内服散剂的最大特性就是"发散",既可以用于发散邪气(如风、寒、热等),也可以用于发散气血,所以中医上治疗邪气在肌表或是体内气血不畅的疾病,常采用散剂这种剂型。如治疗风寒感冒有"香苏散"(香附、陈皮、苏叶、甘草四味药为粗末,用水煎服),治疗风热感冒有"银翘散"(银花、连翘、淡竹叶、荆芥、牛蒡子、豆豉、薄荷、芦根、甘草,上药共杵为散,水煎至香气大出,取汁服用),治疗气血郁滞、四肢逆冷有"四逆散"(柴胡、枳实、白芍、甘草4味等份捣末,温开水冲服),治疗肝气郁结化火导致的心腹疼痛有"金铃子散"(金铃子、延胡索两味药共为细末,每服用酒调下9克),等等,这些都是利用的散剂的发散特性而创造出来的有效方剂。

丸剂是将药物研成细末,以蜜、水或米糊、面糊、酒、醋、药汁等作为赋形剂而制成的圆形固体剂型。丸剂进入胃部以后,随着药末不断溶解,能持续地发挥药理作用,因此丸剂具有吸收缓慢、药力持久的特性。所以中医上称"丸者,缓也",这就非常类似于现代西药中缓释剂的作用。且丸剂体积小,携带、储存、服用都比较方便,易于长期使用,很适合用于慢性病或疗程较长疾病的治疗。如治疗疟母症(相当于现代的肝肿大)有鳖甲煎丸,治疗瘀血留结胞宫(如现代的子宫肌瘤)有桂枝茯苓丸,等等,这就是利用了丸剂药力和缓而持久的特性,能对肿块起到持续的消磨作用,而且易于坚持,方便患者服用。此外中药中有些药物含有大量的挥发性成分,这些挥发成分在煎煮过程中会大量丧失,从而导致药效降低或消失,对这些药物的使用,就需要运用丸剂来保全药物的药效。如安宫牛黄丸、苏合香丸等,这些药方中含有牛黄、麝香、苏合香、冰片等易于挥发的药物,如果使用汤剂或散剂,往往会在煎煮的过程中使药物的有效成分挥发而降低药效,所以也需要使用丸剂这种剂型来保全药物的药性。除了保全挥发性药物的性能,丸剂还有一个作用,就是使药力峻猛的药物在治疗疾病的同时尽可能降低对人体正气的损伤。如中医上用于治疗水肿腹坚、大小便秘的舟车丸,就是利用丸剂的特性,使方中的芫花、甘遂、大戟、黑丑、大黄等攻下逐水的药物既能去除蕴结在体内的水饮,又能使药性缓慢释放,从而减少这些药物对人体正气的损伤。

在临床上,根据制作丸剂的赋形剂不同,常见的有蜜丸、水丸、糊丸以及浓缩丸等几种类型。蜜丸,是将药料细粉用炼制过的蜂蜜做赋形剂制成丸,蜂蜜具有一定的甜味,能起到一定的矫味作用,使药丸易于入口。此外,蜂蜜对人体具有补益作用,所以蜜丸常用于慢性虚弱性疾病的治疗,如治疗中气虚弱的补中益气丸、治疗肝肾亏损的石斛夜光丸等就使用了蜜丸的剂型。水丸,是将药物细粉用冷开水或酒、醋以及某些药物煎成的汁水相混合而制成的丸药。水丸和蜜丸相比,具有易于崩解、吸收快、丸粒小、易于吞服等特点,是一种最为常用的丸剂,如保和丸、六神丸等。糊丸，是将药物细粉用米糊、面糊等制成丸剂，糊丸黏性大，崩解时间比蜜丸及水丸都要长，服用后在体内吸收缓慢，作用时间长，既可以延长药效，又可以减少对胃肠道的刺激，如犀黄丸等。浓缩丸，是将方中某些药物煎汁浓缩成膏，与其他药物细粉混合后再行干燥、粉碎，用水或酒制成丸剂，它比上述其他丸剂所含的有效成分多、体积小，易于服用，可用于各种疾病的治疗。

　　从汤剂、散剂和丸剂各自的特点中不难看出，对于不同性质的疾病来说，选择一个合适的剂型，对疗效有着不同的影响。比如说对于两个大便闭结不通的患者，其中一个是外界热邪侵入胃和大肠，和肠中糟粕物质结合而形成燥屎，导致大便闭塞、腹满胀痛、高热汗出等症。这时人体正气未衰但邪气炽盛，在治疗时只有使用"重兵"才能迅速"剿灭"贼邪，从而维护人体正气的安康，所以常选用"大承气汤"这样的汤剂来起到扫荡病邪的效果。而另一个是年老体衰，阴血亏耗，肠道失去濡养而导致的大便干结不通，这时需要通过滋养阴血使肠道润滑，才能顺利排出肠中的糟粕物质，因此在剂型选择上就不能使用"大承气汤"这样的汤剂来急攻，而是要选用"麻仁丸"或"五仁丸"这样的丸剂来"缓攻"，在滋养阴血、扶持正气的基础上，再清除停留在体内的糟粕。否则，不但不能起到通便治病的效果，反而会因为过度攻下，耗竭患者的元气，导致疾病的加重或恶化。所以一个合适的剂型对疾病的治疗来讲有着不可忽视的作用。

　　在上述各种中药剂型中，适用面最广，临床使用最多的剂型就是汤剂。从汤剂的概念中也可以看出，汤剂的最重要一点就是需要煎制，我们平时也称之为"熬药"。汤剂的煎制过程也会直接影响药物疗效的发挥，清朝名医徐灵胎就认为"煎药之法，最宜深讲，药之效不效，全在乎此"。下面我们就来简单介绍一些关于中药煎制的常识。

　　要煎制中药，首先要有煎药的器皿，中医有"银为上，磁（瓷器）次之"的说法，这是因为银器和瓷器都具有化学物质稳定、不容易和药物成分发生化学反应的特性，所以为煎煮中药的最佳选择。但现在一般不可能使用银器来煎煮中药，只要采用有盖的陶瓷沙锅就可以达到目的。有了煎药的器皿，还要有溶剂，中医上用来煎药最常用溶剂就是水。关于水，原先在中医上也有很多讲究。古书上记载，根据疾病的不同，常选用长流水（江河中的水，因其有流动的特性，所以中医常用来煎煮荡涤邪秽的药物）、甘澜水（用勺将水扬之千万遍，使水中产生大量气泡，这种水称为甘澜水，具有补益脾胃的功效）、雨水（春季的雨水具有升发的特性，所以可以用于疏理肝气）、井水、雪水等不同的水来煎煮药物，现在一般使用自来水、矿泉水、纯净水等水质纯净的水来煎药，通常情况下对疾病的治疗影响不大，用水量一般以浸没药物一寸左右为宜。器皿有了，溶剂也有了，还需要有火。火有大火（又称武火）和小火（又称文火）之分，一般煎煮中药都采用"先武后文"的方法，也就是说，先用大火烧开，然后用小火慢熬，通常煎煮时间为水沸腾后15～20分钟为宜。此外，不同作用的方剂，也应该采用不同的煎煮方法。比如发散药、攻邪药就应该用武火急煎，煎煮时间相对要短，以迅速发挥药物的峻烈性能；而滋补药、调和药就应该用文火慢煎，煎煮时间相对要长，使药物中的滋补成分能充分煎出，并能缓和药性，持久发挥药物的滋补效果。

此外，不同的中药对煎制也有着不同的要求，我们在接触中药处方时常可以见到先煎、后下、另炖、烊化、冲服等名词，这就是对某些特殊药物提出的特别煎煮要求。下面我们就来了解一下这些名词的含义。

先煎。指这类药物需要先行煎煮10～20分钟，然后再加入其他药物一起煎煮。一般来说，介壳类药物（如龟板、鳖甲、牡蛎、瓦楞子、珍珠母、石决明等）、矿物类药物（如紫石英、石膏、磁石、代赭石等）由于质地坚硬，通常需要使用先煎这种方法，使煎煮时间延长，有利于药物成分的煎出。还有有些具有毒性的药物，长时间的煎煮可以使毒性下降，这时也需要使用先煎的方法，如附子、川乌、草乌等，通常需要先煎20～30分钟，如剂量大的往往需要先煎1小时左右，以降低和消除药物毒性。此外，泥沙多的药物（如灶心土、糯稻根等）以及质轻量大的药物（如芦根、白茅根、竹茹等）也需要先煎取汁，待汁水澄清后，取上面的清液代水来煎煮其他药物。

后下。指这类药物需要在其他药物即将煎好时（一般在药物煎好前5分钟左右）再放入煎煮。这种煎煮法适用于气味芳香、富含挥发物质的药物，如薄荷、砂仁、豆蔻、肉桂等，通过后下的方法，可以减少药物有效成分的走散。

另煎（炖）。指这类药物需要单独煎制或是炖制，再将煎（炖）好的药汁和其他药物煎成的药汁兑在一起服用。这种煎煮法一般适用于贵重药物，另煎（炖）可以尽量保存药物的有效成分，同时也可以避免贵重药物的有效成分被同煎的其他药物吸收。比如人参在煎煮时就应该切成小块，单独放入有盖的盅或碗内，隔水炖2～3小时，再取汁和其他煎好的药汁一起兑服。又比如说羚羊角在煎煮时就应该切成薄片，单独煎煮2小时左右，取其汁水和其他药汁一起服用。

烊化。这种方法多用于胶质或黏性大的药物，如阿胶、鹿角胶、龟板胶、饴糖等，这些药物在使用时需要先单独加温熔化，然后再放入煎好的药汁中趁热搅拌，或是再稍微煎煮，使药物完全溶解再进行服用。这样可以避免这些黏性大的药物黏附在锅底和药渣上，影响药物疗效的充分发挥。

冲服。对某些贵重而又易于挥发的药物，就需要将药物研成细粉，然后直接冲入煎好的药汁再进行服用。比如说牛黄、麝香、沉香、三七、川贝、肉桂、紫河车、血竭等就需要使用冲服这种服用方法。

药物煎煮好了，下面就该服药了。正确掌握服药的时间和服药的方法对药物的疗效也有着不小的作用，如果你平时从来没有注意过这个问题的话，那就随我来看一看吧。这里面还是有着很多讲究的。

一般来说，治疗头面或是心胸等上焦部位的疾病，应该在饭后服药，这样可以使药性长时间停留在人体上部，从而对疾病发挥持续的作用；而治疗肝肾或是身半以下部位的疾病时，就应该在饭前服药，这样可以使药效直达下焦，起到力专势宏的效果。此外，滋补类药物大多适合空腹时服用，这样有利于药物中的滋补成分被人体充分吸收和利用。

以上是服药时间上需要注意的地方，下面我们再来看看服药次数上有什么讲究。

一般中药的服药次数为1天服用2次，也就是1剂药物煎煮2次，将2次获得的药汁混合，分早、晚服用，有时也可以分早、中、晚3次服用。遇到病情紧急的时候，可以将两煎获得的药汁一次顿服，或1天服用2剂以增强疗效。遇到高热不退、热势弥漫的患者，可以将药物煎好后频频服用，以起到持续的作用效果。如病情稳定，仅是用药巩固或预防复发的时候，也可以采用隔日服用1剂，甚至隔2～3日服用1剂的方法。

在服用中药后，我们还需要注意一些饮食上的宜忌，以避免因饮食不当而造成药效降低或抵消，这在中医上也称为"忌口"。一般来说，服用发散风寒类药物时，要注意避免过食生冷、黏滑、油腻等食物，以免影响发汗效果；服用补气类药物（含人参的中药）时，要注意避免食用萝卜、芥菜等破气的食物，以免降低人参的补气效果；脾胃病患者需要注意避免辛辣、烟酒等刺激性较大的食物；失眠患者要注意避免浓茶、咖啡、可乐等含有兴奋物质的食物；咳嗽患者要注意避免食用鱼、虾、蟹等腥味食物；痈疡（相当于西医的化脓性软组织感染）以及热病患者要注意避免食用羊肉、狗肉、鹿肉、鹅肉、鸡肉等助阳生风的食物；等等。注意这些细节，有助于药物发挥出最大的疗效，也能使疾病在最短的时间内康复。

治疗疾病的"士兵"（中药）已经有了，"军队"（方剂）也组织好了，"作战方针"（剂型）也确定了，"军纪"（煎药法、服药法、忌口）也宣布了，下面就要向疾病发起总攻了。在进攻过程中，需要根据疾病的虚实、部位的深浅、病程的长短等具体情况来制定具体的"作战方案"（治法），这样才能所向披靡。下面就让我们一起走进这变幻莫测、精彩纷呈的治法天地，看看中医是如何运用计谋策略来制敌取胜、剿灭病邪的。

第二十一章
治病八法之汗法

治病八法

什么是汗法？

汗法的原理和适应证

实证的汗法

虚证的汗法

汗法的禁忌证

　　疾病的产生无非是各种内外因素引起人体内在动态平衡失调的结果，那么对疾病的治疗，当然也就是以恢复人体固有的动态平衡为目的。根据疾病对人体平衡破坏的不同情况，中医创造了很多的方法来恢复人体原有的动态平衡，这些方法我们称之为"治法"。如外感风寒会导致恶寒发热、头痛无汗、骨节酸痛等症状，这时人体内在的平衡失调主要在于风寒邪气闭塞汗孔，所以在治疗时就采取了使机体发汗的方法来疏通汗孔、发散风寒，从而恢复被风寒所破坏的内在平衡，这种发汗的方法,就是中医上的一种治法。

我们前面讲过,疾病的性质无非就是两类,一是人体基本物质亏损而导致的虚证,另一类就是内外邪气破坏人体脏腑机能而造成的实证,所以中医的治法总的来说离不开两个原则,那就是"补正"和"祛邪"。也就是说,中医的任何治法都是围绕着"祛除外来邪气,补充自身正气"这个原则来进行。中医通过望、闻、问、切所获得的各种证据来了解和判断疾病的虚实情况,并根据疾病虚实而分别采用"补虚"或是"祛邪"的治疗方法。如果是虚证,那根据亏虚的物质不同而有不同的补法;如果是实证,根据邪气的不同性质和部位,又有不同的祛邪方法。因此在补虚和祛邪的原则上,又可以演化出丰富多彩的治法,清代医家程钟龄根据历代医家的治疗经验,归纳出了八种主要的治法,这就是沿用至今的"治病八法"。这"八法"是:汗法、吐法、下法、和法、温法、清法、消法和补法,有了这八种基本的方法,我们对疾病的治疗就有了一个基本的准则。从这一章起,我们就逐一来探讨这八种治疗方法。

汗法,就是通过发汗来治疗疾病的一种方法,主要用于各种邪气侵犯肌表而引起的表证。

中医认为汗液的产生是"阳加于阴"的结果,意思就是说,人体汗液的产生,主要是阳气蒸腾阴液,使之从汗孔排出体外的结果。其中人体阳气对阴液的蒸腾是汗液产生的重要条件,所以当阳气对阴液的蒸腾受到影响,就会导致人体汗液排泄的障碍,出现出汗不畅或无汗的症状,这时就需要使用汗法来治疗。

由于人体阳气对阴液进行蒸腾形成汗液的这个生理过程主要是在人体的肌表得以实现,所以当各种外邪侵犯人体肌表,阻遏阳气的蒸腾作用时,往往就会造成出汗障碍,这就形成了我们前面讲过的"表证"。表证的一个主要特征就是具有恶寒发热的证候,而恶寒发热正是人体汗孔闭塞、汗液排泄障碍、人体产热散热失衡的结果。既然表证是人体汗液排泄障碍所引起的,那么治疗当然就是以恢复汗液的正常排泄为根本，这就要靠汗法来实现。

外来的邪气主要有六种，在中医上称为"六淫"，分别是风、寒、暑、湿、燥、火，这些邪气对人体的汗液的生成与排泄的影响往往不是单独的，而是相互夹杂的。比如说风邪和寒邪一起侵犯人体引起风寒表证，风邪和热邪一起侵犯人体引起风热表证，暑邪和湿邪一起侵犯人体引起暑湿表证，等等，都会造成人体汗液生成与排泄的障碍，从而导致恶寒发热、无汗头痛等症状的出现，而且由于不同的邪气具有不同的特性，所以治疗时也应该根据邪气的不同特性而选择不同的汗法。

一、辛温发汗法

本法适用于风寒表证。风寒表证是风邪和寒邪一起侵犯人体肌表、扰乱人体汗液的排泄过程而产生的一类疾病。由于寒邪具有收引和凝固的特性，所以风寒邪气侵犯人体肌表对人体内在平衡的破坏主要表现在汗孔闭塞和肌表气血凝滞。汗孔闭塞会出现恶寒发热、无汗等症状，而肌表气血凝滞则会出现头痛、全身骨节疼痛、颈项不舒、脉象浮紧等症状，这两类症状构成了风寒表证的主要特征。那么如何来解决汗孔闭塞和肌表气血凝滞的问题呢？这就需要采用辛温发汗的方法。

所谓辛温发汗，就是指使用味辛性温的药物来发汗解表的一种方法。前面我们讲过，辛味的药物具有开通、发散的作用，而温性的药物又可以改善肌表血液循环，所以味辛性温的药物能有效解除汗孔闭塞和肌表的气血凝滞，从而迅速改善风寒表证所造成的各种不适。中医上常用的辛温发汗药有麻黄、桂枝、生姜、苏叶、荆芥、防风、白芷、辛夷、葱白、淡豆豉等。如果我们偶尔受点风寒，出现头痛鼻塞、恶寒怕冷、关节疼痛等症状，喝上一碗热姜汤，蒙上被子睡上一觉，出一身汗，马上就会感觉浑身轻松，这就是利用了生姜的辛温发汗的特性。

关于辛温发汗法，中医上有一个著名的方剂，那就是麻黄汤。麻黄汤出自汉代张仲景的《伤寒论》，其药物组成为麻黄、桂枝、杏仁、甘草，适用于感受风寒邪气,出现头痛发热、身疼腰痛、骨节疼痛、恶风、无汗而喘等症状者。上面我们讲过,汗孔闭塞和肌表气血凝滞是风寒表证的主要特点,麻黄汤就是根据这个特点而制定出来的一个方剂。方中麻黄性温味辛,有发汗解表、发散风寒的功效,能解除风寒邪气引起的汗孔闭塞,为方剂中的君药;桂枝性温味辛,有温通血脉的功效,能解除风寒邪气引起的气血凝滞,并能辅助麻黄增强发汗作用,为方剂中的臣药。麻黄和桂枝的组合,能有效治疗风寒表证所导致的恶寒发热以及头颈骨节疼痛,也是整个方剂的灵魂所在。

风寒侵袭人体,除了会造成肌表的气血凝滞,引起头痛、骨节疼痛、颈项僵直之外,也会对肺脏造成影响。因为肺在人体脏腑中位置最高,又通过气管、鼻腔和外界相通,是人体脏腑中最表浅的一个脏器,所以也最容易被外来的邪气所侵袭。我们在第七章中讲述了肺脏的生理特性,那就是"主呼吸"和"朝百脉",风寒邪气侵犯肺脏,就会影响肺的这两个生理功能,引起肺部气血凝滞以及宣发肃降功能失调,从而出现咳嗽、气喘等症状,所以麻黄汤中使用了杏仁这味药。杏仁在功效上有什么特点呢?李时珍在《本草纲目》中认为杏仁"能散能降,故解肌、散风、降气、润燥、消积、治伤损药中用之"。从这段描述中我们可以发现,杏仁在功效上有三大特点:一是能解肌散风,这个功效可以协助麻黄、桂枝去除肌表的风寒;二是能降气,这个功效可以恢复肺的肃降功能,改善因肺气上逆而导致的咳嗽等症状;三是能治伤损。杏仁的这个功效值得我们注意,伤损的根源是什么?无非是经脉气血的瘀滞。杏仁能治伤损,那也就意味着杏仁可以有效地疏通气血、解除气血的瘀滞。而风寒邪气对人体的影响,除了导致汗孔的闭塞,另一个特点就是导致肌表和肺脏的气血凝滞,所以杏仁的疏通气血作用,既能协助桂枝疏通经络的气血,又能有效地疏通肺脏的气血,恢复肺脏正常的"朝百脉"和"主呼吸"作用。正因为杏仁具有这三方面的功效特点,所以张仲景选择杏仁来作为方剂的佐药。

最后我们来看甘草,甘草被称为"国老",具有很强的调和作用,它能使麻黄、桂枝、杏仁三味药紧密结合为一个整体,从而使整个方剂能够发挥出最大的功效,为整个方剂的使药。这就是麻黄汤的组方含义,虽然仅有四味药物,但却紧紧扣住了风寒侵袭肌表所造成的汗孔闭塞和气血凝滞这两大关键,所以能在临床上取得很好的疗效。

麻黄汤治疗风寒表证,除了药物配伍上的巧妙之处,它的服用方法也值得注意。原书称:"温服……覆取微似汗。"这句话有三层含义。

第一层含义是"温服",就是指药物煎好后要乘热服用。在寒冷的冬天喝上一碗热汤,往往会感觉浑身暖和,甚至冒汗,由此可见,"温服"这种方法能起到辅助发汗的效果,使麻黄汤的发汗效果更加显著。

第二层含义是"覆","覆"翻译成现代汉语就是盖被子。盖被子对发汗效果有着重要作用,我们千万不可忽略。我在初学中医的时候,有一次感受风寒,出现恶寒发热、无汗头痛、全身酸痛等症状,于是我给自己开了1帖麻黄汤,本以为肯定会药到病除,可是药喝下去根本没有出汗的迹象,病情也无明显好转。明明辨证正确,用药也对证,为什么会没效果呢?在反复翻阅张仲景的《伤寒论》上有关麻黄汤的论述后,我注意到了这个"覆"字。于是我第二天又配了1帖麻黄汤,煎好服下后,盖上被子睡了一觉。睡到一半,我就感觉浑身发热,渐渐有汗珠渗出,各种症状也随着汗出而明显减轻。从这以后,凡是遇到这类风寒表证,需要用麻黄汤发汗的患者,我都会嘱咐他们喝完药后要盖上被子睡上一觉,以充分发挥麻黄汤的发汗效果。为什么"覆"对发汗有这么大的影响?我们在上面说到,汗的产生是"阳加于阴"的结果,风寒邪气侵犯人体肌表,会阻遏人体阳气的正常运行以及对阴液的蒸腾作用,所以会出现无汗的症状。但这时体内的阳气并未亏损,通过"覆"(也就是盖被子)这种方法能使体内的阳气得到有效的蓄积,这就好比冬天我们常在菜地上盖上一层塑料薄膜,使蔬菜在冬季也能得到很好地生长。人体阳气得到蓄积,自然就能蒸腾阴液外出而为汗,所以"覆"这个方法是发汗中不可忽视的一个重要内容。

第三层含义是"取微似汗",这句话的意思是发汗的程度要以微微出汗为佳,不要过度发汗,使人汗出淋漓。为什么要发汗要以微微出汗为佳,多发点汗对人体会造成什么样的影响呢? 前面我们讲过,人体的气是依附于血液和津液等液态物质而存在的,如果血液或津液这些液态物质大量丢失,也会导致气的大量耗损而出现"亡阳证"。(中医上把汗出不止、四肢厥冷、面色苍白、神志不清、脉象微弱这样的证候称为"亡阳证")汗液正是人体津液所化生,《内经》上说"汗出溱溱是谓津"就说明了汗液和津液的关系,所以如果发汗过度,导致汗出淋漓不止,不但不能对疾病起到应有的治疗作用,反而会造成阳气随着汗液外泄,出现"亡阳证"这样的后果。所以"取微似汗"这个度是发汗效果的一个标尺,只有掌握好这个度,才能使汗出病退,取得最好的治疗效果。

以上这三层含义对发汗的效果有很大的影响,如果忽略了它,往往会使治疗效果大打折扣,而如果能很好地运用它,则往往能使治疗取得事半功倍的效果,这是有关风寒表证的发汗法。

二、辛凉发汗法

本法适用于风热表证。风热表证主要是风邪和热邪一起侵犯人体,导致人体汗液排泄障碍的一类疾病,主要表现为恶寒发热,往往恶寒轻微而发热较重,伴有头痛无汗、咽喉肿痛、口舌干燥、面红目赤、脉象浮数等症状。由于热邪的特性易于损伤人体阴液,所以对待风热表证就不能使用辛温发汗的方法,否则就会加重对人体阴液的损伤,从而出现各种变证。但如果不发汗,那么汗液排泄障碍又无法解除,有没有一种既能清热又能发汗的方法呢? 有! 这就是中医创造出的辛凉发汗法。所谓辛凉发汗,就是使用味辛性凉的药物来发汗,这样既能起到发汗的效果,又能避免辛温药对人体津液的耗损。

辛凉发汗这种方法首创于清朝名医叶天士,但由于诊务繁忙,叶天士本人并没有专著流传下来,清朝另一个著名医家吴鞠通对叶天士的经验加以总结，写出了一本专门讲述外感热病的著作，这就是《温病条辨》。这本书中很多有效的方剂其实都取自于叶天士的医案，经过吴鞠通的整理和命名，成了流传至今的著名方剂。其中的"银翘散"就是一张源于叶天士，但经过吴鞠通整理、命名，治疗风热表证的名方。

银翘散的主要组成是银花、连翘、淡竹叶、牛蒡子、荆芥、淡豆豉、薄荷、芦根、甘草、桔梗。我们先来分析一下银翘散的组成，不难看出，银翘散主要由两类药物组成：一类是银花、连翘、淡竹叶、薄荷、芦根、桔梗、牛蒡子等辛凉药物，这一类药物在整个方剂中占有主导地位；另一类是淡豆豉和荆芥这两味辛温解表的药物，在整个方子中只占很小的比例。为什么要在大量的辛凉药物中加入少量的辛温药呢？这正是银翘散的巧妙之处，也是值得我们借鉴的地方。这就表明寒热刺激对人体的汗液生成、排泄有着不同的影响，药性寒凉的药物往往会抑制人体汗液的生成和排泄，从而影响最终的发汗效果。如果银翘散中没有荆芥和淡豆豉这两味辛温药，而全是由辛凉药物组成，那么整个方剂就会因为过于寒凉而影响发汗作用的发挥，而有了荆芥和淡豆豉这两味药，既增加了方剂的发汗效果，又不会因为药物的辛温性能而助长风热邪气对人体津液的损伤，可谓是一举两得。

三、解暑发汗法

本法适用于暑湿表证。夏季炎热，人往往多食冷饮，导致寒湿邪气蕴积在体内，而肌表又受暑热邪气侵袭，汗孔开合失司，体内蕴积的寒湿无法通过汗液排泄到体外，这就形成了以外热内寒为特点的暑湿表证。其主要表现为发病于夏季、发热恶寒、头痛无汗、面赤口渴、胸脘痞闷、舌苔厚腻等。既然暑湿表证具有外热内寒的特点，那么治疗时也需要根据这个特点来制定合适的汗法，"新加香薷饮"就是针对暑湿表证的特点而组成的有效方剂。

新加香薷饮由香薷、厚朴、银花、连翘、扁豆花组成。其中香薷是一味治疗暑湿表证的主药，香薷味辛性温，有很强的发汗解表作用，李时珍称"香薷乃夏月解表之药,犹冬月之用麻黄"。通过发汗作用,可以有效治疗暑邪导致的汗孔闭塞、发热无汗等症。此外,香薷还有良好的化湿醒脾作用,因此能有效去除蕴积在体内的寒湿邪气,治疗寒湿内蕴所导致的胸脘痞闷、纳食不香、舌苔厚腻等。香薷的发汗解表和化湿醒脾这两个特性决定了它在暑湿证的治疗中不可或缺的地位。方中厚朴、扁豆花的主要功效是温脾散寒除湿,辅助香薷去除体内的寒湿邪气;银花、连翘的主要功效是清热解表,辅助香薷发散肌表的暑热。这五味药共同构成了一个以香薷为中心,既清暑发汗又化湿醒脾的整体,因而能有效针对暑湿表证的外热内寒的特征,并取得很好的效果。

上面讲了三种不同表证的汗法,这些汗法都是针对人体正气没有亏损,仅是外邪侵袭肌表、扰乱人体正常的汗液排泄过程而引起的疾病。对这些表证的治疗,只要通过合适的发汗方法,就能使外邪解散、汗液排泄恢复正常,所以上面所讲的三种汗法,都属于实证的汗法。但如果人体自身的正气不足(也就是中医称的虚证),这时再受到外邪的侵袭,出现发热恶寒等表证时,仍旧使用上述的汗法,就会因为发汗而使人体本来就亏损的正气更加虚弱,不但无益于疾病的治疗,甚至会加重疾病。那么对这一类虚证的外感,又该如何来处理呢? 这就需要用到中医的扶正发汗的方法。

所谓"扶正",就是扶持正气的意思,前面我们提到,人体的基本物质有阴(元阴)、阳(元阳)、气、血,正气的亏损也就是这四种基本物质亏耗而导致的,所以"扶正发汗"就是根据患者体内基本物质亏损的种类和程度分别用药物使亏损的物质得到补充和滋养,在这个基础上再选择合适的发汗方法,以发散人体肌表的邪气,这样才能达到既去除外邪又不损伤人体正气的效果。人体阴、阳、气、血四种物质亏损的临床表现,在前面的章节中已经提到,这里我们主要要来探讨这四种物质亏损的同时又感受外邪而引起的疾病的治疗。

一、滋阴发汗法

本法适用于阴虚外感。这是人体元阴亏耗，又感受风热邪气而引发的一类疾病，其特征是在风热表证的基础上兼有阴虚症状，常见的临床表现有头痛身热，微恶风寒，无汗或有汗不多，干咳无痰或痰中有血丝，痰少而黏、不易咯出，口渴咽干，心烦不寐，舌红少津，脉数而细，等等。对待阴虚外感，如果单纯使用辛凉发汗的方法，那就会因为阴液外出为汗而导致阴虚症状加重，所以需要在补养阴液的基础上再进行发汗，这样才能避免因为发汗而导致阴液的损伤。"加减葳蕤汤"就是根据滋阴发汗的思路而制定的，其组成是生葳蕤（生玉竹）、葱白、淡豆豉、桔梗、薄荷、白薇、炙甘草、大枣。方中生玉竹滋补人体亏损的阴液，又不滋腻，为君药；葱白、豆豉、桔梗、薄荷、白薇疏散风热、去除肌表邪气、解除汗孔的闭塞、恢复汗液的正常排泄，为臣药；甘草、大枣调和诸药，且可以资助玉竹的滋养阴液作用，共为佐使药。整个方剂既能补充人体亏损的阴液，又能发散外来的风热邪气，同时避免了发汗药对人体阴液的损伤，所以清朝名医何秀山称本方"为阴虚感冒风温及冬温咳嗽、咽干痰结之良剂"，这就是阴虚外感的发汗法。

二、温阳发汗法

本法适用于阳虚外感。这是人体元阳亏耗，又感受风寒邪气而引发的一类疾病。它的特征是在风寒表证的基础上兼有阳虚表现，在临床上常见的症状有头痛身热、恶寒无汗、四肢冰凉、倦怠嗜卧、精神不振、面色苍白、语声低微、大便溏泻、舌淡苔白、脉弱而无力等。人体的阳气对汗液的生成和排泄有着重要的作用，阳气亏耗一方面会因为对阴液的蒸腾作用下降而使汗液的正常生成、排泄过程发生障碍，出现无汗和少汗等症状，另一方面也会因为阳气的对肌表的固摄作用下降而使汗孔的正常开合发生障碍，出现汗出不止甚至亡阳等症状。因此，在治疗阳虚外感证时，需要重点考虑两个问题：一是要温补人体的阳气，使阳气对阴液的蒸腾作用恢复正常,这样才能使人体的汗液得以正常生成和排泄,并解除风寒邪气所造成的汗孔闭塞、头痛身热等症状;二是要选择既能发散风寒又不过度开泄汗孔的药物来驱除侵袭肌表的邪气,这样才不会因为发汗过度导致汗孔有开无合而加重对人体阳气的损伤,甚至导致亡阳证的出现。基于这两个原则,中医发明了温阳发汗的方法,晋朝名医陶弘景制定的"再造散"就是治疗这类阳虚外感的良方。

再造散由黄芪、人参、熟附子、细辛、桂枝、羌活、防风、川芎、煨生姜、炒芍药、大枣、甘草等十二味药组成。方中的黄芪、人参、熟附子、大枣、甘草温补人体阳气,羌活、防风、川芎、煨生姜、桂枝发散风寒,炒芍药和营卫而防止发汗过度,全方共同构成一个温阳发汗的整体。本方可以说是从张仲景《伤寒论》中的麻黄附子细辛汤和桂枝汤组合化裁而来,是陶弘景充分考虑了阳虚外感证的特点而对原有方剂的一种巧妙组合和全新改造,并在新的方剂中赋予了他治疗这类疾病的独特构思。从再造散这个方子中我们可以得到很多启发,并对我们借鉴古方治病有很大的意义。下面我们先来看一下构成再造散的两个原始方剂——麻黄附子细辛汤和桂枝汤——在构成和功效上有什么特点。

麻黄附子细辛汤就是由麻黄、附子、细辛这三味药组成,原书称其用于治疗"少阴病,始得之,反发热,脉沉者"。少阴是肾经的归属,少阴病实质上就是肾中元阳不足,不能温煦和护卫肌表,而外界邪气乘机侵犯人体所导致的一种疾病。所以张仲景选择附子来温补元阳,麻黄来发散外邪,而细辛内可以助附子温补,外可以助麻黄发散,从而起到一个由内至外的桥梁作用,整方药味精练而意义深远。

桂枝汤由桂枝、芍药、生姜、甘草、大枣五味药组成,原书称其主治"太阳中风,阳浮而阴弱,阳浮者热自发,阴弱者汗自出。啬啬恶寒,淅淅恶风,翕翕发热,鼻鸣干呕者"。书中所称的太阳中风证也称为风寒表虚证,其实质是阳气虚弱不能固护肌表,风寒邪气乘虚侵入人体。我们已经了解,阳气对肌表的固摄作用表现为防御邪气的入侵和防止人体物质过度外泄,当阳气亏耗的时候,这两方面的作用都会下降,外则邪气易入,内则正气不敛,从而形成上述证候。对这类疾病的治疗,既要发散肌表的风寒,又不能过度发汗,以避免人体的正气随着汗液的排出而过多消耗,桂枝汤就是在这样的指导思想下制定的。其中桂枝温阳发汗,芍药敛阴和营,以起到发汗而不过度、驱邪而不伤正的效果,正是治疗阳气亏损、肌表不固,又感受外邪所导致发热恶寒、汗出恶风等症的妙方,所以后人赞桂枝汤"为仲景群方之首,乃滋阴和阳,调和营卫,解肌发汗之总方也"。

在再造散中,陶弘景用桂枝汤来代替麻黄,与附子、细辛相配合,不但增强了温阳发汗的作用,同时也避免了麻黄发汗作用强烈、易于损伤人体正气的不利影响,整个方剂对于阳虚外感证的治疗更符合疾病的特点。

在这个基础上,陶弘景还增加了黄芪、人参、防风、川芎四味药。这四味药可以看作是两对,其中黄芪和防风是一对,而人参和川芎又是一对。先来看黄芪和防风这一对。黄芪益气固表,防风祛风散邪,这两味药配合可以起到固表而不留邪、驱邪而不伤正的效果。中医上治疗气虚自汗、易于感冒的著名方剂"玉屏风散"就是以黄芪和防风为主,再加入了一味白术而构成的方剂。从"玉屏风"这个方名上就可以看出,黄芪和防风的搭配可以产生像屏风一样的效果,使肌表既能有效对抗外来的邪气,又能有效防止正气的过度外泄,这就是黄芪和防风组合的妙用。再来看人参和川芎这一对药物组合。人参的主要功效是大补元气、温补脾肺,川芎的主要功效是活血行气、祛风止痛,这两味药配合可以起到补而不滞、补中有动、补中有散的效果,使人体阳气得到补益、肌表气血得到流通,从而让风寒邪气无法在体内立足,这就是人参和川芎组合的妙用。

最后,再造散中还有一味羌活,羌活的主要功效是祛风散寒除湿,能协助上述药物发散肌表的风寒。此外,羌活还有一个特殊的性能,那就是能引诸药入太阳经。"太阳"这个层面是人体抵御外邪的最外一个层次,同时这个层面也是人体阳气最集中的一个部位。当人体阳气亏损的时候,"太阳"对外来邪气的抵抗能力自然就会下降,这时风寒邪气就容易乘虚侵入"太阳",给人体造成疾病。羌活的这个引经作用对于本方无疑具有重要作用。

再造散除了药物组合非常精妙之外,所选药物的炮制方法也值得注意。方中生姜用煨过的,芍药用炒过的,这些细微之处,实际上体现了陶弘景制方的严谨。生姜煨过可以减少原来的发散性能,从而避免因为发散太过而损伤正气;芍药炒过可以减少原来的寒凉性能,从而避免寒凉药物对人体原本不足阳气再度损伤。从中不难看出,再造散在维护人体阳气上处处留心、匠心独具。此方的制定使阳虚外感的患者免于因为过度发汗或多用寒凉而伤身殒命,功同再造,所以陶弘景将这个方剂命名为"再造散"。

三、益气发汗法

本法适用于气虚外感。人体的气是抵御外界邪气入侵的主要力量,气虚则人体的防御力量就会下降,我们在讲气的时候就提到,气虚的一个重要表现就是容易感冒,这就是人体防御外邪能力下降的结果。气虚外感的主要表现有发热恶寒、无汗头痛、肢体酸痛乏力、鼻塞声重、咳嗽有痰、胃纳不开、胸膈痞满、神疲懒言、舌淡红、苔薄白或白腻、脉象多浮而无力。对这类疾病的治疗,需要补气和驱邪共用。人体正气和外来邪气的争斗就好比两军交战,如果自己的军队不够强大,却要和敌人死拼的话,最后只能失败,只有使自己的军队变得强大,才能战胜入侵的敌人。所以对于气虚外感,首先就要补气,气足了,人体的抗邪能力才能逐渐增强,才能有效驱除侵入人体的外邪。"败毒散"就是这样一个补气散邪的良方。败毒散由人参、柴胡、前胡、川芎、枳壳、羌活、独活、茯苓、桔梗、甘草等十味药组成。其中人参补益元气,使人体有足够的力量祛除侵入人体的邪气,同时又能有效抵御外来的邪气继续侵袭人体;羌活、独活、柴胡、川芎四药可以发散风寒湿邪,并在人参补气作用的支持下驱邪外出;枳壳、前胡、茯苓、桔梗四药宣肺化痰、止咳嗽,去除外邪引发的肺的生理功能失调;最后甘草调和诸药并可以协助人参补益元气,使全方成为一个益气散邪的整体。

四、养血发汗法

本法适用于血虚外感。血在人体中主要起到滋养作用,血液中含有的津液是汗液生成的物质基础,所以中医上有"汗血同源"的说法。正因为血液和汗液之间有如此密切的关系,所以《内经》中说"夺血者无汗"。"夺"是丢失、耗损的意思,"夺血",也就是指失血。血液大量丧失,汗液失去的赖以生成的物质基础,所以就会导致无汗或少汗的病理变化。根据这个原理,张仲景在《伤寒论》中提出了"亡血家不可发汗""衄家不可发汗"的发汗禁忌。血与汗的这种关系,也给治疗带来了难题,如果失血患者或是久病贫血的患者感受风寒邪气,出现恶寒发热、头痛无汗、骨节疼痛、颈项不舒等症状,非要发汗解表才能祛除肌表的风寒邪气,这又该如何处理呢?这就需要采用补血发汗的方法,首先使血液得到补益和充足,这样才能为发汗提供良好的物质基础,不至于因为发汗而加重对人体阴血的损伤。中医上有个"荆防四物汤"就是采用了这种发汗方法,用于治疗妇人产后失血又感受风寒者。

荆防四物汤由荆芥、防风、熟地、白芍、当归、川芎六味药构成,它是由中医上用于补血的代表方剂"四物汤"加入荆芥、防风两味药物构成。四物汤出自宋朝的《太平惠民和剂局方》,由熟地、当归、白芍、川芎四味药物组成,全方既补血又活血,有补而不滞、静中有动的特点,是治疗血虚证的良方。荆防四物汤以四物汤为基础,把治疗的重点放在滋养人体损耗的阴血上,然后再选择荆芥、防风这两味质地轻扬的解表散邪药,这样既不损伤人体的阴血,又能疏解肌表的风寒,共同构成一个养血发汗的方剂。而只有通过养血发汗的方法,才能既保证机体的阴血不在发汗过程中进一步受到伤害,又能有效解除风寒邪气侵袭人体而造成的各种不适。

以上我们分别讲解了在阴虚、阳虚、气虚、血虚四种虚证情况下感受外邪的发汗方法,归根到底,就是一个原则——祛邪勿伤正,扶正莫留邪,虚则补之,实则泄之。记住了这句话,则用药必然无往而不利。

此外,在发汗的过程中,随着汗液的外排,人体的气、血、阴、阳等物质都会受到一定程度的影响,所以对待上述四种虚证,我们在运用汗法时应慎重,不可因为发汗而使本来就不足的物质更加亏耗,不然的话,就违背了治疗疾病的初衷。而这些虚证中又有些特殊的类型更不可轻易使用汗法,如果贸然使用的话,就会带来严重的后果,如上面提到的"亡血家""衄家"等。这些不可轻易使用汗法的病症,称之为汗法的禁忌症。清朝名医程钟龄在他的《医学心悟》中总结了11条不可发汗的病症,对临床使用汗法有很大的参考意义。这些发汗的禁忌症分别是:

脐之左右上下有动气者不可发汗;脉沉咽燥,病已入里而大便不通者不可发汗;少阴症,但厥无汗者不可发汗;少阴中寒不可发汗;寸脉弱者不可发汗;尺脉弱者不可发汗;亡血家不可发汗;淋家不可发汗;疮家不可发汗;伤寒病在少阳不可发汗;坏病、虚人及女人经水适来者不可发汗。

11条发汗禁忌症,看起来很纷乱和繁杂,但如果对它们进行一些探究和归纳,我们不难发现,这11条禁忌症其实不外乎两个要点。第一,凡是正气不足(如阴、阳、气、血、津液等基本物质的亏耗)的患者都应该慎用汗法。如果非用汗法不可的,一定要在扶正的基础上选择发汗和缓的药物,以免加重对正气的损伤。对这类患者,如果汗法使用不当,往往会造成严重的后果。第二,汗法适用于病邪在表的疾病,如果病邪已经入里或是进入到半表半里的层次,那就不能再用汗法,否则无异于引狼入室、引邪深入,导致疾病加重或恶化。掌握了这两个要点,对汗法的使用就有了明确的原则,什么时候该用汗法,什么时候不能用汗法,一切难题都可以迎刃而解。

第二十二章
吐法的妙用

什么是吐法？

吐法的适应证

吐法的运用实例

常用的催吐方剂

吐法的注意事项

吐后的调造

　　吐法是通过药物以及外界刺激，使人体产生呕吐以去除停留在咽喉、胸膈、胃脘等部位的痰涎、宿食或毒物的一种治疗方法。在《内经》中就有"其高者，因而越之"这样的论述。这句话的意思是，病邪侵入人体内部，如果所在的部位较高（胃脘以上），那就可以采用发越、涌吐的办法来进行治疗。这句话也大致指出了吐法的适应症，那就是当致病物质（如毒物、宿食等）或病理产物（如痰涎等）停留在人体胃脘以上部位而形成的各种病症，就可以使用吐法使这些致病物质或病理产物从口腔排出体外,从而减少或消除这些有害物质对人体的进一步伤害,并恢复人体原有的内在平衡。

中医在治疗疾病过程中形成的各种治法有一个重要的原则,那就是需要根据病邪所在的部位采取合适的驱邪措施。如病邪在肌表,就可以通过发汗的方法使肌表的邪气随汗而解;如病邪在内,又位于人体的下部(如腹部、下肢、肠道等部位),就可以使用通大便的方法使病邪通过肠道排出体外;如病邪在人体内部,又处于胃脘以上的部位,无法用通大便的方法来使其排出时,就需要选择本章所要讨论的吐法了。通过促进或造成患者的呕吐,将积滞在人体胃脘以上部位的病邪排出体外,从而恢复人体的健康。因此,任何一种治法的选择,实际上都是中医"因势利导"观念的具体体现。但由于吐法在使用过程中会给病人带来某些不适,不易为病人所接受,还有些病人对吐法存在恐惧心理,所以目前很少有医生在临床上使用吐法。事实上,吐法在对某些疾病的治疗上有着其他方法无法取代的效果。比如说饮食积滞在上脘,引起胸膈饱胀、胀闷不适、嗳腐吞酸、饮食不思等病症,时日较短者,如果用吐法使积滞在上脘的食物得以吐出,那患者立刻会感到明显舒适和轻松感,这种效果是消食药远远比不上的。再比如,误食了某种毒物,如果立刻使用吐法,将毒物吐出,则可以使毒物带来的危害降到最低限度,等等。从这个意义上说,我们不应该将吐法束之高阁,而是应该重视它、研究它,并有效地使用它,让这种简单易行的方法发挥应有的作用。

在中医历代医家中,能在治病过程中大胆使用吐法并使之成为治病的主要手段之一的,莫过于金元时期的著名医家张从正了。张从正被后世称为"攻下派"的创始人,他认为"病之一物,非人身素有之也,或自外而入,或由内而生,皆邪气也。邪气加诸身,速攻之可也,速去之可也,揽而留之何也?虽愚夫愚妇,皆知其不可也",所以对疾病的治疗应该"先论其攻邪,邪去而元气自复也"。而攻逐邪气的方法,莫过于发汗、涌吐以及泻下三种方法，而汗、吐、下这三法之内，实际又蕴涵有众多手段。张从正在他的《儒门事亲》中就说：

> 引涎、漉涎、嚏气、追泪，凡上行者，皆吐法也；灸、蒸、熏、渫、洗、熨、烙、针刺、砭射、导引、按摩，凡解表者，皆汗法也；催生下乳、磨积逐水、破经泄气，凡下行者，皆下法也。

所以从实际含义上讲，发汗、涌吐和泻下三法的内涵是极其广泛的。而吐法由于具有"上行"的特点，因此成为祛除人体上部邪气的最佳办法，特别是各种饮食、痰涎积滞在人体上部，用汤药、针灸、熏洗更各种方法都消之不去、磨之不除，这个时候只有通过吐法才能有效地扫除这些积滞。下面我们就通过张从正的医案来具体看看吐法所具有的特殊疗效。

其一，张从正的一个旧交三年前的一个夏天喝了数升冷酒，在左胁下逐渐形成一个积块，积块越来越大，并感胀闷疼痛日益增加，针灸、按摩、汤药，各种治疗方法都试过了，可是没什么效果，病情不断加重。张从正诊察了他的脉象，发现他的双脉都沉实有力，于是认为是冷酒积滞在体内不化而造成，便给予独圣散（瓜蒂为末，每用3～6克，用齑汁调服。齑汁指的是腌菜的汁水，味咸苦，有涌吐作用）催吐。结果患者服药后吐出两三升液体，颜色就和三年前喝下去的冷酒类似，甚至还有酒香。然后，张从正再给予和脾去湿的药物，共调理了三五天，治愈了缠绵三年的痼疾。

其二，一僧人每天四更后心头发闷，而且自觉像有巨石压在胸口一般，不能安卧，一定要到寺院中行走才能得到缓解，大家都不知道是什么病。时间长了，这僧人也习以为常了。这天巧遇张从正，僧人知道张从正擅长治疗各种疑难杂症，于是把自己的这个怪病讲给张从正听，张从正说，这是胸膈间有痰积，只要用吐法吐去痰积，病就会消失。果然，用涌吐药后，那僧人吐出像黑矾水一样的胶涎一两升，吐完就觉得胸中像搬去了一座大山，感到无比轻松，每天四更发作的怪病也就此治愈了。

其三，一妇人年轻时大哭后喝了大量的冷水，饮后又马上睡觉，这样便留下了一个疾病，自己感觉有水停留在心下（人体胸骨的剑突下方称为"心下"，并不是在心脏的下方），并有胀闷疼痛，已经有二十多年了。这个期间针灸、汤药用了不计其数，不但没有好转，疾病反而有加重的迹象，并且饮食日益减少、积水逐渐增加，疼痛每月要发作五七次。每次发作的时候，心下以及腹部都坚硬如石，如果用手去按，则剧痛难忍，并有漉漉的水声。张从正诊脉后发现，病人的寸脉特别沉而且迟，这是因为胸中有痰，只有用吐法才能取效。于是用瓜蒂散（瓜蒂、赤小豆、人参、甘草）吐出胶痰五七升。过了几天，再用瓜蒂散吐出痰水将近一斗，再过了几天，又用瓜蒂散吐出痰水数升。在吐的时候，患者全身汗出如洗，三次吐完，心腹的积水全部消失。然后张从正又给予健脾去湿的药物调理了一个月左右，疾病基本治愈。

从这三个病例不难看出，吐法在治疗饮食、痰涎等积滞在人体胃脘以上部位的疾病时，有着别的方法无法替代的作用，吐法如果运用得好，就具有起沉疴、愈重病的神奇效果。既然吐法有这么大的作用，那么用什么药来达到这个催吐的效果呢？

在上面的医案中，已经提到两个用于涌吐的方剂，一个是独圣散，一个是瓜蒂散。对这两个方剂进行比较后不难发现，这两个方剂中的主药都是瓜蒂。瓜蒂，味苦，性寒，有小毒，《神农本草经》记载本药主治"咳逆上气及食诸果，病在胸腹中，皆吐下之"。对于瓜蒂这味药，清朝名医柯琴认为：

瓜为甘果，而熟于长夏，清胃热者也，其蒂，瓜之生气所系也，色青味苦，象东方甲木之化（青色属木，在方位上对应东方，在四季中对应春季），得春升生发之机,故能提胃中之气,除胸中实邪,为吐剂中第一品药。

医圣张仲景在他的《伤寒论》中就用瓜蒂为主药和赤小豆、香豉配合成为一个催吐的方剂,命名为"瓜蒂散"(张从正所用的瓜蒂散,正是从张仲景的方剂变化而来),用于治疗痰涎宿食壅滞胸脘而导致的胸中痞硬、懊侬不安、气上冲咽喉不得息、寸脉微浮者。瓜蒂散也成了后世涌吐剂的鼻祖。

张从正从张仲景的瓜蒂散中得到启发,在临床实践中以瓜蒂为主药研制出了一系列的涌吐方剂。根据药物的多少,张从正将这些方剂分别命名为独圣散、二仙散、三圣散。其中独圣散就是由瓜蒂一味药组成,将瓜蒂研末,每次用3~6克,齑汁调服。二仙散由瓜蒂和好茶两味药组成,为细末后,每次用6克,齑汁调下,空腹服用。三圣散由瓜蒂、防风、藜芦三味药组成,各为粗末,每次用15克左右,用齑汁2盏,煎3~5沸后将齑汁滤出,再在药中加入齑汁1盏,煎3沸,将原先滤出的2盏齑汁重新倒入,一起煎2沸后过滤掉药渣,放温后慢慢服用,出现呕吐就停止服用,不必将药汁全部喝完。这三张用于涌吐的方剂,随着药物的增加,催吐作用依次增强,由于药物搭配的不同,在主治功效上也有一定的差异。其中独圣散催吐作用为三个方剂中最弱的,主要用于涌吐宿食;二仙散在独圣散的基础上加入了好茶,因此清热作用增强了,可以用于痰热、风热蕴结在人体头面、胸膈等部位的疾病;三圣散则通过瓜蒂和防风、藜芦的配伍,不但大大增强了催吐效果,而且增强了祛风、化痰、通络的效果,所以更适合于风痰上扰清窍所导致的中风闭证、癫痫、痰滞胸膈等症。

有了催吐的方剂,还需要有合适的辅助手段来帮助催吐。平时人们喝酒喝醉了或吃东西吃多了,胃很难受,既恶心但又吐不出来,这时往往会用手指探喉,通过咽反射而产生呕吐。我们在使用涌吐剂来催吐时,也常在服药后用手指或干净的翎毛轻探患者的咽喉,以增强药物的涌吐效果,这个辅助手段和涌吐方剂一起构成了中医上一个完整的吐法。

经过上面的讲解,大家已经认识到吐法是治疗人体上部积滞的一种有效方法,但吐法毕竟是一种违背人体正常生理规律一种权宜之计①,所以在使用时一定要注意一个原则,那就是张仲景在《伤寒论》中提出的"凡用吐汤,中病便止,不必尽剂也"。这句话的意思就是,在使用涌吐剂的时候,只要病人服药后出现呕吐就可以停药,不要过量服用,以免过度损伤人体的正气。

除此之外,对于年老体衰或是久病体弱的患者有饮食、痰涎等有形邪气积滞在胸膈、胃脘等处,非用涌吐方法才能除去,而涌吐剂不免会加重对正气的损伤,这时该如何处理呢? 关于这个问题,我们可以从第三个医案中得到启发。那个妇人患痰水停积在胸中二十多年,体质日益衰退,而痰积日益增加,到张从正给她诊治的时候,病情已经是正虚邪实,非常棘手了。按病来说,一定要涌吐才能去除停积在胸中的痰水,但患者的体质衰弱,又难以耐受涌吐剂对胃以及元气的损伤。这个时候,张从正采用了一种扶正祛邪并用的方法,他将张仲景的瓜蒂散进行变化,去掉原方的香豉,以减弱原方的催吐、发散作用,再加入人参、甘草两味大补元气、健脾和胃的药物,在催吐的同时起到和养胃气的作用,从而避免涌吐药对人体正气的过度损伤。这细微的变化足可以看出张从正在治疗时的匠心独运和制方用药上的高超造诣。从这个医案中我们不难看出,张从正在运用汗、吐、下等攻邪手段时时以人体正气为念、处处以虚实为要,不是蛮攻蛮泻之辈,无愧为一代宗师。

在明白了注意事项之后,我们对吐法也已经有了一个大致的了解,

---

① 人体的生理特点是以顺为常,也就是饮食进入人体,正常的途径是由上而下,从口腔进入人体,再从肛门排出体外,而吐法则是要使积滞在体内的饮食或痰涎逆向运行,从口腔排出体外,这个倒行的过程是违背人体正常的生理状态的,所以不可避免地会对人体造成一定的影响。

最后再来谈谈吐后的调适问题。由于吐法对人体的胃气和元气都有一定的损伤，所以吐后需要让患者卧床静养、避风寒，以防止吐后正气不足而感受外邪，同时也需要注意调理脾胃。因吐后往往脾胃功能下降，所以不能多食油腻或是不易消化的食物，以免加重脾胃的负担。一般来讲，吐后最好进食稀粥，一则易于消化，二则有健脾益气的功效，有利于脾胃功能及人体元气的迅速恢复，这是通常情况下使用吐法治疗后的调养方法。如果患者使用涌吐药后呕吐不止，那就需要用药物来进行解救，通常服用少许姜汁即能起到止呕的作用。如果服用姜汁后呕吐仍不止的，那就需要根据患者所服用的催吐药物来选择不同的止呕法。如服用瓜蒂散而呕吐不止的，可服用麝香 0.03～0.06 克或丁香 0.3～0.6 克；如服用三圣散而呕吐不止的，可以用葱白煎浓汤来治疗；等等。

张从正在他的《儒门事亲》中还提出了 8 条"不可吐"的禁忌症，可以供临床参考，现摘录如下：

性行刚暴，好怒喜淫之人不可吐；左右多嘈杂之言不可吐；病人颇读医书，实非深解者不可吐；主病者不能辨邪正之说不可吐；病人无正性，妄言妄从，反复不定者不可吐；病势蠁危，老弱气衰者不可吐；自吐不止，亡阳血虚者不可吐；诸吐血、呕血、咯血、衄血、嗽血、崩血、失血者，皆不可吐。

关于吐法的运用，张从正提出不但注意对于体虚患者要慎用，而且对于对吐法没有足够信任的患者也要尽量避免使用，以免因此带来不必要的麻烦。张从正对医患关系的重视尤其值得现在的医生注意。

第二十三章
下法的选择

下法的概念

下法的用途

下法的种类

寒下和温下

逐水与逐瘀

急下和缓下

攻补兼施法

　　下法通俗地讲就是通大便。下法就是通过通大便这种方式，使停留在人体下部的宿食、燥屎、冷积、瘀血、结痰、水饮等病理物质从下窍排出，达到祛邪除病目的的一种治疗方法。它与前面讲述的汗法、吐法一起成为祛邪的三大主要手段，主要用于治疗各种原因引起的大便秘结、干燥难解等疾病。在这个基础上，下法又被运用于各种有形的积滞（如痰饮、瘀血、食积等）停留在人体下部而引起的各类疾病的治疗，通过泻大便的方法使这些有形的积滞从肛门排出体外，从而消除这些积滞对人体内在平衡所造成的破坏。

人体内积滞的形成往往有两方面的原因：一是外界邪气侵入人体脏腑，干扰脏腑功能，从而导致痰、湿、脓以及燥屎等有形的病理物质在体内蓄积；二是人体脏腑功能失调、气血运行失畅，导致肠中糟粕停留或是产生瘀血、水湿、痰浊等有形的病理物质。这些积滞形成后又会对人体内在的动态平衡以及脏腑的功能状态造成新的影响和破坏，导致疾病的加重和恶化。所以对这类疾病的治疗，当务之急是去除停积在体内的有形物质，使人体脏腑功能得以尽快地恢复，而去除这些有形的病理物质的最佳方法就是下法。

体内积滞的形成，常有以下几种类型：

热积。这是热邪侵入肠腑与肠中糟粕物质互相结合而形成的一种有形积滞，积滞堵塞肠道，使大肠腑气不通，从而产生大便秘结、频转矢气、脘腹痞满、腹痛拒按、日晡潮热(下午3～5点出现潮热)、手足汗出、舌苔黄燥起刺或焦黑燥裂、脉象沉实有力等症状。这在中医上也称为"阳明腑实证"。

寒积。寒积和热积正好相反，是寒邪侵入人体和肠中的糟粕物质相结合而成为一种有形的积滞。寒积的形成和寒邪凝固、收引的特性有着密切关系。如水受寒会凝结成冰，就是寒邪凝固、收引特性的突出表现。所以当寒邪侵犯肠道，就会使肠中的糟粕物质凝结，从而出现大便闭结、脘腹胀痛、腹痛拒按、得温痛减、遇寒痛增、四肢厥冷、舌苔紫黯、脉象沉紧等症状。

水积。由于外邪侵犯或人体脏腑功能失调导致水液的运输、排泄过程发生障碍，过多的水液积聚在体内就形成水积。水积的部位不同会引起不同的症状。如水积在胸胁，就会导致咳嗽气急、胸胁引痛、心下痞硬、干呕短气等症状；水积在腹部，就会导致腹胀如鼓、大小便不通、气喘口渴、呼吸急迫等症状；水积在四肢，就会导致四肢水肿、按之凹陷、小便不利等症状。

血积。跌打损伤或外邪侵袭，导致血液瘀积在下焦，造成少腹急结、小便自利、谵语烦渴、至夜发热，甚至其人如狂等症状。

燥积。人体精血阴液亏耗，不能滋润肠道或是邪热耗损人体津液，导致肠道过于干燥，肠中的糟粕物质干结而形成积滞。燥积多见于老年人中的习惯性便秘或是热病后期大便不通者。

根据以上不同的积滞类型，可以将下法分为寒下法、热下法、逐水法、逐瘀法以及润下法五种主要类型。

一、寒下法

利用苦寒攻下的药物来达到荡涤体内热积的下法称为寒下法，其代表方剂为"大承气汤"。大承气汤出自张仲景的《伤寒论》，由大黄、芒硝、枳实、厚朴四味药物组成，主要用于治疗"阳明腑实证"。在脏腑和经络的络属关系中，胃和大肠都属于阳明经，所以阳明的意义，就是指疾病的病位在于胃和大肠这两个脏器。在前面我们讲过，胃的生理功能是对食物进行初加工并将磨碎的食物向小肠传递，而大肠的生理功能主要是传导食物糟粕，形成粪便排出体外。这两个脏器在食物的传递过程中具有由上至下的特点，这个特点在中医上被称为"通降"。而胃和大肠要实现通降，就离不开津液的滋养和润滑，否则胃和大肠就无法构成一个能使食物或其残渣顺滑通过的通道环境。所以当各种因素（如热邪侵犯人体、过度发汗或利尿等）引起胃及大肠中的津液亏耗时，食物或其残渣就会在胃及大肠等部位形成积滞。这些积滞一方面会导致大便不通、腹痛腹满、疼痛拒按、腹部坚硬等症状，另一方面也会因为邪热在体内蓄积、无处释放而导致高热神昏、狂躁不安等症状，这两者结合在一起，就构成了阳明病的主要特点。这也不难看出，阳明病的主要病机就在于积滞在胃和大肠的燥屎，如果积滞得以排除，那么所有的症状也都会迎刃而解。而要去除胃与大肠的燥屎，最好的办法就是泻下通便，这就是张仲景制定大承气汤的主导思想。

我们先来解释一下方名，为什么要叫"承气"？它承的又是什么气？"承"在古文中有"顺"的意思，"承气"也就是"顺气"的意思。阳明病的关键就在于燥屎内结，导致胃和大肠的气机不能正常通降，那"顺气"自然就是"顺胃和大肠的通降之气"，这就是承气汤的方意。

再来看它的药物配伍。大黄味苦性寒，为通大便第一要药，无论是现在讲的寒下法，还是后面要讲的温下、逐水、逐瘀、润下诸法，都可以见到大黄这味药的身影，可以说它是下法中运用最为广泛的一味重要药物。《神农本草经》中称本药有"下瘀血血闭，寒热，破癥瘕积聚，留饮宿食，荡涤肠胃，推陈致新，通利水谷，调中化食，安和五脏"的功效。从这段描述中可以看出，大黄对积滞在体内的水饮、宿食、瘀血、癥瘕、积聚等病理物质都有很好的荡除作用，它表现出来的"荡涤肠胃，推陈致新"的功效特点，就像是一位在战场上英勇善战、平定战乱的将军，所以大黄别名"将军"。正因为大黄在荡涤积滞上所具有的特殊作用，所以张仲景用它做大承气汤的君药。

芒硝味咸性寒，前面讲过，咸味药物往往具有软坚散结的特性，因此大承气汤选择芒硝和大黄作搭配具有重要意义。阳明病的关键就是燥屎内结，芒硝的软坚散结作用可以使内结的燥屎软化，从而协助大黄取得更好、更彻底的荡涤效果。积滞一去，就好比是釜底抽薪，邪热就无法在体内为非作歹了。因此对于大便闭结不通而又有高热的患者来说，中医使用大承气汤来治疗，退热的效果明显要好于使用抗生素。

最后来看枳实和厚朴这两味药。枳实、厚朴的主要功效是行气散结、消痞除满。阳明病表现出来的脘腹痞满胀痛，其根源就在于燥屎内结、胃肠气机不能顺降，所以枳实和厚朴这两味药不但可以协助大黄、芒硝对积滞的荡涤，也可以协助胃和大肠阻塞的气机重新通降。这样大黄、芒硝、枳实、厚朴四味药物构成了一个荡涤积滞、顺畅气机的方剂，为治疗热积及阳明病的良方。

二、温下法

温下法是利用泻下通便的药物和温热药相配合，治疗因寒邪凝固而导致的大便闭塞等疾病。泻下通便的主药大黄性味苦寒，对于热积是非常对证的药物，但如果遇到因为寒邪凝固而导致的寒积，那么大黄的寒性就会影响它攻逐积滞的效果。因此对于对寒积的治疗首先要通过温热药散除蕴结在体内的阴寒，然后再通过泻下通便的药物攻逐体内积滞。张仲景在《金匮要略》中的"大黄附子汤"就是在这种思路下制定出来的方剂。

大黄附子汤由大黄、附子和细辛三味药构成，附子性大热而为祛寒的要药，细辛味辛而能散寒开结，这两味药搭配在一起，能产生温阳散寒、开闭散结的功效，为治疗阴寒邪气凝结在体内的最佳组合。我们在汗法中也提到过这个组合。张仲景在治疗阴寒邪气侵入少阴层次而引起的少阴病时，就通过附子、细辛这个组合和发散风寒的麻黄相搭配，构成"麻黄附子细辛汤"，在这里，又将附子、细辛和大黄相搭配，用于治疗阴寒凝结、大便不通的证候。前者是通过发表而祛除无形的阴寒，后者则是通过攻下而祛除有形的积滞，药物只差一味，而其中的深意和奥妙却值得我们探讨和学习。

三、逐水法

侵犯人体的外界邪气除了会和肠中的糟粕物质相结合形成积滞引起大便不通外，也会引起人体水液的运输、排泄过程发生障碍，使水液在体内异常积聚而导致水肿胀满、小便不利、大便闭结等症状。这个时候，就需要使用攻逐水饮的办法使异常积聚在体内的水液能通过大小便而排出体外。下面我们来介绍几种常用的攻逐水饮的药物。

甘遂。味苦性寒，有毒，主要功效是攻逐水饮。前人认为本药能"直达水气所结之处，乃泄水之圣药"。

大戟。味苦性寒，有小毒，主要功效也是攻逐水饮、消肿去湿。它和甘遂作用类似，但侧重点略有不同，李时珍认为"大戟能泄脏腑之水湿"，而"甘遂能行经隧之水湿"。这两药常一起使用，使人体脏腑经络中留着停积的水汽得以一并扫除。中医上有一个方剂叫"控涎丹"，就是甘遂、大戟和白芥子组成的，用于治疗脏腑经络中痰湿水饮停聚而导致的胸背、颈项、腰胯疼痛，痰唾黏稠，多流痰涎等症。

芫花。味辛性温，有小毒，主要功效是泻水除湿、涤痰逐饮。《神农本草经》记载本药主治"咳逆上气，喉鸣喘，咽肿短气"，从这里也可以看出，芫花侧重于攻逐人体上焦(特别是胸胁部位)停积的水饮。

在张仲景的《伤寒论》中，就用芫花和甘遂、大戟搭配组成一个治疗"悬饮"(是指水饮停积在胸胁部位而形成的一种疾病，主要表现为咳嗽气急、胸痛背痛、腹部胀满、脉弦。可参见第十一章中的有关内容)的方剂"十枣汤"。李时珍认为，这三味药合用能攻逐人体全身的水饮，并能"直达水饮窠囊隐僻之处"，从而取得一般利水渗湿药物无法达到的逐水效果。上述三味攻逐水饮的药物都有一个共同的特点，那就是逐水力大，但它们都有一定的毒性，而且都会损伤人体的正气，所以在使用时要非常注意和慎重，一般最好是用在丸剂中，这样能使峻烈的药性得到一定的缓和，从而减少药物毒性带来的副作用，另一方面也可以减少对人体正气的损伤。

对水积的治疗，除了使用上述逐水药外，通利大便也是一种有效的方法。通过泻大便能使体内停积的水饮通过大便这个途径排出体外，因此中医往往用攻逐大便的药物(如大黄)和上述攻逐水饮的药物一起构成逐水效果更为显著的方剂。"舟车丸"就是这样一个方剂。舟车丸为金元时期的名医刘完素制定的一个方剂，其药物组成是黑丑(黑牵牛子)120克，甘遂、芫花、大戟各30克，大黄60克，青皮、陈皮、木香、槟榔各15克，轻粉3克。上药共为末，水糊丸如小豆大，空心温水服下("空心"指空腹服用，"温水"指用温水送服。即用温水在空腹时送服的意思)，初服5丸(3克左右)，每日3次，以大便快利为度。用于治疗水热内壅、气机阻滞而引起的水肿水胀、口渴气粗、腹部坚满、大小便秘、脉象沉数有力者。整个方剂通过通利大、小二便的方法,使积聚在体内的水汽能从二便分消,因为它在逐水上的效果就像是"顺水之舟、下坡之车",有势不可挡的功效,故叫"舟车丸"。这个方剂采用了大量的攻逐药物,所以对人体正气会有较大的损伤,不能长服,应该中病即止。另外,服用本药还要忌盐百日,以防水肿复发。

四、逐瘀法

当外界邪气侵袭人体,下焦血行受阻结为瘀滞或是跌打损伤导致血脉破损,血液瘀积在下焦者,就应该用活血化瘀和攻下通便的药物相配合来组成逐瘀的方剂,使蓄积在人体下部的瘀血能通过大便这个途径排出体外。这种方法,我们称之为攻下逐瘀。

那么根据什么来判断下焦有瘀积呢?张仲景在《伤寒论》中提出以下几个主要的鉴别点:一是"少腹硬"或"急结",二是"小便自利",三是"其人如狂"。

"少腹硬"指的是少腹部(腹的两侧部位称少腹)摸上去不柔软,甚至比较坚硬,就像按在石块上。"急结"则是指患者自己感觉少腹部有拘急不舒的感觉。这两个症状的出现有什么意义呢?少腹部是人体肝经的走行部位,而肝是人体储藏血液的主要场所(详细参见第七章),所以人体血液瘀滞成积往往就会在少腹部表现出"硬"或"急结"等症状。

"小便自利"指的就是小便通利,没有阻塞或不畅的感觉。这个症状表明人体肾与膀胱对水液的排泄功能是正常的,这就排除了因为肾与膀胱功能失调引起水分在膀胱的过度积聚而造成少腹硬或急结的可能性。所以"小便自利"可用来进一步鉴别"少腹硬"或"急结"的原因是"血积"还是"水积"。如果患者"小便自利",那就更加明确了前面"少腹硬"或"急结"的病因是瘀血积滞,如果患者"小便不利",那我们就要考虑是膀胱排水障碍而导致的水液积聚了。如果是水液积聚,就要采用上面讲的逐水法而不能采用攻下逐瘀的方法来治疗。

"其人如狂"是诊断是否有血积的重要因素。"其人如狂"的意思是指患者在情绪上表现为烦躁不安,就像要发狂一样。为什么说这个表现对血积的诊断非常有意义呢?人体中血和神志变化有密切关系。在温热病中我们也讲过,外界热邪到了"营分"和"血分"这两个层次,患者往往就会表现出某些神志异常的症状,这也说明了血的病变往往会导致人体神志的异常。所以在"少腹硬"或"急结"和"小便自利"这两个症状基础上再出现"其人如狂"的神志改变,我们就可以非常肯定地下结论了——下焦存在着血液的瘀积!这种瘀积,中医上也称为"下焦蓄血"。

张仲景提出的这三条主要症状虽然字数不多,但是将下焦蓄血证的病位、主症、特点、鉴别都作了交代,可谓是要言不烦的典范。对于这种下焦蓄血证,张仲景提出了两个方剂来治疗,一个是"桃核承气汤",另一个是"抵当汤"。下面我们就来分析一下这两个方剂的配伍规律和它们之间的异同点。

桃核承气汤的主要成分为桃核、大黄、桂枝、甘草、芒硝。这个方子可以看作两部分。第一部分由桃核(即桃仁)、桂枝两味药组成。桃仁的功效,中医称它能"破血行瘀、润肠通便"。我们要注意一下"破血"这个词的含义,"破血"和一般的"活血"的概念是不同的,"活血"仅仅指增强血液的流动性,使血液能通畅地在血管中运行,而"破血"则是指"破除血液的积滞"。从这个"破"字上可以体会到一种融化积块、消除坚结的含义。除了"破血",桃仁还有润肠通便的作用,这就能起到将破除的血积通过大便排出体外的效果。桃仁的这两方面特性,使它成为治疗下焦蓄血证的最佳药物,所以张仲景在桃核承气汤和抵当汤中都将桃仁作为一味重要药物来使用。桂枝的功效主要是温通经络,血液作为一种液态物质,一般遇冷凝固,遇热流动加快。所以对于血液瘀滞形成积块的下焦蓄血证来说,桂枝的温热、疏通的特性就能协助桃仁破血除积作用的发挥。第二部分由大黄、芒硝、甘草三味药组成。这三味药在中医上是一个通便的方剂，叫"调胃承气汤"，作用类似于大承气汤，但泻下作用要比大承气汤缓和。张仲景用这个方剂和桃仁、桂枝配伍，是根据下焦蓄血证的病机特点决定的。下焦蓄血证的关键在于下焦血液的瘀积而不是胃肠燥屎的停积，所以在治疗时应该以破血为主、通便为辅。这就是张仲景选择泻下作用比较缓和的调胃承气汤来和桃仁、桂枝搭配的道理所在。

抵当汤由虻虫、水蛭、桃仁、大黄四味药物组成。桃仁和大黄的功效我们已经讲过，这里主要来看虻虫和水蛭这两味药。张仲景选择这两味药来治疗下焦蓄血非常有意思，虻虫主要以吸食牛的血液为生，水蛭以吸食人或动物的血液为生，所以这两味药物都有"入血破血"的自然特性。除此之外，虻虫是在天上飞的动物，水蛭是在水中游的动物，具有一上一下的特点。清朝名医叶天士称此为"飞者升，走者降"，意思就是空中飞的动物具有上升的特性，地上走的动物具有下降的特性，所以虻虫和水蛭的搭配，还能起到升降气血的作用。通过升降气血，人体的气血通畅地流动起来，而血液的瘀积就能得到有效消除。

比较抵当汤和桃核承气汤，前者的破血作用更强，所以适用于下焦蓄血证中血液瘀积较重者，而桃核承气汤的通便作用较强，所以适用于下焦蓄血证中血液瘀积较轻但大便不通较明显者。

五、润下法

寒下、温下、逐水、逐瘀四种攻下的方法都适合于体质壮实又受到外邪影响而导致屎、水、瘀等有形积滞蓄积在体内而产生的疾病。如果是年老体衰或久病体虚而导致肠道缺乏滋润，引起大便不通等症状，这时就不能使用上述峻烈的攻下方法，而是要采用一种缓和的下法，这就需要用到润下的方法。

润下，就是通过补益人体精血、滋润肠道的方法使燥积在体内的大便能顺畅地排出体外的一种下法。在润下这种方法中，中医常使用植物的果仁为主要药物来构成方剂。植物的果仁往往有两个特性：一是植物果仁中常含有大量的植物脂肪，能起到滋润肠道、顺畅大便的功效；二是植物果仁中常含有植物生长、繁殖的初始物质，可以说是植物的"精气"聚集的地方，所以能起到补益人体精气的作用。这两方面的特性也使果仁类药物成为润下法的最佳选择。在中医上常用的果仁药物有核桃仁、芝麻仁、桃仁、杏仁、郁李仁、松子仁、柏子仁、火麻仁等。如主要治疗老年人因为精血亏耗、肠道失于滋润而形成便秘的"五仁丸"就是用桃仁、杏仁、郁李仁、松子仁、柏子仁、陈皮组成的一个润肠通便的有效方剂。

治疗这类便秘还有一个常用的成药"麻仁丸"，其组方原则与"五仁丸"基本类似。麻仁丸出自张仲景的《伤寒论》，由麻子仁、芍药、枳实、大黄、厚朴、杏仁等六味药物组成，研末后用蜂蜜和成丸。对于这个方剂，有几点需要注意。

第一，对于本方的主药——麻子仁，现在的方剂书都解释为火麻仁，我认为解释为芝麻仁更为符合张仲景的制方原意。火麻仁的主要功效就是润肠通便，不具有滋养作用，而芝麻仁在润肠通便的同时还有补益人体精血的作用，对于治疗精血亏耗所引起的便秘来说更为贴切。张仲景在另一个方子中也用到了"麻子仁"，这就是治疗"心动悸，脉结代"的"炙甘草汤"。所谓"心动悸，脉结代"，就是指患者出现心慌心悸、脉象结代这一类病症，类似于现在的心率失常疾病。中医认为本病主要是由人体精血亏耗、心脏功能失调而引起。对于这样一个疾病的治疗，如果把"炙甘草汤"中的麻子仁解释为只有润肠通便作用的火麻仁，那就会显得很牵强，而解释为能滋补人体精血的芝麻仁就非常贴切和容易理解了。

第二，本方采用丸剂的剂型，就是利用了"丸以缓之"的特性，使药物的通便作用能缓慢而持久地发挥，更符合润下、缓下的要求。

第三，本方中杏仁的使用也值得我们玩味。杏仁除了具有润肠通便的作用之外，还有止咳平喘的作用。《神农本草经》称杏仁能"主咳逆上气雷鸣",并有"下气"的功效,因此,杏仁有很好的肃降肺气的作用。我们前面讲到,人体五脏和六腑借助经络的络属,互相之间存在着密切的联系,其中肺和大肠就是互为表里的特殊关系,肺功能的改变往往会对大肠的功能状态起到一定的影响。因此,杏仁降肺气的作用就可以协助并增强大肠向下传导、排泄糟粕物质的能力,这就是麻仁丸中使用杏仁的另一层面上的意义。

在临床上需要使用下法的疾病中,还有一种非常特殊的类型,那就是热邪在体内停留时间过久,大量耗损人体津液,导致肠道干涸,糟粕物质无法顺利排出,从而闭塞肠道而引起便秘不通、脘腹胀闷等症状。这种病状的特点是既有严重的津液亏损,又有急需改善的大便闭塞,中医把这种病症称为"无水舟停"。这就好比是久旱之后河道干涸了,船当然就不能正常地顺流而下。这个时候想要让船行驶起来,最好的办法就是尽快使河道中的水充足起来,水满了,船也自然能动了。否则,想通过外力来拉动船,一则很难拉动,二则在拉的过程中势必要损伤到船体和河道。所以对这类"无水舟停"证的治疗,如果单纯使用"攻下"的方法,那就好比是用外力去拉船(停积在肠中的大便),不但不能使船动起来,反而会损伤到河道(肠道),这时最好的方法就是补充人体津液(也就相当于使河道中的水满起来)。津液充足了,我们再稍稍用点外力(通大便),燥屎自然就能排出来了,这个方法,中医上称为"增液行舟"法。这个方法的代表方剂该属吴鞠通在《温病条辨》中提出的"增液承气汤"。增液承气汤由玄参、麦冬、生地、大黄、芒硝五味药构成。其中玄参、麦冬、生地三味药又称"增液汤",从方名中我们就可以看出这三味药组合在一起所起到的作用就是增补人体的津液,使肠道得到足够的水分滋润,再配合大黄、芒硝这两味软坚散结、攻下通便的药物,共同起到攻补兼施的效果。

我曾经治疗过一例患者,七十余岁,因为服用"尪痹冲剂"(一种治疗类风湿或慢性骨关节疾病的中成药,主要作用是温补肾阳、祛风除湿,药性偏于温燥）而导致大便不通、小腹胀闷疼痛、舌苔干而黄燥、脉象虚大。当时我给予大承气汤一剂：大黄 10 克（后下），芒硝 10 克（冲服），枳实 10 克，厚朴 10 克。第二天，患者前来复诊，说，服药后大便仍未解，腹部胀痛比昨天更厉害了。我考虑到这个温燥药物对人体津液的损伤，加上患者年事已高，体内精血肯定有不同程度的亏损，于是改用增液承气汤：大黄 12 克（后下），芒硝 10 克，生地 30 克，麦冬 10 克，玄参 30 克，仍给予一剂。患者再次前来复诊时面有喜色，说，昨天的药服完后过了约 2 小时就开始解大便，共解了 3 次，解完人马上就轻松了，腹胀腹痛也都消失了。根据这个情况，我又给开了一剂滋养阴液的方剂以善后：生地 12 克，麦冬 10 克，玄参 15 克，石斛 10 克，桑叶 6 克，甘草 6 克。服后患者渐安。

常用的下法就讨论到这里。在使用时，我们需要根据引起体内积滞的类型和性质来选用不同的下法，如寒下与温下、逐水与逐瘀、急下与缓下以及"增水行舟"等。这些下法如果运用正确，往往能起到立竿见影、药到病除的效果。但如果运用不当，也会耗损正气、加重病情，甚至导致病人死亡，所以在选择使用时一定慎重，要从中医望、闻、问、切的辨证观点出发，辨清疾病的虚实寒热、轻重缓急，从而根据疾病的特点制定出最为恰当和适宜的下法。"人命至重，贵于千金"，任何的马虎和大意对医生来说都是要不得的，这是我们在使用汗、吐、下这些祛邪方法时尤其要留心的地方。

第二十四章
排忧解难之和法

什么是和法?
和法的适应症
和解外邪法
调和脏腑法

和法,顾名思义,就是通过和解、调和的手段来治疗疾病的一种方法。它不像汗、吐、下三法这样以祛邪为特性,而是通过改变人体正气与外界邪气的对比关系或是调整人体各脏腑之间功能强弱的对比关系来达到治疗某些疾病的目的。因此,和法就像是排忧解难的和事佬,能使人体在正邪对抗以及脏腑运转中获得一个安定而协调的整体环境,从而维护机体的健康。

和法的特点就是一个"和"字,它既不重在祛邪,也不重在扶正,而是重在调和。通过和法的调和作用,使人体正气和外界邪气之间取得某种和平,也使人体各个脏腑在功能运转上达到某种和谐,所以和法的主要功效归纳起来不外乎两点：一是和解外邪，二是调和脏腑。我们可以把人体的正气和外界的邪气看作是交战的双方，双方力量的对比往往决定了战争的结果，因此要根据正气的衰弱程度来决定扶正与祛邪的轻重关系。但如果人体正气和外界邪气的力量对比处在一种互相胶着、不相上下的情况，正邪双方谁都无法战胜对方，但大家又不肯就此罢休，如此僵持下去，到最后免不了两败俱伤。这个时候如果祛邪就会损伤正气，扶正又容易引邪深入，那该如何来对付呢？对这种疾病的治疗，中医想出了一个很好的方法，那就是"和解"。通过和解，使正邪双方能够罢战休兵，从而消除因为正邪争斗而引起的各种不适。

那么如何来实现和解这个治疗原则呢？张仲景的"小柴胡汤"就是和解外邪的著名方剂。小柴胡汤载于《伤寒论》，用于治疗少阳病出现"往来寒热，胸胁苦满，默默不欲饮食，心烦喜呕"诸症者。少阳是位于人体肌表和内部脏腑之间的一个层次，在它之外是太阳层次，在它之内是阳明层次，少阳正是界于太阳之表与阳明之里，所以中医又把少阳这个层次称为"半表半里"，少阳病就是指邪气侵入少阳这个层次而导致的疾病。少阳病的发生首先意味着人体正气不足，所以在太阳这个层次不能有效地抵御外邪，导致邪气进入到少阳这个层次。同时这也意味着人体正气并没有衰弱到一点抵抗力也没有，邪气也没有旺盛到能够战胜人体正气的程度，所以邪气无法再深入到人体内部的阳明层次，只能在少阳这个层次和人体的正气对峙。由于邪正双方都没有足够的力量战胜对方，这就导致了少阳病的独特症状——寒热往来。寒热往来指的是怕冷和发热症状交替出现，为什么会出现这种现象呢？前面我们讲过，少阳病发病的原因是正气衰弱、邪气轻微，这两个因素使得正邪双方都无法在争斗时取得明显的胜利。所以正与邪之间每交战一次，结果往往是不分胜负、互有伤亡，谁都无法战胜对方，这时双方都只能暂时休整，以积蓄力量准备下一次战争。等双方力量都积蓄到一定程度，又会发生新一轮的争斗。就这样循环往复，不休不止。当正邪发生争斗，人体就会出现发热的症状，战后正与邪互有损伤，那么人体又会出现怕冷的症状，这就导致了少阳病的寒热往来的特征性表现。

我们再来看少阳病的另外几个症状：胸胁苦满、默默不欲饮食和心烦喜呕。在中医的经络学说中，少阳经的主要走行部位就是在四肢的侧面以及胸胁，当邪气侵入少阳这个层次，势必导致少阳经气血运行受阻，从而出现胸胁苦满的症状。那么心烦喜呕、默默不欲饮食这两个症状又是怎样形成的？这两个症状很明显是心、脾、胃三脏功能异常所导致，心烦是心火亢盛的表现，喜呕（时时欲呕的意思）则是胃的和降功能失调的表现，默默不欲饮食又是脾的运化水谷功能下降的表现。少阳病为什么会对这三个脏器产生影响？心属火，脾胃属土，木能生火，木能克土，这就意味着属木的脏腑对属火的脏腑有促进作用，而对属土的脏腑则具有抑制作用。在人体中哪个脏腑属木？是肝和胆。胆和人体哪条经络发生联系？是少阳经！讲到这里，我们就明白了，邪气侵入到少阳这个层次，通过经络的联络关系往往会对胆的正常运转造成影响，而胆的功能失调又进一步会导致心与脾胃功能异常。胆和心之间存在促进关系，所以在邪气的干扰下心脏功能亢进，这就是出现心烦等心神不宁症状的原因；胆和脾胃之间存在抑制关系，所以在邪气的干扰下脾胃功能减退，这就是出现喜呕及默默不欲饮食等症状的原因。

从上面的分析中不难看出，少阳病邪气侵入少阳这个层次，除了对胆造成影响外，通过脏腑之间的相互关系又会对心、脾、胃这三个脏腑也产生一定的影响，所以在治疗时，既要考虑通过和解的办法使邪气从少阳层次退出，又要使心、脾、胃三个脏腑的功能恢复正常。这就是张仲景制定小柴胡汤的主导思想所在。

小柴胡汤由柴胡、黄芩、人参、半夏、生姜、大枣、甘草七味药组成，方中的主药就是柴胡。柴胡为和解外邪的第一妙药，它能有效改变少阳病状态下外界邪气和人体正气之间的争斗关系：一方面它可以引邪外出,引导侵入少阳的邪气向外(肌表)撤退,并最终解散;另一方面它又可以扶正固表,引导人体的正气,防止邪气再次侵袭人体。通过柴胡这两方面的斡旋达到"和解"的目的,正因为柴胡是整个方剂的灵魂所在,所以张仲景把整个方剂命名为"小柴胡汤"。下面再来看其他几味药物的作用和功效。

黄芩性寒味苦,擅长清上焦的热邪,可以用来清除残留在胆腑的邪热,并可以抑制兴奋的心脏机能,改善心烦等症状。半夏、生姜这两味药性温味辛,合在一起使用具有很好的降胃逆、止呕吐作用,古人称为"呕家圣药",可以用来平复胃气,改善时时欲呕等症状。人参、大枣这两味药性温味甘,擅长补益元气、健脾助运,补益元气可以改善正气不足、抗邪无力的状况,而健脾助运则可以改善不欲饮食等症状。最后一味甘草能调和诸药,使药性合和。甘草别名"国老",这也说明了甘草也有着很强的和解作用,用它来和柴胡搭配,大大增强了整个方剂和解外邪的功效。

人体就像是一个国家,要保证国家的安定和繁荣,除了要应付外邪的入侵,还需要维护内在的平衡。人体内的各个脏腑就像是国家的各个职能机构,只有这些职能机构团结、协调地运转,国家才能不断发展和进步,如果这些职能机构各自为政,那国家就无法正常运转。对人体来说也是这样,只有各个脏腑之间处在一种协调统一的工作状态下,人体才能完成各种复杂的生命活动。比如说心主血脉这个功能的实现要建立在肝藏血和脾统血这两个脏器功能的基础之上;膀胱储藏和排泄尿液功能的实现要建立在肺通调水道和肾主水液的功能之上;等等。

前面我们讲过,人体脏腑之间因五行属性的不同而产生了相互之间的联系和制约,这种联系和制约保证人体的各个脏腑能够紧密结合为一个整体,使人体能进行各种复杂有序的生命活动。中医非常强调整体观念,对疾病的认识也不局限于某一个脏腑,而是从整体出发,从脏腑之间的联系和制约出发来分析和判断疾病的根源以及疾病所牵涉的脏腑。比如说胃脘胀痛，病变部位在胃，但中医根据肝对胃的克制作用（木克土），在很多情况下会采用疏肝的方法来进行治疗；再比如说胃脘隐痛、喜揉喜按、得温痛减，这时病变部位也在胃，但中医根据心对胃的促进作用（火生土），常采用补心火的方法来进行治疗。上述两种胃痛，中医虽然采用了不同的治法，但其宗旨是相同的，那就是从整体平衡的角度出发，使人体内在各脏腑恢复到一种协调统一的工作状态。

正因为人体各脏腑之间存在着一种互相联系和制约的动态关系，所以当某一脏腑的功能出现异常时，往往也会对它所联系、制约的其他脏腑产生影响，从而造成脏腑之间无法协调统一地运转，这种情况我们也称为"脏腑失和"。脏腑失和就好比是一个国家的将相失和，因此在治疗时，最好的办法就是调和，使失和的脏腑重新"和好"，从而恢复原先的协调运转。下面我们就来看几种常见的脏腑失和的类型，并探讨一下如何使用"和法"来调和这些失和的脏腑。

在脏腑失和的类型中，最常见的该属"肝脾失和"了。为什么"肝脾失和"最容易出现？中医把肝称为"将军之官"，它的特点就是暴戾和强悍，我们平时把生气形容为"动肝火"，这就反映了肝具有的暴戾本性。再来看"肝"字的构成，"干"有干预、干涉的意思，这也不难看出肝脏具有喜欢干预其他脏腑的特点。而脾在中医上称"仓廪之官"，主要职责是为人体提供各种营养物质。脾属土，肝属木，木能克土，肝对脾在生理功能上就存在着一种抑制关系，加上肝本身的暴戾以及好干预的特性，所以当肝遇到情志刺激或其他因素导致自身无法舒畅条达的时候，就会把"怨气"发泄到脾的身上，从而导致肝脾不和的发生。肝脾不和的结果就是肝、脾两个脏器都不能正常实现自己的生理功能。其中肝气不能条达、气郁于内就会导致胁肋、脘腹部的胀闷疼痛；而脾不主运化，饮食无法转化为精微物质，直接从肠道排出，就会导致肠鸣腹泻。所以肝脾失和的主要症状就是腹痛腹泻，腹痛一阵就腹泻一次，每每遇到情绪郁怒而诱发，腹泻后腹痛可能有轻度减轻，也可能没有变化。

在肝脾失和这个类型中，主要矛盾是肝对脾的过度压制，所以在采取调和措施时，首先要解决的就是肝的刚暴的特性，通过"以柔制刚"的手段来缓和肝的暴戾之性，从而缓解肝对脾的压制。其次，我们还需要通过补养的手段使受到压制的脾脏能得到安抚，从而促进脾脏尽快恢复自身的运化职能。通过这两方面的药物就实现了对肝脾两脏的调和，"白术芍药散"（也称"痛泻要方"）就是这样一个调和肝脾的方剂。

白术芍药散由白芍、土炒白术、陈皮、防风四味药组成，白芍的主要特性就是能"柔肝"。"柔肝"就是缓和肝的刚暴之性。白芍为什么会具有柔肝的特性呢？我们知道，肝是人体藏血的器官，而白芍正是一味养血补血的药物。通过养血补血，肝在物质上得到了补益，其刚暴的本性自然就能得到缓和了。肝的刚暴得到了缓和，我们还需要对被压制的脾土进行安抚，所以白术芍药散中又使用了土炒白术这味药。白术的主要功效是健脾助运，《本草纲目》转引晋朝医家、炼丹家葛洪的著作《抱朴子·内篇》中的一段记载：

南阳文氏，汉末逃难壶山中，饥困欲死，有人教之食术，遂不饥。数十年乃还乡里，颜色更少，气力转胜。

从这段文字中可以看出白术对脾胃的补益作用是非常好的，除了能充饥，还能使人"颜色更少，气力转胜"，本方中的白术又用黄土炒过，所以对属土的脾脏能起到更好的补益效果。通过白术对脾的补益，脾原先因为受到肝的压制而不能正常行使的运化职能也就能逐步恢复。这样，在白芍和土炒白术这两味药的作用下，就初步实现了对肝脾两脏的调和。

防风和陈皮这两味药在这个方剂中有着双重的意义，对它们进行分析后我们就会发现其中的精妙和隽永。从"防风"这个药名上我们也能大致猜出它的功效，那就是祛除风邪。防风能起到祛除风邪的作用主要依赖它自身的升散特性，而这个特性正好符合肝主条达、疏泄的生理特点，所以防风可以协助白芍进一步缓和肝对脾的压制。另一方面，防风升散的特性又符合脾主升清的生理特点，所以可以协助白术促进脾运化功能的恢复。(可以参看第七章中的有关内容)被后世尊为"补土(脾胃)派"宗师的李东垣就曾说"若补脾胃，非此引用不能行"，足可见防风对补益脾胃具有一定的促进作用。通过防风对肝的疏导和对脾的补益，肝脾之间的矛盾得到了进一步的缓解。陈皮的主要作用是理气。理气作用一方面可以促进胃肠道蠕动，增强脾胃的消化能力，另一方面也可以协助疏理郁滞的肝气，使肝气得到舒展和条达。所以，在陈皮的作用下，肝脾两脏又得到了调和，两个脏器之间的不和自然也就烟消云散了。这就是白术芍药散调和肝脾的机理所在。

下面再来看一个内脏失和的类型——心肾失和。心属火，火的特性是灼热和活跃，而肾属水，水的特性是滋润和沉静，在生理状态下，心火和肾水之间存在一种互相制约、互相交融的关系。心火在肾水的滋养下不至于亢奋，而肾水在心火的温煦下也不至于过度沉寂，从而使人体既能在白天维持旺盛的活动性，又能在夜间保持一定的休眠性，这种情况也称为"水火既济"。如果心肾之间不能互相交融，那么心火就会因为没有肾水的滋养而显得亢奋，出现口舌生疮、心烦失眠、心悸多梦等症状；而肾水也会因为缺少了心火的温煦而显得过于阴寒，从而出现下肢萎软无力、腰膝酸软、手足不温、大便滑泻、阳痿早泄等症状。这种心火和肾水不能很好交融的状况，中医上也称为"水火不济"或"心肾不交"。这时就需要使用调和心肾的方法来进行治疗，使心火与肾水能重新恢复到互相交融的状态。"交泰丸"就是针对"心肾不交"而制定出来著名方剂。

交泰丸由黄连、肉桂两味药组成，药味虽然少，但组方严谨、选药精当，可以说是调和心肾的妙方。黄连性味苦寒，在中医上常被用作清心火的要药,能抑制亢奋的心脏机能;肉桂性味辛热,为温煦肾水的要药,能鼓舞气血生长、振奋肾脏功能。这两味药搭配在一起,一寒一热,一阴一阳,一降一升——黄连阴寒而降,既抑制心火的亢奋,又使心火能下温肾水;肉桂温热而升,既解除肾水的阴寒,又使肾水上济心火,使心肾二脏重新和好交欢,复归安泰,所以方名"交泰丸"。

从肝脾不和与心肾不和这两个例子中我们不难看出,对于脏腑不和的治疗,中心思想离不开一个"平"字。什么叫"平"? 不热不寒、不亢不卑、不盛不衰、不塞不流,这就是"平"。掌握了这个"平"字,我们也就掌握了"和法"的关键和要领,强者抑之,弱者扶之,寒者温之,热者凉之,使脏腑重新回复协调与团结,这就是和法的真谛所在。

第二十五章
温法和清法

什么是温法？

什么是清法？

温里散寒法

温经散寒法

实热的清法

虚热的成因

虚热的清法

温法和清法是两种完全相反的治法。温是温热的意思,而清则是清凉的意思。温法当然就是用来治疗寒证的,而清法就是用来治疗热证的了。

寒证指寒邪侵犯人体或人体自身阳气衰弱而产生的以畏寒喜暖、脏腑机能衰退为主要症状的一类疾病。根据疾病部位的不同,寒证又可以分为表寒证和里寒证。其中表寒证多因寒邪侵犯肌表引起,需要用辛温发汗法来治疗,而里寒证多由人体阳气衰退(也就是我们前面"内生五邪"中讲过的内寒,因为是阳气衰退导致体内阴寒相对过盛,所以又称"里虚寒证")或寒邪深入到脏腑(又称"里实寒证")所导致,这时就需要用温法来治疗。热证正好和寒证相反,是指热邪侵犯人体或人体阳盛阴虚而产生以发热喜冷、脏腑机能亢进为主要症状的一类疾病。其中对于由热邪侵犯人体而造成的热证(又称为"外感热证"),需要根据热邪对人体内在平衡所造成的破坏情况来判断疾病的卫、气、营、血等不同层次,分别给予解表发汗、清气凉营或是凉血散血等不同治疗,这在第十八章中已经作过详细的探讨,这里就不再重复。而由人体阳盛阴虚所导致的热证,根据性质可以分为实热证和虚热证,这就需要使用清法来进行治疗。

所谓温法,就是利用性能温热的药物来改善人体"里寒"症状的一种治疗方法。里寒又称内寒,是由寒邪侵入脏腑、经络,或是人体阳气衰微,不能温煦脏腑,导致阴寒内盛而产生的一类疾病。其中寒邪侵犯脏腑、经络而导致的称"里实寒证",因为寒邪的特性是凝固和收引,所以常常会使人体血液瘀阻,产生各种冷痛症状。如寒邪犯胃就会导致胃脘冷痛、疼痛拒按、得温痛减、呕吐清水、痰涎、脉象弦紧等症状;寒邪犯肝就会导致胁肋疼痛、少腹牵引睾丸坠胀冷痛(少腹和睾丸部位属肝经的走行位置)、脉象弦或迟等症状;寒邪犯心就会导致心胸憋闷、胸痛彻背、心悸心痛等症状;寒邪犯肺就会导致咳嗽咯痰、痰色稀白或多泡沫、畏寒肢冷、舌苔厚腻等症状;寒邪侵犯经络则又会导致肢体厥冷,以及腰、股、腿、足、上肢、颈项部位的疼痛等症状。对这些"里实寒证"的治疗,主要原则就是一个"温"字。通过温热的药物祛除影响人体的寒邪,使脏腑功能恢复正常、气血运行恢复畅通,就好比阳光普照则坚冰自融。而由于人体阳气衰微,不能温煦肢体、脏腑而引起的里寒证则称为"里虚寒证"。阳气是人体生命活动的原动力所在,所以"里虚寒证"的主要特点就是脏腑机能的衰退,常表现为畏寒肢冷、倦怠嗜卧、胃脘隐痛、小便清长、大便稀溏等。对这类疾病的治疗，就不能单单使用"温"来治疗，而是要以补益阳气为主，只有人体阳气旺盛了，才能有效解除体内的阴寒和脏腑机能的衰退。这就是中医称的"益火之源，以消阴翳"，就好比阳光普照万物才能生机勃勃。这种补益阳气的方法在第十七章中已经介绍过了，本章我们重点来讲述如何使用温法来治疗"里实寒证"。

一、温胃散寒法

温胃散寒法适用于寒邪犯胃证。寒邪犯胃这个病证有两个特点：一是寒邪的入侵，这是疾病的外因，也是本病的主要因素；二是胃土的虚弱，这是疾病的内在因素。俗话说"苍蝇不叮无缝的蛋"，首先肯定是胃自身存在着薄弱之处，这样寒邪才能乘虚入侵。所以对寒邪犯胃的治疗，在选用温胃散寒的药物的同时还要辅以和胃补虚的药物，这样才能标本同治，既祛除了外来的寒邪，又弥补了胃土的不足，不给寒邪可乘之机。张仲景的"大建中汤"就是其中的代表方，由干姜、花椒、人参、饴糖四味药物组成。其中干姜、花椒既能温胃散寒，又能和胃止呕，可以有效去除寒邪引起的胃脘冷痛、呕吐清水等症状；人参、饴糖味甘而能补益胃土，从而增强胃对寒邪的抵抗能力。通过这四味药物的组合，既达到了祛除寒邪的目的，又起到了补养胃土的作用，对寒邪犯胃有着很好的疗效。

除了药物的配伍，张仲景在注意事项中还提出，服药后需要"一日食糜粥"，意思是吃一天糜粥。糜粥指的是煮得很烂的粥，这就提醒我们，用药后胃中的寒邪虽然得到散除，但是胃的功能并未完全复原，所以需要通过糜粥来养胃。糜粥有什么好处呢？一是容易消化，有利于减轻胃的负担；二是易于吸收，能起到补养胃气、促进胃部功能恢复的作用。所以服药后用糜粥调养可以使前面的药物治疗获得事半功倍的效果。这种食糜粥的方法，非常值得我们在治疗脾胃病时借鉴和使用。除了"食糜粥"外，张仲景还提出服药后需要"温覆之"，意思就是要注意保暖。寒邪犯胃的主要病机就是胃土虚弱,寒邪乘虚入侵,服药后入侵的寒邪虽然已经解除了,但胃的抵抗能力还比较弱,如果这个时候不注意保暖,那么外界的寒邪有可能再次侵入胃部,从而导致病情的反复,所以服药之后还要注意患者的保暖,以利于患者尽快康复。从这些微小之处也不难看出,张仲景对疾病的治疗不但注重辨证选药,还非常重视药物的服用方法以及疾病的饮食、起居的宜忌,事实上形成了一个对疾病全方位的、综合的、立体的治疗体系,无怪乎他被后人称为"医圣"。

二、暖肝散寒法

暖肝散寒法适用于寒邪犯肝证。肝为藏血的脏器,所以寒邪侵犯肝脏必然会导致肝中血液凝滞、运行失畅,从而引起肝经分布的区域疼痛,如少腹牵引睾丸疼痛、疝气疼痛等,脉象多表现为沉弦而紧。对此就需要选择暖肝散寒兼能活血通滞的药物,这样才能既祛除寒邪,又疏通肝经气血,从而有效治疗寒邪犯肝所造成的各种不适。明朝医家张景岳制定的"暖肝煎"就是这样一个方剂,由当归、小茴香、肉桂、乌药、沉香、茯苓、枸杞、生姜八味药组成。其中小茴香、肉桂、乌药、生姜暖肝散寒、温通经络,可以散除肝脏和肝经中的寒邪;沉香行气,当归活血,使被寒邪凝滞的气血重新恢复畅通,解除因为气血瘀滞而造成的各种疼痛;枸杞温补肝虚,使寒邪无法再次侵入;茯苓健中补脾,防止疾病向脾脏传变。在正常的生理条件下,肝脏对脾脏起到制约、约束的作用,当外界的邪气侵犯肝脏引起疾病的时候,邪气也会利用肝对脾的制约作用,进一步侵犯脾脏,从而导致脾脏疾病。中医上有"见肝之病,知肝传脾,当先实脾"的说法,意思是肝脏疾病容易向脾脏传变,在遇到肝病时要重视补益脾土、增强脾脏的功能,以防止邪气通过肝和脾之间的特殊关系而侵犯脾脏。这也是中医"未病先防"思想的具体体现。

三、温通心阳法

温通心阳法适用于寒邪犯心证。心的主要功能是主血脉,寒邪犯心则往往导致心脉的痹阻,心脏又位于胸腔之内,所以临床常表现出心胸憋闷疼痛、胸痛彻背等症状。根据症状所在的部位及病机的特点,中医又把这种寒邪犯心的疾病称为"胸痹"。张仲景的"瓜蒌薤白白酒汤"就是一个治疗胸痹的妙方。方中的瓜蒌药性偏于寒凉,本来不太适用于寒邪引起的疾病,但瓜蒌有着很好的宽胸散结作用,这个功效可以有效解除心胸憋闷疼痛、胸痛彻背等症状。如何使瓜蒌既发挥它自身的特性,又能减少它自身的寒性对疾病带来的负面影响呢?我们来看张仲景是如何解决这个难题的。他用薤白来和瓜蒌配伍,同时又用白酒来煎药,这样配伍有什么效果呢?薤白味辛性温,是一味通阳散结的要药,能有效解除寒邪导致的心脉痹阻,畅通心胸气血;白酒更是味辛性热,能有效扩张血管、增强心脏的搏动、加快血液循环,用它来煎药,可以有效去除瓜蒌原有的寒性。这样一来,整个方剂就成为了一张温通心阳、开痹散结的好方。

四、温肺散寒法

温肺散寒法适用于寒邪犯肺证。肺和人体其他脏器不同,它在人体脏腑中位置最高,又通过气管和外界空气直接相通,是人体中最表浅的脏器,这使得寒邪对肺的侵犯也就更为容易和多见。寒邪犯肺一般有两个特点:一是由于肺的部位表浅,因此寒邪犯肺常常兼有风寒表证的症状,如恶寒发热、无汗等;二是风寒导致肺的宣发肃降功能失调,出现咳嗽气喘、痰色稀白等症状。根据寒邪犯肺的这两个特点,治疗时就需要使用辛温发汗和温化寒痰相结合的方法。辛温发汗可以解除肺和肌表的风寒,而温化寒痰则可以恢复肺脏正常的宣发和肃降。张仲景的"小青龙汤"就是这样一个兼顾表里的方剂。本方由麻黄、芍药、细辛、干姜、甘草、桂枝、半夏、五味子八味药组成。其中麻黄、桂枝的配伍我们在汗法中已经详细介绍过了,通过它们产生辛温发汗效果,可以有效地解除肌表的风寒。细辛、五味子这两味药一散一收,重点在于恢复肺脏正常的宣发和肃降功能。其中细辛辛温发散,可以协助肺的宣发;五味子酸温收敛,可以协助肺的肃降,从而改善肺的宣发肃降失常而引起的咳嗽、气喘等症状,可以说是妙用无穷。干姜、半夏主要温化寒痰,有效去除寒邪侵犯而形成的寒痰,进一步促进肺脏功能的恢复。甘草、芍药益气和血,既能防止辛温发散过度,又能调和诸药。全方配伍严谨,丝丝入扣,如果运用得当自然效果显著。这种寒邪犯肺的情况在很多老年慢性支气管炎患者中尤为多见。因为老年人阳气衰微,所以肺脏更容易受到风寒的侵袭,从而引起咳嗽咳痰、痰色稀白或咯泡沫样痰等症状,对待这种患者,我经常把小青龙汤和三子养亲汤(苏子、莱菔子、白芥子)一起使用,效果非常好,可以供大家参考。

五、温经通络法

温经通络法适用于寒犯经络证。经络是人体气血运行的一个主要通道,如果人体自身气血旺盛,寒邪一般是无法侵入人体的经络的。但如果人体气血亏损,经络则容易被寒邪所侵犯,导致经络气血凝滞,产生各种腰、膝、腿、足、上肢、颈项等肢体部位疼痛。寒邪侵犯经络引起的肢体疼痛往往有四个特点。一是疼痛剧烈,呈针刺样或刀割样,这是由气血凝滞所造成的。二是往往有拘急感或牵掣感,这是由寒邪的收引特性决定的。三是肢体疼痛遇暖可以减轻,遇冷或气候变化时疼痛会加重,夜间往往会因为疼痛而无法安睡。四是脉象表现为细涩或弦紧。如果经络气血不足,又受寒邪凝滞的,脉象往往表现为细涩;如果气血旺盛而感受寒邪的,则脉象往往表现为弦紧。对这类疾病的治疗,一方面要祛除经络中的寒邪,另一方面还要适当补益经络中的气血。

鉴于上述认识,我在临床中制定了一个温通经络的方子,药物组成为黄芪、当归、川乌、草乌、桂枝、细辛、麻黄、赤芍。黄芪、当归这两味药的配伍在中医上又称"当归补血汤",出自李东垣的《内外伤辨惑论》。黄芪补气而兼能祛风,当归补血而兼能活血,两者合在一起则能补益经络气血,又兼有疏通经络、抵御外邪入侵的效果,用于"治疗寒犯经络",可谓有"一石三鸟"之妙。川乌、草乌、细辛、麻黄的配伍从张仲景的麻黄附子细辛汤化裁而来,麻黄附子细辛汤在前面的汗法中已经介绍过了，它有着由内自外层层逐寒外出的效果。川乌、草乌和附子来源于同科植物，作用相近，它们的主要作用都是散寒通痹、补阳益火。但附子重在补阳益火，而川乌、草乌则重在散寒通痹，所以我采用川乌、草乌来代替附子，以增强发散风寒、温通经络的效果，使它更适合于"寒犯经络"的病机特点。桂枝和赤芍这两味药是张仲景的桂枝汤的主药，桂枝温通经络，赤芍养血散血，两药合用可以起到调和营卫气血的作用，和前面的黄芪、当归相配合，更是能对经络起到补养和疏通的效果。另外，赤芍的凉性也可以监制其他的温热药物，防止辛温发散过度造成对人体正气的损伤。

我在临床上遇到"寒犯经络"的患者，采用自拟的方子治疗效果都非常好。如我曾治过一个吕姓女患者，四十余岁，右侧颈肩、上肢疼痛半年余，颈部磁共振检查发现有颈椎间盘向右侧突出，西医建议手术治疗。患者由于惧怕手术而转求中医治疗，并配合推拿、理疗，可治疗至今近三个月效果都不明显，晚上疼痛剧烈，常常需要服用镇痛药才能勉强入睡，后经人介绍来我这里求诊。我看患者面色苍白，诊脉时发现患者双手冰凉，脉象沉细而涩，再综合其他的一些表现，我判断为"寒犯经络"，给予：黄芪 45 克，当归 12 克，麻黄 6 克，川乌 9 克，草乌 9 克，细辛 6 克，桂枝 15 克，赤芍 15 克，桑枝 10 克。患者服完 7 帖药后来复诊，说，疼痛有了明显减轻，晚上无须服用镇痛药就能入睡，白天的疼痛也不像以前那样难以忍受了。于是我再给予原方 7 帖，这次药服完疼痛就基本消失了。后我又用补养气血的药给她调理了 7 天，至今未见复发。

清法正好和温法相反，是利用性能寒凉的药物来治疗内热的一种方法。内热也称为"内火"或是"火热内生"，是人体产热过剩而导致的一种以脏腑机能亢进为特点的疾病，根据产热的绝对过剩或是相对过剩又可分为"实热"和"虚热"两种类型。其中"实热"根据所在的脏腑不同又有不同的表现，下面我们就来看看如何运用清法来治疗常见的脏腑实热。

一、清心泻火法

本法适用于心火亢盛证。心火亢盛以心脏机能亢进为特征,常表现为心胸烦热、口渴面赤、心烦失眠、喜饮冷水、口舌生疮、尿道灼热、小便赤涩等。其中最后两个症状很有意思,明明是尿路症状,为什么和心火亢盛联系在一起呢?心和小肠之间是互为表里的关系,也就是说,心和小肠在功能上存在着密切的联系,心火亢盛自然会影响到小肠。中医认为小肠有"分清泌浊"的功能。"分清"就是将饮食中的精微物质吸收利用,给人体提供营养;"泌浊"就是把饮食中的秽浊物质输送到肾,进而形成小便,通过膀胱排出体外。所以小肠的"分清泌浊"功能对小便的形成有着重要的作用,如果心火影响到小肠,使小肠分清泌浊功能失调,那么就会导致小便的异常,出现尿道灼热、小便赤涩等症状,中医称之为"心热下移小肠"。治疗这种病症,在中医上有个方剂叫"导赤散",主要由生地、木通、甘草梢、淡竹叶四味药组成。其中淡竹叶清火除烦、平抑心火,生地滋肾养阴、补水制火,两药配合可以有效改善心火亢盛而引起的心烦失眠、口渴喜冷、口舌生疮等症状。木通、甘草相配合可以起到清热利尿、引导心火下行的作用,从而有效改善小肠的"分清泌浊"功能,解除小便赤涩、尿道灼热等症状。因为整个方子具有"引导亢盛的心火归于平复"的效果,而且心属火,在五色中属赤色,所以叫"导赤散"。

二、清肝泻火法

本法适用于肝火亢盛证。"肝火"是人体"内火"中最为常见的一种类型,肝具有刚暴、强悍的特性,肝脏的机能失调往往以功能亢进为多见。我们平常称发怒为"大动肝火",事实上就是借用了中医对肝的一些认识。中医认为,肝具有舒畅情绪的作用,当舒畅作用不足,人体就会表现出情绪抑郁的症状;而舒畅作用过于亢进、强烈,那人体就会表现出激动、急躁、易怒等症状,这种情况在中医上就称为"肝火"。肝开窍于目,肝经分布在躯体两侧的胁肋部,所以"肝火亢盛"往往还会出现目赤肿痛、胁肋疼痛、耳聋耳鸣、头痛口苦等症状。对"肝火"的治疗,主要原则就是"清肝泻火"。什么药具有这样的特性呢?在"清肝火"方面最具代表性的药物就是龙胆草和山栀子。龙胆草和山栀子都是味苦性寒的药物,在药物归经上都能入肝经,所以能有效地清泻肝火,达到治疗"肝火亢盛"的目的。中医上有两个很有名的清肝火的方子,一个是"龙胆泻肝汤",另一个则是"泻青丸",这两个方子都是以龙胆草和山栀子作为主药而组合成的。

在治疗"肝火亢盛"的时候,还有一点值得注意,那就是肝脏既然具有刚暴和强悍的特性,如果纯粹使用清肝火的药物对肝脏亢盛的功能进行压制,势必会遭到肝脏的抵制和反抗,这样一来反而会使"肝火"更加难以压制。所以在治疗"肝火"时还必须配合一定的养肝、柔肝的药物(如白芍、当归等),以防止肝脏的反抗,通过这样"恩威并重"的方法,才能有效和迅速地平息肝火。

三、清胃泻火法

本法适用于脾胃火旺证。脾胃火旺的主要症状有多食易饥、形体消瘦、口干口臭、牙龈肿痛、口腔溃疡、喜饮冷水、舌苔黄燥、脉象数而有力等。脾胃是人体的"仓廪之官",主要负责饮食的消化和吸收,脾胃火旺就会导致脾胃功能亢进、胃部蠕动加快而引起多食易饥的症状。脾胃产热过多耗损津液,所以出现口干、消瘦、喜喝冷水等症状;胃部温度过高,其中的饮食在高温环境下容易发酵和腐烂,所以出现口臭的症状;脾开窍于口,胃经又分布于牙龈,所以脾胃火旺往往会出现牙龈肿痛、口腔溃疡等症状。治疗脾胃火旺也有两味非常重要的药物,那就是生石膏和黄连。这两味药的主要功效都是清脾胃之火,但各自又有着不同的"清火"方式。生石膏味辛而甘,性大寒,味辛能发散,味甘能滋养,所以生石膏的清火作用主要来自于两个方面,一是将脾胃之火向外发散,通过肌表而得以解除,二是通过生石膏甘寒的特性,起到雨露灌溉的效果,从而消除脾胃之火。张仲景在治疗外界热邪侵入胃腑(但尚未和肠中的糟粕物质结合成燥屎)导致高热、大汗、口渴喜冷饮、脉象洪大等症状时所使用的方剂"白虎汤"(生石膏、知母、生甘草、粳米)就是利用了生石膏的这两个特性。黄连则和生石膏完全不同,黄连味苦性寒,味苦则能泻,所以它的清火作用是通过"泻"的方式来实现的。什么叫"泻"呢?比如说一个火堆,火要燃烧得旺,就需要下面有足够的柴,如果将柴抽掉一些,那火势就会减弱,"釜底抽薪"讲的就是这个道理。中医的"泻火"也是通过药物苦寒的特性来抑制脏腑功能活动、减少能量生成,从而达到清除"内火"的目的。

　　以上是几种常见的脏腑实热证的表现和治疗方法,这些实热证的本质,大多是脏腑自身功能过度亢进。在"内热"中还有一种类型,就是脏腑自身功能并不亢进,但由于人体物质亏损或脏腑机能衰退,导致人体阴阳平衡关系被破坏而在某一时段(常为午后或夜间)或某一状态下(如劳累后)出现发热的症状,中医称之为"虚热"。因为这种热的产生往往和人体精血的亏耗有关,又会在劳累后加重,所以也称为"劳热"。如我们在前面讲过的阴虚发热、气虚发热、血虚发热等就属于这种虚热。

　　在虚热中有一种非常特殊的类型在中医上称为"骨蒸热"。为什么叫"骨蒸热"呢?就是指患者在午后或夜间出现定时发热,发热时患者感觉热是从骨内散发出来的,就好比是在蒸笼中一样,常伴有五心(手足心和心窝)烦热。骨蒸热的成因,绝大多数的中医书上都认为是"阴虚火旺"所导致,但从骨蒸热的症状特征、有效方剂中的药物组成以及我自身的临床实践来看,我认为把这种骨蒸热看作是"阴虚"所引起的不是非常正确。

　　从症状来看,骨蒸热常出现在午后和夜间,而人体内的阴气和阳气的盛衰是与自然界相一致的。那就是早晨阳气生发,中午达最旺盛,然后又逐渐衰退,午夜时达到最低点。阴气则正好相反,中午阳气最旺盛时阴气开始生发,午夜时达到最旺盛,然后又逐渐开始衰退。因此,在人体的阴阳盛衰变化中,午后到夜间是人体阴气从弱到强的时间段,特别是夜间,是人体阴气相对旺盛的时候,阴虚类的疾病应该在这个时候症状得到减轻,而不应该是加重。所以从人体的阴阳盛衰规律来看,我们无法对出现在午后及夜间的骨蒸热作出满意的解释。

再者,留心一下历代流传下来的治疗这类骨蒸热的有效方剂,比如说"清骨散"(银柴胡、胡黄连、秦艽、鳖甲、地骨皮、青蒿、知母、甘草)、"当归六黄汤"(当归、黄芪、生地黄、熟地黄、黄芩、黄连、黄柏)、"秦艽鳖甲散"(秦艽、鳖甲、柴胡、地骨皮、知母、当归、青蒿、乌梅)等,这些方剂在临床上治疗骨蒸热很有效,但这些方剂中几乎没有补阴药,即使有也只有象征性的一两味。既然认为是阴虚,为什么又不用补阴的方法来治疗呢?理论和实践上的矛盾似乎也暗示着认为骨蒸热是由阴虚引起的这种看法不恰当。

既然如此,对骨蒸热有没有一个更好、更合理的解释呢?我认为有!我们可以从"虚热"的特殊症状来进行一些设想。前面讲过,人体的元阴和元阳在一天中会随着自然界的变化而产生有规律的盛衰更替。骨蒸热出现的时间以午后和夜间为主。从时间段来看,午后和夜间应该是阴气开始旺盛的时候,所以基本上可以排除"阴虚"的可能性。因为如果是"阴虚"所导致的发热,那么应该在人体阴气最弱的时候症状最为明显,而一天之中人体阴气最弱的时候,当属午时(也就是上午11点~下午1点),这显然和"虚热"的特点不相符合。既然"阴虚"的假设被推翻了,这个"虚热"又是由什么原因引起的呢?从骨蒸热的发生时间来看,它是随着阴气的旺盛而逐渐加重的,而当阳气旺盛的时候,骨蒸热又往往表现不明显。那么是否有一种致热物质潜伏在人体的某一个层面,这种致热物质会随着阴气的盛衰而出现周期性的变化,当阴气衰弱时,这种物质就潜藏在人体内部,当阴气旺盛时,它就外出而引起发热。这种致热物质潜伏在人体哪个层面才能和阴气发生如此密切的关系呢?阴气是藏在肾脏,那这种致热物质是否也藏在肾脏呢?这样一来,它就能非常方便地和人体阴气发生联系,当阴气内收时,这种致热物质也随着藏入肾脏,当阴气外出时,它也随着外出而引起发热,这样,关于骨蒸热的发作时间就非常好理解和解释了。

再来看看骨蒸热的第二个特征。"骨蒸"这种热象指的是患者自觉有热从骨内向外透发,就像是蒸笼的热从最里面向外面散发一样。为什么骨蒸热会有这种表现?人体的什么脏器和骨有密切的关系?经过分析,我们发现肾主骨,所以"骨蒸"的出现,只有用致热物质潜伏在肾脏来解释才会让人觉得最合理、最无可辩驳。

现在可以下结论了,骨蒸热的产生,其本质因素是某种致热物质潜伏在肾脏。现在摆在我们面前的就只有一个问题了,那就是这个致热物质到底是什么?弄清楚了这个问题,我们也就完全揭开了骨蒸热的奥秘。

首先可以肯定一点,那就是引起"骨蒸热"的致热物质并非来自于外感,而是人体脏腑机能失调的产物,有了这个前提,我们便可以从脏腑角度来考虑致热物质的来源。骨蒸热既然是虚热的一种类型,那自然和实热有着本质的差异,它没有实热这样的脏腑机能亢进症状,相反会表现出某些机能衰退的症状,如神疲乏力、肢软无力、精神不振等,这就说明骨蒸热的产生还是有一定的"虚"的因素在里面。因此,我们可以认为这种致热物质是人体某一脏腑功能衰退后形成的。这种致热物质到底是哪个脏器形成的呢?从骨蒸热的特征性症中我们可以发现一些蛛丝马迹,这就是五心烦热。人体的两个手心、两个脚心,再加上一个心窝,合在一起中医上称为"五心"。五心和人体哪个脏器有关?脾主四肢,所以手足心当然是在脾的管辖范围之内。心窝是人的胸骨剑突下方的部位,这个位置正好是胃的所在地,胃和脾同属土,又有表里的联络关系,所以还是和脾有关。既然五心归脾所统辖,那么五心烦热的产生自然和脾有密切关系了。我们知道,脾的主要功能是运化,既运化食物,也运化水饮,如果脾的功能衰退,那么对饮食的运化功能也就会减弱,这时水湿就会在体内过多地积聚起来,积聚时间久了就会产生热量,这就形成了湿热。湿热侵犯到脾所管辖的五心,自然就产生了"五心烦热"的症状。

而且脾属土,肾属水,土能克水,脾和肾是一种制约和抑制的关系!既然脾虚而产生了湿热,而脾与肾又存在着克制关系,那么湿热由此侵犯肾脏,并潜伏在肾脏而形成了一种引起骨蒸热的致热物质。经过层层地抽丝剥茧,我们终于找到了骨蒸热的根源。原来是脾虚形成了湿热,湿热通过脾对肾的克制而潜伏到肾脏,并随着人体阴气的盛衰变化而产生周期性的活动,这样最终造成了骨蒸热。这让我想起了当初看李东垣的《脾胃论》时无法理解的两句话,这是李东垣论述"阴火"时说的,他说:"肾间受脾胃下流之湿气,闭塞其下,致阴火上冲。"还有一句是"脾胃气虚,则下流于肾,阴火得以乘其土位"。现在看来,竟然和我们推断的结果惊人地一致,只是众多的医家理解错了,把"阴火"想当然地认为是"阴虚火旺",这才形成了现在这种错以阴虚作为骨蒸热根源的局面。

弄清楚了骨蒸热的根源,我们才能更好地理解和使用清虚热的方剂,如前面提到的清骨散、当归六黄汤、秦艽鳖甲散等,这些方子中大量使用的苦寒药物如银柴胡、胡黄连、黄芩、黄连、黄柏正是用于清除潜伏在肾脏的湿热,从而去虚热之源。苦寒药物往往伤阴,如果真是阴虚,那避之唯恐不及,何况大量使用呢?

第二十六章
消法探幽

消法的概念

消食化积法

消瘀化癥法

消痰化滞法

消，就是消除的意思，人体内什么东西需要通过消法来消除呢？对此，清朝医家程钟龄有这么一段解释，他说：

> 消者，去其壅也，脏腑、经络、肌肉之间，本无此物而忽有之，必有消散，乃得其平。

这句话的意思是：消法是去除人体内部病理积滞的一种治疗方法，当人体脏腑、经络、肌肉之间出现了某些病理物质（如痰饮、瘀血、食积、脓疡等）时，就需要使用"消"的方法来治疗，只有去除了脏腑、经络、肌肉之间异常积聚的病理物质，脏腑功能才能逐渐恢复正常。消法和汗、吐、下这三种方法一样，也是一种祛除邪气（异常积聚的病理物质）的治疗手段，但它和汗、吐、下法又有很大的差别。汗、吐、下这三种祛邪手段都是通过"驱逐"的手段将侵入人体的邪气排出体外，而消法则是通过"消"的手段使邪气在体内得到"瓦解"，并最终消化于无形，这也就是消法的最终目的。从上面的讨论中我们也可以看出，消法在临床中的应用范围还是相当广泛的，只要是气、血、痰、湿、食等在体内异常壅滞而形成的结块，都可以使用消法来进行治疗。下面我们就几种临床常见的壅滞类型来探讨一下消法的使用。

一、消法对食积的治疗

前面讲吐法和下法时都提到对食积的治疗，其中饮食停积在上脘时可以使用吐法来治疗，而饮食停积在下脘时可以使用下法来治疗。总之一个原则，那就是"因势利导"，使停积在体内的饮食积滞能通过最便利、最方便的途径排出体外。但吐、下这些方法都会损伤人体的正气，所以常常为治疗饮食停聚的应急之法，适用于暴饮暴食导致的急性饮食停滞的治疗。但如果饮食停积的位置在于人体的中脘，用吐法吐不出，用下法又泻不出，这个时候该怎么办？这就需要采取消导的方式使停聚在中脘部位的饮食得以消除。此外，由于人体自身脾胃功能衰退，不能正常运化饮食而导致的食积，如果使用吐、下等攻逐手段则会加重对脾胃的损伤，这时也需要使用消法来进行消导，通过消食导滞的方式消除体内的食积。

饮食积滞在胃脘主要会产生胸脘痞闷、腹胀腹痛、恶心吞酸、恶食纳呆、大便中夹杂酸腐物质、大便泻泄等症状。这些症状的产生大多是因为饮食积滞妨碍了胃的通降功能及脾的运化功能。在运用消法来治疗这种食积的时候，需要注意以下几个要点。

第一，饮食积滞的形成，除了饮食不当、暴饮暴食之外，大多数都源于脾胃消化能力衰弱，所以在治疗时要适当注意对脾胃功能的调整。

比如说中医上有个方剂叫"枳术丸",就是通过补脾助运的白术和消食导滞的枳实配伍来达到补脾消积、治疗食积的目的。

第二,在中药的消食药中,不同的药物对食积的作用也是不同的。比如山楂擅长消肉积或是油脂类的食物积滞;神曲擅长消酒积;麦芽、谷芽则擅长消米、面类的积滞;莱菔子擅长消面食;麝香、肉桂擅长消瓜果积;等等。我们在治疗食积时需要根据积滞的类型选择针对性强的药物,这样才能发挥出最佳的消食效果。

第三,饮食积滞常伴有脾胃功能的失调。胃的功能失调往往表现为不能正常通降导致胃气郁滞,甚至胃气上逆,从而产生胃脘饱胀、恶心呕逆、嗳腐吞酸等症状。而脾的功能失调又往往表现为不能正常运化,导致水湿内停、痰浊内生,从而产生大便泻泄、泻下酸腐等症状。所以在使用消法治疗食积的时候还要照顾到脾胃功能失调后产生的病理变化,在消食药中适当加入降胃气、化脾湿的药物。如中医上用于治疗伤食症的名方"保和丸",就是在山楂、神曲、莱菔子等消食药的基础上使用了陈皮、半夏这两味药。其中陈皮理气和胃,半夏消痰燥湿,两药配合可以有效改善人体脾胃功能失调后产生的胃气不降以及痰湿内生的病理现象。

在保和丸中有一味药值得我们注意,那就是连翘。连翘在中医上是一味清热泻火的药物,为什么在消食的方剂中要使用它呢?这是使用消法治疗食积的第四个要点,中医称之为"痞坚之处,必有伏阳"。这是什么意思呢?从字面上进行理解,"痞"有堵塞不通的意思;"坚",是坚硬牢固的意思;"伏阳",就是指隐藏、蕴积的热量。整句话的意思就是:在堆积严实又闭塞不通的物体内部往往会有热量蓄积。冬天里如果翻动一堆堆得很高的垃圾,我们就会看到蒸腾出来的热气。这就是"痞坚之处,必有伏阳"的生动写照。饮食积滞在胃脘就好比是堆积起来的垃圾,在体内停留时间长了,也势必会因为食物的腐烂而产生热量。所以,我们需要使用少量的清热药来去除"伏阳",保和丸的连翘就是起到了这个作用。

二、消法在治疗癥瘕上的应用

癥瘕是中医对人体各种积块的总称。我们知道气和血是人体两种非常重要的基本物质,在气的推动作用下,血和气一起周流全身,为全身各个组织器官提供营养和能量。如果在外界因素的影响下(如寒邪侵袭、跌打损伤、思虑过度等)气血的运行受到阻碍,那么气血就会因为瘀滞而逐渐形成积块。其中血是一种有形物质,所以血液瘀积而成的积块往往具有位置固定不移、按之坚硬、推之不动的特点,这种积块中医就称为"癥"。而气是一种无形的物质,所以气机停滞而形成的积块往往具有时聚时散、聚时有形、散时无踪、按之空虚、位置不定的特点,这种积块中医上称为"瘕"。癥瘕的实质是气血瘀滞而形成的两种不同性质的积块,也就是"血积"和"气积"。对这两种积块的治疗,也需要使用消法,但由于癥和瘕形成的病理机制不同,所以在消的时候,也需要有不同的方法。

癥是血液瘀积而形成的一种积块。瘀积早期往往只是表现为血液流动缓慢、积块尚未形成或是成而未坚,这个时候我们可以使用活血化瘀的药物来消。常用的活血化瘀药有桃仁、红花、丹参、川芎、乳香、没药、穿山甲、当归等。近代名医张锡纯有个方剂叫"活络效灵丹",就是由当归、丹参、乳香、没药各 15 克构成的,用于治疗早期的血液瘀积性疾病,如跌打损伤、心腹疼痛、腿痛臂痛、积块成而未坚者。瘀积后期,血液凝固、积块坚硬,这个时候就一定要使用破血消癥的药物。常用的破血消癥药有三棱、莪术、鳖甲、龟板、水蛭、地鳖虫等。

这里我特别要指出的是鳖甲、龟板这两味药。现在的中药学都把滋阴潜阳、平肝熄风作为这两味药的主要功效,实际上,鳖甲和龟板有一个更为重要的作用,那就是"消癥瘕"。在《神农本草经》上有这样两段记载,认为鳖甲能"主心腹癥瘕坚积、寒热,去痞息肉、阴蚀、痔、恶肉",而龟板能"主漏下赤白,破癥瘕、痎疟、五痔、阴蚀"。从这两段记载中不难看出,鳖甲和龟板所主治的各种疾病,如癥瘕、痔疮、恶肉等都和血液瘀积有着密切关系。这就是说,龟、鳖都具有消除血液瘀积的作用。中医认为龟、鳖平时以吃水底瘀泥中的腐烂物质为生,而人体血液的瘀积,也正像是瘀积在河底的腐败物质,所以龟板和鳖甲能有效地清除它。这种通过药物的自然特性来认识药物的功效的方法在中医上是很常见的。比如说穿山甲擅长钻洞,所以中医认为它有通经络的作用;水蛭能吸人血,所以中医认为它有破血积的作用;鸡的胃能消化砂石,所以中医认为鸡内金能健脾胃、化瘀滞;等等。这些都是中医从自然现象中认识到的药物功效,而且经得起临床和时间的检验。

每种生物要在自然界中繁衍生息,势必要不断地和自然界相适应、相对抗,在这个过程中,生物体内就会产生某些特殊物质,这些物质就决定了生物的自然特性。利用生物的自然特性实际上就是利用生物体内的这些特殊物质。疾病正是人体在适应自然、对抗自然的过程中出现的各种障碍,所以这些特性物质就成为治疗疾病的最佳药物。

现代医学其实也有这样的方法。比如说现在对艾滋病的研究,国外有专家认为黑猩猩虽然携带有艾滋病毒,但往往并不发病,所以希望通过对黑猩猩进行研究来发现和找到对付艾滋病病毒的抗体,这种思路和方法和中医在几千年前认识和发现药物的方法是何等的相似。"自然之理即人身之理",用它来看我们的身体、疾病,就会对生命和疾病产生一种全新的认识,而这正是中医所要告诉我们的。

上面讲到,活血化瘀和破血消癥是治疗血积的两种常用方法,除此之外,对血积的治疗还需要重视对气的调理。道理很简单,气是血的动力所在,如果气不足或是气不畅,都会导致血运行的动力下降,那就容易瘀滞而形成血积(癥)。

我曾治疗过这样一例患者。患者因为胃脘和两侧胁肋胀痛而到医院检查,结果胃镜下发现胃底部有息肉样隆起,病理检查显示胃(底、贲门下)深层纤维平滑肌样组织局限性增生,西医诊断为胃平滑肌瘤,并建议手术治疗。患者由于对手术存在惧怕心理，通过我一位朋友的介绍到我这里来诊治。患者的主要症状就是胃脘和两胁胀痛、口苦明显，自己感觉吃东西不容易消化，容易疲乏，大小便尚正常，胃口也比较好，舌苔无明显异常，脉象左手沉弦而数，右手沉数。两胁胀痛、口苦、脉弦是典型的肝气郁结症状。我们前面多次提到，肝气一旦郁结，最容易影响的就是脾胃，而气又是血液运行的动力所在，当肝气郁结不通的时候，胃部的血行也会发生瘀滞，时间长了，就形成了胃部的积块（平滑肌瘤）。对这个疾病来说，最后的结果属于血积（癥），但成因又是气郁，所以治疗时不但要消癥块，还需要疏肝气。

　　根据以上考虑，我给患者开了这么一张方子：柴胡 10 克，炒白芍 12 克，川楝子 10 克，八月札 10 克，茯苓 12 克，三棱 10 克，莪术 10 克，姜半夏 10 克，生山楂 10 克，炙鸡金 10 克，当归 10 克，陈皮 10 克，蒲公英 15 克，潞党参 30 克。其中柴胡、白芍、川楝子、八月札疏肝解郁、通畅气机，气通则血方能行；三棱、莪术、炙鸡金破血消癥、除瘀磨积，使胃部积块得以消除；当归活血，陈皮理气，使气运血行，预防再次瘀积成块；半夏祛痰、山楂消食。这两味药的使用主要考虑胃部有积块势必会影响脾胃对饮食的运化作用，从而引起痰饮、食物残渣在体内过多积聚，通过半夏和山楂的化痰消食作用可以进一步去除胃部积滞，有利于胃部气血的畅通。党参补气健脾，气足则推动血液运行的力量就大，有利于活血、行气、消癥药物的作用发挥；蒲公英清热解毒、消痈散结。前面提到"痞坚之处，必有伏阳"，所以我在方中使用蒲公英来清除积块中的郁热，而且蒲公英能入胃经，兼有散结的功效，可以引药直达病所，辅助其他药物对积块的消除。我希望通过这样一个综合的"整治"，从而达到使患者胃部气血通畅、积块消除的目的。这个方剂患者坚持服用了两个月左右，治疗过程中，患者自觉胃脘及两胁的胀痛不断减轻并最终消失，消化功能也逐渐好转。最后患者欣喜地打电话来告诉我，在当地复查胃镜显示，胃部平滑肌瘤竟然完全消失了。

　　气积和血积不同，血是一种有形物质，而气是一种无形的物质，所以气积形成的积块的特点就是时而聚集成形、时而散无形迹,攻窜作痛,发无定处,观之有形但按之无物。对气积的治疗相对来说比血积要容易一些,主要就是通过疏通气机的手段来解除气机的郁滞。气机郁滞的形成往往有两个原因,一是气虚动力不足,二是气流阻塞。我们在治疗气积时需要分清虚实而分别给予不同的治疗。

气虚所导致的郁滞往往表现为脘腹胀闷,痛时喜按喜揉,胁腹有时会出现痞块,位置不定,按之空虚,饮食减退,神疲乏力,语声低微,大便不实,脉象细弱,等等。对这类虚证气积的治疗,应该以补气健脾为主,人体元气旺盛,自然能畅通无阻。"枳实消痞丸"就是治疗这种气积的方剂。本方由人参、白术、干姜、伏苓、炙甘草、半夏曲、麦芽曲、枳实、厚朴、黄连组成。其中人参、白术、干姜、茯苓、炙甘草健脾补气,增强气的动力;半夏曲、麦芽曲、枳实、厚朴消食行气化积,去除气的积滞;黄连清郁热,解除积块中的蕴热。诸药相合,能起到补气消痞的效果。

实证气积则往往由气郁不舒造成,常表现为胸胁脘腹攻窜作痛、疼痛拒按、心下痞硬、脉象弦而有力等。对待这种气积就需要使用疏通气机的药物来进行治疗。在中医上根据药物疏理气机的作用强弱而把此类药物分为两大类,其中作用较弱的称"行气药"。"行"就是通行的意思,而"行气"则是"使气机通畅"的意思。这类药适用于气机郁滞较轻的患者,常用的行气药有陈皮、木香、香附、檀香、佛手、厚朴等。另外一类疏理气机作用较强的称"破气药","破气"指的就是破除气积。这类药适用于气机郁滞较重的患者,常和行气药一起使用,以增强药物的破积作用。常用的破气药有青皮、枳实、川楝子、延胡索、荔枝核等。在临床上我们要根据患者气积的轻重程度来选择相应的药物进行治疗。

综上所述,我们可以看出,消法的最终目的就是消除人体异常积聚的病理物质,恢复人体正常的脏腑功能和内在平衡。所以古人总结消法的作用是"去其所本无,还其所固有",掌握了这个原则,我们也就掌握了消法。

第二十七章
补法概要

补法的概念

虚则补其母

培土生金法

金水相生法

滋水涵木法

　　补法是用于治疗人体气、血、阴、阳等基本物质亏损或是脏腑功能衰退的一种方法。其中气、血、阴、阳等基本物质亏损所表现出来的临床特征和对应的滋补方法，我们在第十七章中已经作了详细的探讨，这里就不再重复了，本章主要探讨中医上几种特殊的补法。

　　我们在前面已经提到，人体脏腑功能的强弱主要由气、血、阴、阳等基本物质的充足与否来决定。打个比方来说，脏腑就像是一辆汽车的发动机，而气、血、阴、阳等基本物质就好比是油箱中的汽油，只有汽油充足，发动机才能发挥作用。由于不同的物质分别储藏在不同的脏腑之中,所以不同的物质亏损也相应地会造成不同脏器的功能衰退。如气主要储藏在脾,如果气亏损就会导致脾的功能低下,出现饮食不化、食少纳呆、大便稀溏等症状;元阴和元阳主要储藏在肾,如果元阴、元阳亏损就会导致肾的功能低下,出现腰膝酸软、阳痿早泄、不孕不育、生长迟缓、发育不良等症状;血主要储藏在肝,如果血亏损就会导致肝的功能低下,出现眼睛干涩、视物不清、情志抑郁、头晕目眩等症状。对待这些由于人体物质亏损而导致的脏腑功能衰退,需要根据患者表现出来的症状特征来判断是哪一类物质的亏损,并给予相应的治疗。

此外,五脏各自有自己的五行属性,其中肝属木,心属火,脾属土,肺属金,肾属水。根据五行的相生规律,脏腑之间也就建立了肝生心(木生火)、心生脾(火生土)、脾生肺(土生金)、肺生肾(金生水)、肾生肝(水生木)这样的相互关系,中医上又把这种相生关系称为"母子"关系。比如说肝生心,其中肝就是"母",而心则是"子"。五脏之间的这种"母子"相生的关系,决定了"母脏"对"子脏"具有重要的促进作用,当"母脏"功能不足或低下时,势必也会影响到"子脏",从而导致"子脏"功能的衰退。这个时候,我们就需要通过补益"母脏"的方法来使"子脏"功能得到恢复,这也成为中医补法上的一个重要原则,即"虚则补其母"。通过这种思路,中医创造了培土生金、金水相生、滋水涵木等特殊的补法,下面我们就重点来讨论这三种"补母生子"的特殊补法。

一、培土生金法

土指的是脾,而金指的是肺,所以培土生金的实际含义就是指通过补益脾土的方法来改善肺的功能,适用于脾虚而导致肺脏功能低下的一类疾病。在临床上常可以见到这样的情况,在久病或重病之后,人体一方面会出现精神萎软、饮食减退、食少纳呆等脾的运化功能不足的表现,另一方面会出现语音低微甚至音哑失音、呼吸无力、咳嗽咯痰等肺部功能低下的表现,这就是母(脾)虚不能生子(肺)的结果。这种脾虚而导致肺脏功能不足的病症,在中医上也被称为"土不生金"。

我曾治疗过一例这样的患者。患者感冒以后咳嗽一直不愈,已经有一个月左右了,之前的治疗效果不明显。该患者体质较差,容易感冒,平素自觉乏力感明显,胃口偏差,大便经常不成形,有时还会夹杂有不消化的菜叶,这次感冒后更是食欲不振,整日感觉人昏沉沉的,咳嗽声音沉闷,吐痰无力,语音低微,舌苔淡白,脉象细弱。根据这些症状,我认为是脾土虚弱不能正常生养肺金,从而导致肺的宣发肃降功能失常。而前面治疗都是侧重于抗菌消炎、清热化痰,这些方法无疑都没有抓住疾病的关键。就本病来说,疾病的根源在于脾土的虚弱,正是由于脾土功能的低下,这才造成了咳嗽长期不愈的病症,所以在治疗时需要以脾虚为重点,通过增强脾土的功能才能最终实现改善肺部功能的目的。于是我给患者开了一张补脾的方子:党参30克,炒白术12克,茯苓10克,甘草6克,陈皮10克,半夏10克,干姜10克,砂仁6克,广木香6克,桔梗6克。服用了5帖后,患者就感觉咳嗽明显减少,人也感觉比以前有精神了。原方又服用了5帖后,咳嗽就完全好了。这就是补土生金法的具体运用。

二、金水相生法

金指的是肺,水指的是肾,金水相生,就是指通过补益肺脏的方法来治疗肾中精气亏损的疾病。我们知道,肾中所储藏的精气主要是元阴和元阳,而元阴和元阳又是生命的原物质,它们之间相互作用而产生的效能是人体生长、发育的原动力所在。随着年龄的增长,元阴和元阳会在生命活动过程中逐渐消耗,从而导致人体逐渐走向衰老和死亡。因此,在中医上常常通过补肾的方法来治疗各种生长发育迟缓的疾病(如小儿囟门不合、佝偻病、须发早白、骨折后骨不连等)、性功能障碍性疾病(如阳痿、早泄、性冷淡等)以及衰老性疾病(退行性骨关节炎、腰腿痛等)。所谓的"补肾",实际上就是补肾中的精气(也就是元阴和元阳),那如何来补肾呢?除了前面介绍的补阴和补阳的方法之外,我们还可以通过金水相生的方法来达到补肾的目的。

我们很熟悉的一个保健品"青春宝"就是运用金水相生的思路而制

定出来的一个有效方剂,通过金水相生这种方法,使肾中的精气得到补益,从而达到"抗衰老"的目的。青春宝的配方来自于中医的古方"三才汤",药物组成为天冬、人参、熟地,由于三味药物分别含有天、地、人这三才,所以称"三才汤"。其中熟地的主要功效是滋补肾精,天冬的主要功效是补养肺津,这两味药的配合正是取"金水相生"之意。最后还有一味人参,主要功效是补气健脾。上面我们讲过,土能生金,所以补脾就能起到益肺的作用,而肺脏越旺,自然对肾的相生作用也就越强,这样肾中的精气也就越充足。此外,人参性能温热,天冬和熟地性能寒凉,三药相配又有阴阳共济、阴阳双补之妙,在这三味药物的配合运用下,肾中的精气能得到源源不断的补充,自然就能逐渐充足,从而益寿延年了。

三、滋水涵木法

"滋水"就是补益肾水的意思,"涵木"就是滋养肝木的意思,"滋水涵木"就是指通过补益肾水的方法来使肝木得到滋养。为什么对肝木的滋养作用要称为"涵"呢?"涵"有两个含义,其中滋养的意思很好理解,此外还有包容、忍让的意思。我们常说一个人"有涵养",这个"涵"就是具有包容、收敛的含义。肝的本性刚暴而强悍,只有在血的滋养下才能维持平和、舒畅的生理功能。如果其中所藏的血发生亏损,肝脏得不到充分的滋养,那么肝的刚暴和强悍的本性就会显露出来,这时人体就会出现急躁易怒、头晕头痛、四肢震颤、耳鸣耳聋,甚至昏扑倒地、四肢瘫痪、口角歪斜等症状(这就是我们前面提到的"肝风内动")。而通过滋补肾水的方法使肝脏得到充分的补养后,肝脏刚暴、强悍的本性也会收敛,就好像一个脾气暴躁的人在得到物质上的好处后,就会收敛起原来的本性而显得有"涵养"起来。

正因为肾对肝的滋养作用可以使肝刚暴、强悍的本性得以收敛,所以滋水涵木的方法常被用于治疗肝阳上亢或是肝风内动的疾病,如前面提到过的张锡纯的"镇肝熄风汤"就是在这种思路下制定出来的有效方剂。镇肝熄风汤由白芍、天冬、玄参、龟板、代赭石、茵陈、龙骨、牡蛎、麦芽、淮牛膝、甘草、川楝子等药物组成。其中玄参、龟板、天冬补益肾水,肾水充足自然能涵养肝木;白芍、茵陈、麦芽、川楝子养血柔肝,并疏理肝气,使肝的本性得到缓和;代赭石、龙骨、牡蛎质地重坠,因此能压制上亢的肝阳、平息动摇的肝风,使气血不再上涌于脑部;甘草调和诸药。这样通过既滋养又压制的方法,使肝的暴躁本性充分的缓和,那么各种"肝风内动"的症状自然也就随之消散了。

我们讲中医在疾病的认识上具有高度的科学性,就因为中医对疾病的认识是建立在"整体"上的。那就是把人体各个脏腑看成是一个互相联系、互相制约的整体,把单一的脏腑功能放到人体的动态平衡的整体中,把单个的人体放到广袤的宇宙和自然中去探讨、去研究,这就是中医的整体观! 也只有这样,我们才能真正正确、全面地认识疾病,才能真正从本质和根源上把握疾病,才能真正迅速、有效地治疗疾病。如果抛弃了这种整体观,那我们就抛弃了中医的精髓,也就无法获得好的疗效。

结　语

　　有关治病八法的内容我们基本上讲完了。汗、吐、下、和、温、清、消、补这八种治法虽然是分别介绍的，但由于人体的疾病是千变万化、错综复杂的，所以在使用这些治法时，往往并不是单一地使用某法，而是根据疾病的需要，在一个方子中综合多种治法。比如体虚外感时就需要将补法和汗法综合在一起使用；体虚便秘时需要将补法和下法一起使用；治疗既有外感表证又有燥屎内结的里证又需要将汗法和下法结合在一起使用；治疗上热下寒又需要将清法和温法结合在一起使用；如此等等，不一而足。但不管疾病如何变化，始终逃不出两类，一是邪气盛，二是正气虚，所以治疗方法虽多，实际上也逃不出两法，一是扶正，二是祛邪。

　　再进一步看，正虚和邪盛之所以会导致疾病，其最终的原因就是人体内在的动态平衡被破坏，而治疗所采取的扶正和祛邪的方法，其最终的目的也就是为了恢复人体原有的动态平衡！回过头看看本书前面所谈到的所有内容，实际上都是围绕着"动态平衡"来展开的，理解了"动态平衡"，你就真正理解了中医，理解了"动态平衡"，你就发现了一条探索生命和疾病的全新之路。

　　比如说一个地方洪涝灾害频发，我们想要改变这种状况该怎么做？

通过一些局部的调查，往往会发现存在着河道淤塞、堤岸不牢等现象，于是我们就对河道进行疏通，对堤岸进行加固，通过这些治理，河道抗洪水的能力增强了，甚至我们可以对外宣称，目前河道、堤岸已经具有抵御五十年甚至百年一遇的洪灾的能力了。问题从表面上看似乎被解决了，但实际的效果如何呢？这样做是可以抵御百年一遇的洪灾，可是如果遇到二百年一遇甚至更大的洪灾呢？这也提醒我们，对河道局部的整治只能起到一个被动防御的效果，至于洪水的大小、频率，那只有听天由命了，如果上天不保佑，来一个特大洪灾，那就不是我们力所能及的了。这就是河道局部治理的局限性。由于它对洪灾的认识只是局限在眼前的河道上，没有从洪灾形成的根源上去研究和探索，所以只能通过被动的方式去抵御洪灾而无法主动地去改变洪灾，只能视洪灾为猛兽，不能化洪灾于无形。

　　如果把目光放得更远，把洪灾放到自然法则、宇宙法则中去探讨，我们会发现，洪灾的产生，其根源在于地面水量调节能力的下降。地面通过什么来调节水量？是湖泊和河道，这些湖泊就像是天然的蓄水池，河道就是天然的输水管。下雨了，地面的水量增加了，水就通过河道运输到湖泊中储存起来；干旱时湖泊中又会向四周的河道供水，从而缓解旱情。从这个过程我们不难看出，湖泊就是一个天然的水量调节器，如果把这些湖泊给填了，把河道给占了，那一下雨，水没有地方可去了，这不就成了洪水了？站在自然的高度，我们很清楚地看到了洪水产生的根源，也很容易找到治理的办法，那就是扩大现有的湖泊面积、增加现有的河流数量。这样一来，水有了排泄和储存的地方，洪水自然就不会泛滥成灾，我们再也无须对洪水严防死守，我们完全可以坦然面对洪水，从而真正制伏洪水。

　　我们再来看对疾病的治疗。比如胃痛，在胃镜下发现有炎症，有溃疡、幽门螺旋杆菌，如果把胃放到人体这个大环境中去探讨，把人体的疾病放到自然法则中去探讨，从整体的高度再来看胃痛，我们就会清楚地发现,原来胃部的这些炎症、细菌、溃疡都源于胃部动态环境的破坏。这和死水会变黑发臭不就是同一个道理吗?胃部动态环境的破坏有哪些类型?不外乎饮食的积滞、气血的瘀滞、胃蠕动能力的衰退、胃部受到的滋养不足等,这才是治理的关键所在!恢复了胃部的动态环境,细菌也就失去了生存的条件和环境,我们不需要去杀细菌,细菌也自然会死亡,我们不需要去抑制胃酸,胃溃疡也会自动修复,这就是站在整体的高度认识和治疗疾病的效果。

古人说:"不识庐山真面目,只缘身在此山中。"这就告诉我们,要认识疾病的全貌,要认识疾病的真相,应该采用整体、宏观的探索思路,只有这样才能正确地认识和治疗疾病。

我们可以再来看一个例子。比如对于各种微生物感染人体造成疾病,目前西医的治疗往往是先来化验一下,看看是什么微生物造成的感染,然后再做个培养,用各种抗生素去试验出一种比较敏感的,最后就是使用这个抗生素进行杀菌治疗。用这种方法来治疗感染性疾病,就像修筑堤岸来预防洪水一样,我们永远是跟在疾病后面跑。不要说遇到不认识的微生物时,我们就会束手无策,就是遇到认识的微生物,如果这种微生物对现有的抗生素不敏感的话,我们也还是一筹莫展。因为这种思路方法决定了治疗永远是一种被动的防御,所以永远无法真正找到对付微生物的良方。如果换个角度,站在整体这个高度来看这一类的疾病,我们就会发现,虽然微生物层出不穷、变化莫测,但是它们所引起的疾病的本质都是对人体动态平衡被破坏的结果,而人体平衡是有证可辨、有据可查的,所以只要根据疾病表现出来的症状特征,我们就可以判断人体平衡被破坏的环节和程度,从而找到治疗的方法。所以中医无须研究微生物的种类,而只要去恢复被破坏的人体平衡,就能迅速地治愈疾病。

你说中医科不科学?我们讲脏腑、讲生理、讲病理、讲诊断、讲用药、讲治法,最终讲了些什么?就是人体的动态平衡!疾病虽多,根源无非是一个,那就是人体动态平衡被破坏;治法虽繁,目的也只有一个,那就是恢复人体被破坏的动态平衡。所以清朝名医程钟龄说："病变虽多，而法归于一。"这个法就是人体的动态平衡，就是生命之法，也是自然宇宙之法！理解了这个"法"，你就真正走进了中医，理解了这个"法"，你就触摸到了生命的奥秘，这就是我们从中医中得到的收获！

后　记

　　中医，对于我们大多数人来说是一个既熟悉又陌生的名词。说它熟悉，是因为我们在治病求医的过程中常会接触到它，很多人都看过中医，服用过中药；说它陌生，是因为我们大多数人对中医的认识仅仅是停留在阴阳五行等概念上，不知道中医治病的真正道理，也不知道中医用药的依据。那么到底什么是中医，中医看病治病的依据何在，中医理论的科学性何在？只有真正弄清楚了这些问题，我们才能辨别中医的真伪，才能理直气壮地说中医是科学的，才有理由把自己的生命和健康交付到中医的手中，而只有这样中医才能真正得到发展和进步。

　　在学习和实践中医的十多年时间中，我始终在思考一个问题，那就是中医的实质到底是什么？西医有解剖、有生理、有病理、有药理、有实验、有仪器，中医有什么？虽然没有先进的医疗设备，但古人研究出的中医学在今天仍能发挥出显著的疗效。是凭着古人的"意会"？显然不是。在中医中一定蕴涵着某种深刻的道理，这个道理将是我们理解中医的关键，也是中医真正的实质所在。我不敢说我已经发现了这个奥秘，但我愿意将我的所思所想明明白白地记录下来，让更多的人来认识中医、了解中医，从而判断中医的科学性，这就是我写这本书的原因之一。

去年上半年,在网上认识了很多有志于中医的同道,在他们的鼓励下,我开始尝试将自己对中医的认识和体会写成文字,并在中医论坛上连载发表。也许是机缘,这些文字最终成了我与出版社合作的一个桥梁,这也使得我第一次真正静下心来整理自己的思路和想法。我也希望作这样一个尝试,那就是通过我的文字实现对中医通俗、客观、生动而又不失深度的阐述,既能让不懂中医的人了解、认识和信任中医,又能让中医工作者、中医爱好者从中获得启发,我更希望我的文字能让更多的人在关爱健康和治疗疾病的同时,关注中医这种更符合生命科学的方法。古人说"胸中有万卷书,笔底无半点尘"才可以著书,我不敢说自己做到了这一点,但我也相信,我所写的文字能带给大家一种对生命与疾病的思索,带给大家一种对中医的真实认识,而这也正是我所想要的。

"藐焉俯仰地天中,遭际嶙峋百虑空。独有拳拳消未尽,同胞疴痒系私衷。惨淡经营几度年,此生非不爱逃禅。为求后世堪持赠,长作千秋未了缘。"书是写完了,但中医要走的路还很长,我不奢望我的书能彻底改变目前中医的状况,但我会把中医作为毕生的事业,也会把中医理论作为毕生的坚持。

感谢所有关心我这本书的朋友、同事和家人,也感谢出版社给我这个机会,能使我这些对中医的想法和认识能最终出版,故以此为记。

唐 云

2004 年 3 月 1 日于杭州

思考中医

——对自然与生命的时间解读
珍藏版

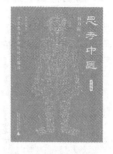

刘力红 著
定价：108.00元
ISBN：978-7-5598-1822-5

- 中医药学是我国古代科学的瑰宝，是打开中华文明宝库的钥匙。《思考中医》作为中医文化的代表性著作，是常读常新的，任何时候阅读，都有收获。
- 《思考中医》热销十余年，首次推出精装珍藏版。

　　《思考中医》又名《伤寒论导论》，按照天人合一的观念，从阴阳、伤寒的角度，结合自然的季节、时辰来研究人的疾病与健康，分析了太阳病、阳明病、少阳病、太阴病、少阴病、厥阴病六类病证及诊治纲要，是一部依托《伤寒论》又超越《伤寒论》，从更广阔的视角思考中医理论、中医文化、中华文化的著作。

　　为响应读者需求推出的精装珍藏版，作者特作新序《当代中医的作为》表达对当代中医肩负使命的思考；内文做了一些字词修订，质量继续提升；装帧升级，封面烫古铜金经络图，厚重有质感；新增数十幅插图，其根据《伤寒论》等原方中的中草药材绘制的彩图，鲜活悦目。

思考中医

——对自然与生命的时间解读
第四版

刘力红 著
定价：48.00元
ISBN 978-7-5598-0899-8

- 思考时空、思考生命、思考健康！
- 在图书生命周期日趋短暂的今天，《思考中医》带动的中医文化热不仅没有消减，反而持续扩散升温，有关这本书的议论甚至在传播的过程中上升成为一个关于传统文化的公众话题。

　　《思考中医》又名《伤寒论导论》，作者以其对中医经典的执着和热爱，致力于《伤寒杂病论》的研究解读和疑难病症研究。为了避免深奥晦涩，作者竭力将学术性与趣味性相结合，超越对《伤寒杂病论》的研究，是个案特点和学术规律结合研究的典范。该书名为"思考中医"，是取思考时空、思考生命、思考健康之意，所以它既是中医书，也是传统文化学术书，更是一本超越了时空与领域的人文社科书。

广西师范大学出版社中医文化系列图书

走近中医

——对生命和疾病的全新探索

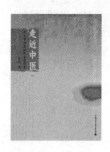

唐云 著
定价：48.00元
ISBN 978-7-5633-4613-4

■ 一本由专业人士撰写的中医科普读物。对于这个过于快餐化且变数太多的时代，复兴中医传统文化，从精神层面、文化层面到操作层面全方位观照人生自我，营构真正健康、有品位的现世生活，本书事实上作出了令人尊敬的尝试和努力。

《走近中医》全方位地对中医进行了解构，开篇就痛快淋漓地回击了歪曲、误解中医的观点，同时又以科学求实的态度反思中医内部存在的偏差。上篇解释基础知识，中篇阐述理论，下篇则介绍方法。难能可贵的是，全篇保持了通俗易懂、深入浅出的特色，生动而有趣，活泼而自然。本书要做的，是在人们心中打开一扇门，一扇通往历史精华的门。

选择中医

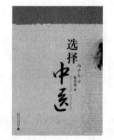

董洪涛 著
定价：42.00元
ISBN 9787-7-5633-9812-6

■ 中医是一门自然之学，顺天道而行。逆天而行者，天必责之。
■ 中医不仅是一门临床医学，更是一门传统的东方哲学。中医之美，美在文化。

这是一本倡导中医的书，把中医的理法方药与日常生活以及常见病结合起来分析，让读者了解中医，相信中医，并从中医中得益。阅读本书将体会到：中医是一门理论与实践相结合的医学，是一门能治病、能治大病重病的医学。本书以通俗的语言结合临床案例讲述中医，有浅显实用的中医理论，更有养生保健的方法，还有服药注意事项以及常见病的中医处方，是读者了解中医保健知识的优质读本。

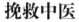
内证观察笔记

——真图本中医解剖学纲目
增订本

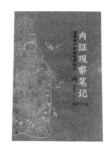

无名氏 著
定价：46.00元
ISBN 978-7-5633-9036-6

■ 一个道家中医的内证观察笔记。
■ 揭示人天交流的秘密方式与通道。

中医与西医的根本不同之处在于，中医除了治疗人的肉体，还治疗人的精、气、神。其精气神部分，比如经络穴位、五运六气、五藏六腑，便是与西医完全不同的概念，这些，都是中医"内证"的领域。《内证观察笔记》是一本从中医角度谈解剖的书，它甚至不仅仅是一本谈人体奥秘的书，它所揭示的是人的生命与宇宙的交流的独特方式和通道，生命的运行与大自然的神秘关联。本书站在道教文化的知识背景上，将中医的藏腑、经络等放在与宇宙自然的关系中进行说解描画，既有外在观察，又有内在实证，必然会对专门的医家、道家各医爱好者产生极大启发。

挽救中医

——中医遭遇的制度陷阱和资本阴谋

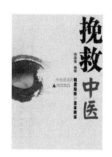

吕嘉戈 编著
定价：28.00元
ISBN 978-7-5633-5937-0

■ 这是一本为中医讨活命的书！

千百年来，中医是用来治病的，但今天，这个治病者自己就已经病入膏肓了。

本书用大量资料展现了中医当今的尴尬处境，并从中梳理出造成这处境的文化原因和体制原因。作者追根溯源，从百年来对中医的文化态度背后，揭出了一个隐藏极深的资本阴谋，进而探究了这资本阴谋是如何作用于人群的观念领域，再通过观念的习惯性运作而演变为一个又一个连环套似的制度陷阱的。中医在这布满陷阱的路途上，步履维艰。因此，本书对中医现行管理制度的批评远多于对其他方面的批评。这是中医文化思考的一种现实延伸。

广西师范大学出版社中医文化系列图书

中医图画通说

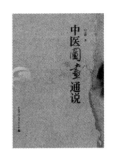

白云峰 著
定价：26.00元
ISBN 978-7-5633-6396-4

■ 用图画极衍阴阳之变！

　　中国文化中有一系列原理性的图画，从无极太极图，到九宫八卦图，到河图洛书……极衍阴阳之变。这些图画所蕴含的原理，也是中医精神的本质所在。本书从中医角度，对这些图画进行征引申说，并在深入理解基础上，多所创绘，使人睹图知义，便于宏观上把握中医思维。

中医趣谈

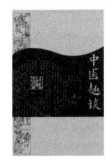

杨辅仓 编著
定价：12.00元
ISBN 978-7-5633-3559-6

■ 中医版"故事会"。

　　纵观五千年中华医史，不能不为中医神功所感叹，正是：拔骨走血，竭尽其功；诱虫破瘤，竭尽其术；镇风驱魔，竭尽其方。病人之口眼耳鼻肤发手足五脏六腑，尽在奇人手下绝处逢生。本书精选其中传奇，既成医案，又是故事。